临床护理技术与常见病护理

主编 ◎ 黄会荣　廖柳红　曹惠贞　林玉英

全国百佳图书出版单位
中国中医药出版社
·北 京·

图书在版编目（CIP）数据

临床护理技术与常见病护理 / 黄会荣等主编.

北京 ：中国中医药出版社，2025. 6.

ISBN 978-7-5132-9527-7

Ⅰ. R47

中国国家版本馆 CIP 数据核字第 202548GZ61 号

中国中医药出版社出版

北京经济技术开发区科创十三街 31 号院二区 8 号楼

邮政编码　100176

传真　010-64405721

河北联合印务有限公司印刷

各地新华书店经销

开本 787×1092　1/16　印张 26.5　字数 518 千字

2025 年 6 月第 1 版　2025 年 6 月第 1 次印刷

书号　ISBN 978 - 7 - 5132 - 9527 - 7

定价　108.00 元

网址　www.cptcm.com

服 务 热 线　010-64405510

购 书 热 线　010-89535836

维 权 打 假　010-64405753

微信服务号　zgzyycbs

微商城网址　https://kdt.im/LIdUGr

官 方 微 博　http://e.weibo.com/cptcm

天猫旗舰店网址　https://zgzyycbs.tmall.com

《临床护理技术与常见病护理》
编 委 会

钟江鸣　福州大学附属省立医院（福建省立医院）

杨晓霖　南方医科大学南方医院

曹　靖　重庆医科大学附属第一医院

谈红霞　重庆医科大学附属第一医院

夏九一　重庆医科大学附属第一医院

吴海霞　重庆医科大学附属第一医院

晏随风　重庆医科大学附属第二医院

文　红　南方医科大学南方医院

前　言

在医疗体系中，临床护理是不可或缺的关键环节，它直接关系到患者的康复进程，更深刻影响着患者的生活质量。从患者踏入医院的那一刻起，护理人员便应当用自己的专业、耐心与爱心，全程陪伴在他们身旁，为他们的健康保驾护航。《临床护理技术与常见病护理》正是在这样的背景下应运而生的，旨在为护理工作者提供全面且实用的指导，助力临床护理水平的提升。

随着医学的飞速发展，临床护理技术也在不断更新迭代。从基础的生命体征监测、伤口护理，到复杂的重症监护、康复护理，每一项技术都凝聚着护理领域的智慧与经验。本书全面阐述了各类临床护理技术的操作规范、注意事项及最新进展，无论是对初入护理行业的新手，还是对经验丰富的资深护理人员，都具有很高的参考价值。护理新手可以借助本书快速掌握基础护理技术，搭建起护理知识体系的框架；资深护理人员能从本书中获取新技术、新理念，拓宽自己的专业视野，为临床工作注入新的活力。

在临床实践中，护理人员每天都会面对各种各样的常见病患者。不同的疾病有着不同的病理特点、治疗方法及护理需求。本书针对常见疾病，如心脑血管疾病、消化系统疾病等，进行了深入剖析，有助于护理人员深入了解各类疾病，从而为患者制定个性化护理方案，提高护理的针对性和有效性。

同时，我们深知临床护理不仅是技术的应用，更是人文关怀的体现。在护理过程中，护理人员需要与患者及其家属进行有效的沟通，了解他们的心理需求，给予他们情感上的支持。本书还特别强调了护理过程中的人文关怀，希望护理人员在掌握专业技术的同时，不忘关爱患者，用温暖的话语和贴心的服务，为患者带来身心上的双重慰藉。

我们衷心希望《临床护理技术与常见病护理》能够成为护理工作者的得力助手，供他们在日常工作中随时翻阅，从中汲取知识和力量。同时，也期待本书能够为推动临床护理学科的发展贡献一份力量，让更多的患者受益于优质的护理服务。护理事业任重而道远，让我们携手共进，用专业与爱心，为患者创造更美好的明天。

《临床护理技术与常见病护理》编委会

2025 年 3 月

目 录

第一章　疾病的预防与控制

第一节　传染病的预防与控制

传染病是病原微生物和寄生虫感染人体后产生的有传染性的疾病。病原微生物包括朊病毒、病毒、立克次体、细菌、真菌和螺旋体等，人体寄生虫包括原虫和蠕虫等，上述病原体感染引起的疾病均属于感染性疾病，但感染性疾病不一定有传染性，可由人传给人或由动物传给人及相互传播并造成流行的感染性疾病称为传染病。

传染病根据传播途径的不同可分为呼吸道传染病、肠道传染病、血液及性传播疾病、动物源性及虫媒传播疾病。

一、传染病的特点

传染病的特点一般如下。

（一）病原体

绝大多数传染病都有其特异的病原体，少数传染病的病原体至今仍不太明确。

（二）传染性

病原体由宿主排出体外，通过一定方式，到达新的易感染者体内，呈现出一定的传染性，其传染强度与病原体的种类、数量、毒力，以及易感者的免疫状态等因素有关。

（三）流行性、地方性、季节性

1.流行性：按传染病流行过程的强度和广度可分为散发、流行、大流行、暴发。

（1）散发：指某传染病在某地的常年发病情况处于常年一般发病率水平，其原因可能是人群对某病的免疫水平较高，或某病的隐性感染率较高，或某病不容易传播。

（2）流行：指某一地区或某一单位，在某一时期内，某种传染病的发病率显著超过了历年同期的发病率水平。

（3）大流行：当某种传染病在一定时间内迅速传播、蔓延，波及全国各地，甚至超出国界时，称为大流行（或世界性流行）。

（4）暴发：指某一局部地区或集体单位中，短期内突然出现许多同一疾病的患者，大多有同一传染源或同一传播途径，常见疾病有食物中毒、流行性感冒等。

2.地方性：指某些传染病因中间宿主会受地理条件、气候条件变化的影响，故常局限在一定的地域范围内发生，比如疟疾等虫媒传染病，以及鼠疫等自然疫源性疾病。

3.季节性：指传染病的发病率在年度内出现季节性升高，比如流行性乙型脑炎多在夏秋季节流行等。

（四）免疫性

传染病痊愈后，人体对同一种传染病的病原体会产生抵抗力，一段时间内再次受到该病原体的入侵后不会再感染，这种情况称为免疫。

不同传染病的病后免疫状态有所不同，有的传染病患病一次后可终身免疫，有的还可再感染。

二、法定传染病分类

传染病种类繁多，为了保障公众的健康与安全，国家以法律的形式将某些传染病列为法定传染病以加强管理。根据《中华人民共和国传染病防治法》，传染病目前分为甲类、乙类和丙类。

（一）甲类传染病

甲类传染病是指对人体健康和生命安全危害特别严重，可能造成重大经济损失和社会影响，需要采取强制管理、强制隔离治疗、强制卫生检疫措施来控制疫情蔓延的传染病。

甲类传染病共2种，包括鼠疫、霍乱。

（二）乙类传染病

乙类传染病是指对人体健康和生命安全危害严重，可能造成较大经济损失和社会影响，需要采取严格管理，落实各项防控措施，降低发病率，减少危害的传染病。

乙类传染病共 28 种，包括传染性非典型肺炎、艾滋病、病毒性肝炎、脊髓灰质炎、人感染高致病性禽流感、麻疹、流行性出血热、狂犬病、流行性乙型脑炎、登革热、炭疽、细菌性和阿米巴痢疾、肺结核、伤寒和副伤寒、流行性脑脊髓膜炎、百日咳、白喉、新生儿破伤风、猩红热、布鲁氏菌病、淋病、梅毒、钩端螺旋体病、血吸虫病、疟疾，以及人感染 H7N9 禽流感、新型冠状病毒感染、猴痘。

其中，对乙类传染病中的传染性非典型肺炎，以及炭疽中的肺炭疽和人感染高致病性禽流感，采取甲类传染病的预防、控制措施。

（三）丙类传染病

丙类传染病是指常见、多发，对人体健康和生命安全造成危害，可能造成一定程度的经济损失和社会影响，需要监测管理，关注流行趋势，控制暴发流行的传染病。

丙类传染病共 11 种，包括流行性感冒、流行性腮腺炎、风疹、急性出血性结膜炎、麻风病、流行性和地方性斑疹伤寒、黑热病、棘球蚴病、丝虫病、手足口病，以及除霍乱、细菌性和阿米巴痢疾、伤寒和副伤寒外的感染性腹泻病。

三、传染病传播的基本条件

传染病传播需同时具备如下 3 个基本条件。

（一）传染源

传染源是指体内有病原体生长、繁殖，并且能排出病原体的人和动物，包括患者、病原体携带者，以及受感染的动物。病原体通常必须以传染源为载体，伺机感染其他易感者。

（二）传播途径

传播途径是指病原体离开传染源后，传染给其他易感者的途径。传染病可通过一种或多种途径传播。常见的传染病传播途径有以下 6 种。

1. 呼吸道传播：病原体存在于空气中的飞沫或气溶胶，易感者通过吸入感染。常见疾病有肺结核、新型冠状病毒感染等。

2. 消化道传播：病原体污染食物、水源、餐具或玩具等，经口感染易感者。常见疾病有霍乱、手足口病、甲型肝炎等。

3.接触传播：易感者通过与被病原体污染的水或土壤接触，或日常生活中的密切接触，或不洁性接触等途径感染。常见疾病有破伤风、麻疹、淋病等。

4.虫媒传播：被病原体感染的节肢动物，通过叮咬等方式把病原体传给易感者。常见疾病有疟疾、登革热等。

5.血液、体液传播：病原体存在于携带者或患者的血液或体液中，通过应用血制品、分娩或性交等途径传播。常见疾病有梅毒、艾滋病等。

6.医源性传播：指在医疗工作中人为造成的某些传染病的传播。

（三）易感人群

对某种传染病缺乏特异性免疫力的人群就是这种传染病的易感人群。人群是一个整体，人群对传染病的易感程度称为人群易感性，人群易感性的高低取决于该人群中易感个体所占比例。与之相对应的是群体免疫力，即人群对某种传染病侵入和传播的抵抗力，儿童及青少年由于身体抵抗力及免疫功能发育不完善，良好的个人卫生习惯尚未养成，自我保护能力差，因而较为容易受到传染病的侵袭，在儿童、青少年群体中开展有计划的疫苗接种就是为了提高儿童、青少年的群体免疫水平。

四、传染病的三级预防策略和措施

要预防疾病的发生，控制疾病的发展，就需要根据疾病发生、发展全过程的规律，采取三级预防的策略和措施，即采取一级预防措施预防疾病的发生，采取二级、三级预防措施控制疾病的发展。

（一）一级预防

一级预防也称病因预防，是针对致病因素所采取的预防措施。一级预防的目的是使健康人群免受致病因素的危害，预防疾病发生。

一级预防的措施主要包括以下两方面。

1.改善环境的措施：主要包括改善生活环境和生产环境，防止环境中生物学、化学和物理学致病因素对人体产生直接危害。

2.增进人体健康的措施：主要包含三方面，具体如下。

（1）增强自我保健意识。

（2）预防接种，提高人群的免疫水平。

（3）做好婚前检查，实行优生优育。

（二）二级预防

二级预防又称临床前预防，即在疾病发生的早期采取有效措施，早期发现，早期诊断，早期治疗。做好"三早"，有助于争取较好的治疗效果，更重要的是有助于防止疾病在人群中传播和流行。在不能完全实现一级预防或一级预防失效后，二级预防是很重要的弥补措施。

（三）三级预防

三级预防又称临床预防，即对已患病的人群采取及时、有效的治疗，防止疾病恶化，防止病残，促进患者早日康复。三级预防虽然采取的是治疗措施，但是更具有重要的预防意义，力求病而不残，残而不废，尽可能提高患者的生活质量，延缓病情进展。

五、传染病控制的基本原则

由于传染病的传播必须同时具备3个条件，即传染源、传播途径和易感人群（宿主），也就是所谓的传染链，因此防控传染病主要针对这3个环节采取措施。

（一）管理和控制传染源

传染源是引发传染病的根源，因此控制和消除传染源是控制与消灭传染病的根本措施。

1. 甲类传染病：需要对患者、携带者、疑似感染者、密切接触者，以及疫区进行严格的控制。

2. 乙类传染病：需及时对患者进行控制、隔离并治疗。

3. 丙类传染病：主要对患者进行监测管理。

例如，对传染性非典型肺炎患者和疑似患者进行隔离治疗和管理，对患者家属进行严密监控和检疫，就是控制传染性非典型肺炎流行的传染源；流行性出血热的传染源是老鼠，消灭老鼠就是消灭流行性出血热的传染源；狂犬病的传染源是犬，进行养犬管理就是控制狂犬病的传染源。

（二）切断传播途径

切断传播途径通常是起主导作用的预防措施，包括将患者或病原体携带者安排在指定的隔离单位，暂时与人群隔离，防止病原体扩散，对环境中的病原体或传播媒介进行消杀等措施。开展卫生运动、搞好环境卫生是预防传染病的重要措施。开窗通风、避免与传染病患者近距离接触、戴口罩等措施可以预防经空气传播的呼吸道传染病。

（三）保护易感人群

开展有重点、有计划的疫苗预防接种，使人体对某种病原体产生特异性免疫力，有助于达到预防相应传染病的目的。改善营养状态、积极锻炼身体、提高生活水平，有助于提高机体的非特异性免疫力。

六、常见传染病的传染源、传播途径及隔离预防

常见传染病的传染源、传播途径及隔离预防见表1。

表1　常见传染病的传染源、传播途径及隔离预防

疾病名称		传染源	传播途径				隔离预防						
			空气	飞沫	接触	生物媒介	口罩	帽子	手套	防护镜	隔离衣	医用一次性防护服	鞋套
病毒性肝炎	甲型、戊型	急性期患者和隐性感染者			+		±	±	+		+		
	乙型、丙型、丁型	急性期和慢性期患者，以及病毒携带者			●				±		±		
麻疹		麻疹患者	+	++	+		+	+	+		+		
水痘		水痘患者	+	++	+		+	+	+		+		
流行性腮腺炎		早期患者和隐性感染者		+			+	+			±		
脊髓灰质炎		轻症瘫痪型患者和病毒携带者		+	++		+	+	+		+		
流行性出血热		啮齿类动物、猫、猪、狗、家兔	++		+		+	+	+	±	±		
狂犬病		患病或隐性感染的犬、猫、家畜和野兽			+		+	±	+	±	+		
伤寒、副伤寒		患者和带菌者					±	±	+		+		
细菌性痢疾		患者和带菌者			+			±	+				
霍乱		患者和带菌者			+		±	±	+		+	±	+

疾病名称		传染源	传播途径				隔离预防						
			空气	飞沫	接触	生物媒介	口罩	帽子	手套	防护镜	隔离衣	医用一次性防护服	鞋套
猩红热		患者和带菌者		++	+		+	+	+		+		
白喉		患者和带菌者		++	+		+	+	+		+		
百日咳		患者、隐性感染者和带菌者		+			+	+	±		±		
流行性脑脊髓膜炎		患者和脑膜炎双球菌携带者		++	+		+	+	+	±	+		
鼠疫	肺鼠疫	感染了鼠疫杆菌的啮齿类动物和患者		++	+	鼠蚤	+	+	+	±	+	±	
	腺鼠疫	感染了鼠疫杆菌的啮齿类动物和患者			+	鼠蚤	±	±	+	±	+		
炭疽		患病的食草类动物和患者		+	+		+	+	+	±	+	±	
流行性感冒		患者和隐性感染者		+	+		+	+	+				
肺结核		开放性肺结核患者	++				+	+	+	±	±	±	+
传染性非典型肺炎		患者		++	+		+	+	+	±	+	±	+
艾滋病		患者和病毒携带者			●				+		±		
手足口病		患者和隐性感染者		+	++		+	+	+	±	+		
梅毒		梅毒螺旋体感染者			●				+		±		
人感染高致病性禽流感		病禽、健康带毒的禽		+	+		+	+	+	±	+	±	+

注 1：在传播途径一列中，"+"指传播途径之一，"++"指主要传播途径。

注 2：在隔离预防一列中，"+"指应采取的防护措施，"±"指根据工作需要可采取的防护措施，"●"指性接触或因接触患者的体液、血液等而传播。

七、常见传染病的潜伏期、隔离期和观察期

常见传染病的潜伏期、隔离期和观察期见表 2。

表2 常见传染病的潜伏期、隔离期和观察期

疾病名称		潜伏期		隔离时间	接触者检疫期及处理
		一般（平均）	最短～最长		
病毒性肝炎	甲型	30天	15～45天	发病日起21天	检疫45天，每周查丙氨酸转氨酶，观察期间可注射丙种球蛋白
	乙型	60～90天	28～180天	急性期隔离至乙型肝炎表面抗原（HBsAg）阴转，恢复期不阴转者按病原携带者处理	检疫180天，乙型肝炎接触者观察期间可注射乙型肝炎疫苗及乙型肝炎免疫球蛋白（HBIG）
	丙型	60天	15～180天	至丙氨酸转氨酶恢复正常或血清丙型肝炎病毒核糖核酸（HCV RNA）阴转	
	丁型	—	—	至血清丁型肝炎病毒核糖核酸（HDV RNA）及丁型肝炎病毒抗原（HDVAg）阴转	
	戊型	40天	10～75天	发病日起3周	检疫75天
麻疹		8～12天	6～21天	自发病日起至出疹后5天，伴呼吸道并发症者应延长到出疹后10天	易感者医学观察21天，接触者可肌注丙种球蛋白
水痘		14～16天	10～24天	隔离至皮疹完全结痂	医学观察24天
流行性腮腺炎		14～21天	8～30天	自发病日起至21天	一般不检疫，幼儿园及部队密切接触者医学观察30天
脊髓灰质炎		5～14天	3～35天	自发病日起消化道隔离40天，第1周同时呼吸道隔离	医学观察35天，观察期间可用减毒活疫苗快速预防免疫
流行性出血热		14～21天	4～60天	隔离至热退	无须检疫
狂犬病		4～12周	4～10年	病程中应隔离治疗	被疑似狂犬病患者或狼咬伤者进行医学观察，并注射疫苗及免疫血清
伤寒		8～14天	3～60天	症状消失后5天起2次便培养阴性或症状消失后15天	医学观察60天
副伤寒甲、副伤寒乙		6～10天	2～15天	—	医学观察15天
副伤寒		1～3天	2～15天	—	医学观察15天

续表

疾病名称	潜伏期		隔离时间	接触者检疫期及处理
	一般（平均）	最短～最长		
细菌性痢疾	1～3 天	数小时～7 天	至症状消失后 7 天，或隔日一次的便培养连续 2~3 次阴性	医学观察 7 天
霍乱	8～14 天	4 小时～6 天	腹泻停止 2 天且隔日一次的便培养连续 3 次阴性，或症状消失后 14 天	留观 6 天，便培养连续 3 次阴性
猩红热	2～5 天	1～12 天	至症状消失后咽拭子连续培养 3 次阴性或发病后 7 天	医学观察 7～12 天
白喉	2～4 天	1～7 天	症状消失后咽拭子培养 2 次（间隔 2 天，第一次于第 14 病日）阴性或症状消失后 14 天	医学观察 7 天
百日咳	7～10 天	2～23 天	自发病起 40 天或痉咳后 30 天	医学观察 23 天，儿童可用红霉素预防
流行性脑脊髓膜炎	2～3 天	1～10 天	症状消失后 3 天，但不少于病后 7 天	医学观察 10 天，密切接触的儿童服磺胺或利福平预防
鼠疫 肺鼠疫	1～3 天	3 小时～3 天	就地隔离至症状消失后痰培养连续 6 次阴性	接触者检疫可服四环素或磺胺嘧啶预防，发病地区进行疫区检疫
鼠疫 腺鼠疫	2～4 天	1～12 天	隔离至肿大的淋巴结消退，鼠疫败血症症状消失后 3 次培养（每隔 3 天）阴性	
炭疽	1～5 天	12 小时～12 天	皮肤炭疽隔离至创口愈合、痂皮脱落，其他型炭疽症状消失后 2 次培养（间隔 3~5 天）阴性	医学观察 8～12 天
流行性感冒	1～3 天	数小时～4 天	体温正常后 2 天	医学观察 4 天
肺结核	14～70 天	隐性感染可持续终身	症状消失后连续 3 次痰培养结核菌阴性	医学观察 70 天
传染性非典型肺炎	4～7 天	2～21 天	3～4 周	接触者隔离 3 周
艾滋病	15～60 天	9 天～10 年，甚至更长	人类免疫缺陷病毒（以下称"HIV"）感染者或艾滋病患者隔离至 HIV 或 P24 核心蛋白在血液中消失	医学观察 2 周
手足口病	3～7 天	—	不少于 10 天	医学观察 7 天

续表

疾病名称	潜伏期		隔离时间	接触者检疫期及处理
	一般（平均）	最短～最长		
梅毒	14~28 天	10~90 天	患病期间性接触隔离	对性伴侣进行检查
人感染高致病性禽流感	2~4 天	1~7 天	体温正常，临床症状消失，胸部 X 线影像检查显示病灶明显吸收 7 天以上	医学观察至最后一次暴露后 7 天

（黄会荣）

参考文献

［1］中华人民共和国国家卫生健康委员会.医院隔离技术标准：WS/T 311—2023［S/OL］.［2024-10-14］.http://www.nhc.gov.cn/wjw/s9496/202309/73a9419d13fa46e9975bdb2472837ade.shtml.

第二节　慢性非传染性疾病的预防与控制

随着我国经济的持续发展，人们的生活水平不断提高，生活方式也发生了显著变化。伴随着老龄化社会的逐步到来，疾病谱也经历了显著转变，从以传染性疾病为主，逐渐转向以慢性非传染性疾病（以下简称"慢性病"）为主。2015~2019 年，国家卫生健康委员会组织进行了中国居民慢性病与营养监测，并发布了《中国居民营养与慢性病状况报告（2020 年）》。该报告结果与众多学者的研究结果表明，随着慢性病患者生存期的延长，加之人口老龄化、城镇化、工业化进程加快，以及行为危险因素的流行，我国慢性病患者的基数将持续扩大，防控工作面临巨大挑战。目前，慢性病的患病率和致死率日益上升，已成为全球公共卫生领域中的重大难题，成为造成我国人口死亡及疾病负担的主要原因。

慢性病是指从发现之日起病程超过 3 个月的非传染性疾病，是病程较长、治疗难度大、不能自愈、部分病因不明的疾病的总称。

目前，慢性病已成为导致全球人口死亡的主要原因。有关统计显示，仅在 2016 年，慢性病导致的死亡人数就高达 4100 万，约占总死亡人数的 70.65%。其中，心脑血管疾病、恶性肿瘤和慢性呼吸系统疾病是主要致死原因，这 3 类疾病的死亡人数约占慢性病总死亡人数的 74%。有专家指出，如果我国继续维持现有的危险因素干预强度，到 2030 年，30~70 岁人群因慢性病死亡的概率预计仅会下降 10% 左右。如果能够有效抑制高血压、吸烟、肥胖和高脂血症等危险因素，那么 30~70 岁人群的过早死亡人数可减少约 100 万。

一、慢性病的流行现状

慢性病的流行与人口老龄化、生活方式变化、城市化及环境因素的影响密切相关。

（一）全球范围

每年约有 4100 万人死于慢性病，其中心血管疾病、癌症、慢性呼吸系统疾病和糖尿病占比最高。

（二）地区差异

在低收入和中等收入国家，慢性病的死亡率正在逐步上升，这与经济发展、生活方式变化和医疗资源匮乏有关。

二、慢性病的主要风险因素

慢性病的发生通常是多种因素共同作用的结果，其中不良的生活方式及环境因素是主要的风险因素。

（一）不良的生活方式

1. 吸烟：与多种癌症、心血管疾病和呼吸系统疾病直接相关。
2. 酗酒：长期过量饮酒可导致肝硬化、心脏病等。
3. 饮食习惯不良：高碳水化合物、高盐、高脂肪的饮食模式会增加肥胖症和糖尿病的发病风险；缺乏足够的水果和蔬菜摄入会增加慢性病发病率。
4. 缺乏锻炼：久坐不动与心血管疾病、糖尿病及某些癌症的发病相关。

（二）环境因素

1. 空气污染：长期暴露于空气污染物中可导致呼吸系统疾病及心血管疾病。
2. 社会经济因素：低收入家庭往往缺少健康的饮食选择和锻炼机会。

三、慢性病的预防策略

（一）进行健康教育与宣传

举办针对不同人群的健康教育活动，提升公众对慢性病及其风险因素的认识，将新媒体与传统媒体相结合，宣传健康饮食和锻炼的重要性。

（二）选择健康的生活方式

1.戒烟：开设戒烟门诊，提供心理支持和药物干预。宣传吸烟的危害，提高公众意识。

2.健康饮食推广：提供营养教育课程，教授健康烹饪和膳食搭配技巧，根据地方特色鼓励新鲜水果、蔬菜的种植和消费。

3.规律作息：避免熬夜，保证充足的睡眠时间，养成规律作息的习惯，对慢性病的预防具有重要意义。

（三）社区和政策干预

1.建立健康社区：增加公共绿地面积，改善居住环境，提升居民出行便利度，鼓励步行和骑行。组织社区活动，形成良好的锻炼氛围。提供公共运动设施，如健身路径和运动场所等。

2.提供政策支持：限制烟草广告，提高烟草税，强化食品标签标注要求，帮助消费者做出健康的选择。

四、慢性病的控制措施

（一）定期进行健康检查

鼓励定期进行血糖、血压和胆固醇监测，通过体检及早发现潜在的健康问题。

（二）药物治疗

糖尿病、心血管疾病患者需要根据医生的建议进行长期药物治疗，并定期评估治疗效果。

（三）多学科团队管理

组建多学科医疗团队，包括内科医生、护士、营养师、心理咨询师等，提供个性化健康管理。定期召开团队会议，共同讨论患者的病情和需求。

（四）应用新技术

1. 收集个人健康数据（包括饮食、锻炼、睡眠等方面），并提供个性化建议：可通过让患者穿戴设备，如戴智能手表和健身追踪器等，实时记录身体活动情况、心率、血氧等，帮助患者保持健康习惯。

2. 应用人工智能与大数据分析技术：通过分析健康数据识别高风险人群，制定有针对性的干预方案，通过预测模型评估慢性病发病的风险，并提供个性化健康建议。

（五）进行基因检测

通过基因检测识别慢性病的易感性，辅助制订个性化预防和治疗计划，提升治疗效果。

（六）进行心理干预及行为干预

为患者提供心理支持与干预，减轻压力和焦虑，提高自我管理能力，杜绝不健康行为。

（七）开展远程医疗、在线咨询

开展远程医疗服务，使患者能够方便地获得专业的健康建议和治疗支持，这对偏远地区尤为重要。可通过视频会议等形式组织患者支持小组，利用网络平台进行交流和经验分享。

（八）慢性病的管理与随访

1. 自我管理培训：开展自我管理课程，帮助患者了解自己的疾病，并掌握日常管理技巧，包括如何合理饮食、运动、进行药物管理等。

2. 支持小组：建立患者支持小组，促进患者间的经验分享，增强患者战胜疾病的信心。

3. 定期随访：建立患者信息管理系统，进行实时跟踪，确保患者得到及时的医疗支持。

慢性病的预防与控制需要全社会，包括个人、家庭、社区及政府共同努力。通过开展系统化健康教育、推广健康生活方式、加强社区支持和政策干预等方式，可以有效降低慢性病的发病率，提高公众健康水平。在未来的工作中，我们应进一步整合资源，将传统方法与现代技术相结合，实现干预方法的创新，以应对不断变化的慢性病挑战。

五、常见慢性病的预防与控制

随着生活方式的变化，高脂血症、脑卒中、糖尿病和高血压等慢性病逐渐成为世界范围内的公共健康问题，这些疾病不仅影响个人的生活质量，也给社会医疗资源带来了巨大的负担。了解这些疾病的临床表现，以及有效的预防和控制措施，对提高公众健康水平至关重要。

（一）高脂血症

高脂血症是一种慢性非传染性疾病，脂质代谢或运转异常使血浆中一种或多种脂质含量高于正常水平，导致全身代谢功能异常，并引起一系列并发症，严重危害人们的生命健康。血脂是指血浆中所含的脂类，包括胆固醇、甘油三酯、磷脂和游离脂肪酸等，血脂升高可与其他心血管疾病风险因素相互作用，导致动脉粥样硬化，增加心脑血管疾病的发病率和死亡率。

1. 临床表现：一般情况下，患者在发病早期无明显症状，常在体检时发现血脂异常。多数患者在出现了冠心病、脑卒中后才发现血脂异常。随着病情的进展，患者可能出现头晕、头痛、胸闷、心痛、乏力等。常见并发症有心绞痛、心肌梗死、周围血管疾病、胆结石等。

2. 预防与控制：具体措施如下。

（1）健康饮食：减少饱和脂肪酸和反式脂肪酸的摄入。饮食宜清淡，宜限制高脂肪、高胆固醇类饮食的摄入，避免油炸食品、饼干和糕点等的摄入。糖类食品的摄入也要限制，尽量不吃甜食。摄入更多富含膳食纤维的食物，如燕麦、豆类、全谷物等，多吃蔬菜和新鲜水果。常见有助于降脂的食物有大豆、黄瓜、洋葱、蘑菇、生姜、香菇、黑木耳、大蒜等。

（2）定期锻炼：进行有氧运动，如快走、慢跑、游泳等，每周运动150分钟。适当进行力量训练，每周至少进行2次力量练习，通过合理的锻炼可提高肌肉质量。

（3）体重管理：通过合理饮食和锻炼保持体重，体重指数（以下称"BMI"）应保持在 $18.5 \sim 23.9 kg/m^2$。

（4）定期检查：每年进行一次血脂测定，早期发现异常并及时治疗。

（二）脑卒中

脑卒中，又称中风，是指脑血管阻塞或破裂引起脑血流循环障碍，以及脑组织功能或结构损害的疾病。

1. 临床表现：主要表现为猝然昏倒，不省人事，或伴有口眼㖞斜、言语不清、偏瘫，其他表现有头痛、意识障碍等。

2. 预防与控制：具体措施如下。

（1）健康饮食：减少盐分摄入（少于 5g/ 天），有助于降低高血压风险。多摄入钾含量高的食物，如香蕉、菠菜、豆类等，有助于控制血压。增加抗氧化食物，如蓝莓、坚果等的摄入，以维护血管健康。

（2）控制危险因素：通过药物干预和生活方式干预，预防和控制高脂血症、糖尿病和高血压。戒烟并限制酒精摄入。

（3）定期体检：定期进行血压、血脂、血糖测定。对于高危人群，定期体检更为重要。必要时应进行颈动脉超声检查，了解动脉硬化状况。

（4）加强自我健康管理：规律作息，劳逸适度。注意控制情绪，避免精神过度紧张，避免过度疲劳。

（三）糖尿病

糖尿病是一组以慢性血糖水平升高为特征的代谢性疾病，由胰岛素分泌和（或）利用缺陷引起。

1. 临床表现：糖尿病早期无明显症状，日久出现多食、多饮、多尿、烦渴、善饥、消瘦（或肥胖）、疲乏无力等，久病者常伴发心脑血管疾病、肾脏病、眼病及神经系统疾病等。

2. 预防与控制：具体措施如下。

（1）健康饮食：选择低血糖指数食物（如全谷物、豆类等），控制碳水化合物的摄入总量，了解食物的碳水化合物含量并合理搭配，可适当多吃非淀粉类蔬菜、水果、全谷类食品，减少精加工谷类食品的摄入。严格控制蔗糖、果糖制品（如玉米糖浆等）的摄入。

（2）规律锻炼：每周至少进行有氧运动 150 分钟，提升身体对胰岛素的敏感性。结合力量训练，增加肌肉组织，提高基础代谢率。刚开始运动时要量力而行，循序渐进，从低强度、短时间、小运动量开始。运动前应进行准备活动，可进行 5~10 分钟

15

低强度有氧运动，如步行、原地踏步、做拉伸练习等，预防运动损伤。运动后的整理活动必不可少，应至少进行 10 分钟低强度有氧运动。

（3）定期自我监测：包括血糖、体重、血脂、血压、血液黏稠度的监测，其中血糖的监测最为重要，监测血糖有助于调整治疗方案。学习使用血糖仪，关注血糖变化。遵医嘱用药，按时口服降糖药或皮下注射胰岛素。

（4）定期体检：定期进行眼底检查、肾功能检查和足部检查。

（5）加强个人健康管理：不吸烟，不喝酒，预防和减少并发症的发生。

（四）高血压

高血压是指血液在血管内的压力持续升高，通常 ≥ 140/90mmHg，是各类心血管疾病的主要风险因素之一。

1. 临床表现：大多数患者在高血压早期并无明显症状，病情加重时可能会出现头痛、头晕、视力模糊、心悸等症状。

2. 预防与控制措施：具体如下。

（1）健康饮食：减少盐的摄入，多食用新鲜蔬菜和水果。通过饮食补充矿物质，比如适当多吃豆类、乳制品和绿叶蔬菜等。

（2）定期锻炼：进行有氧运动，如快走、游泳和骑自行车，每周至少运动 150 分钟。进行减压练习，如练瑜伽和打太极等，有助于减轻压力。

（3）合理控制体重：通过调整饮食和运动习惯保持健康体重，降低体重有助于降低血压。

（4）定期监测血压：每天自行监测血压，记录血压变化情况，与医生沟通调整方案。

（5）遵医嘱用药：如医生建议使用降压药物，应严格执行用药方案。

在对高脂血症、脑卒中、糖尿病和高血压有了深入了解后，可以采取有效的预防与控制措施。其中，保持健康的生活方式非常关键，包括均衡饮食、适度锻炼、体重管理、定期体检、积极加强个人健康管理等，有助于达到降低慢性病发病风险、提高生活质量的目的。

（黄会荣）

第二章 感染与防护

第一节 医院环境与消毒

一、基本知识

（一）相关概念

1. 环境表面：医疗机构建筑物内部表面和医疗器械设备表面，前者如墙面、地面、玻璃窗、门、卫生间台面等，后者如监护仪、呼吸机、透析机、新生儿暖箱的表面等。

2. 低度风险区域：基本没有患者或患者只作短暂停留的区域，如行政管理部门、图书馆、会议室、病案室等。

3. 中度风险区域：有普通患者居住，患者的体液、血液、排泄物、分泌物对环境表面存在潜在污染可能性的区域，如普通住院病房、门诊科室、功能检查室等。

4. 高度风险区域：有感染或定植患者居住的区域，以及对高度易感患者采取保护性隔离措施的区域，如感染性疾病科、手术室、产房、重症监护病区、移植病房、烧伤病房、早产儿室等。

（二）管理要求

1. 医疗机构需建立健全环境清洁管理体系及相关规章制度，明确各部门和人员的职责分工。

2. 医疗机构应参与对环境清洁质量的监督，同时对环境清洁服务机构的工作人员进行业务指导。由指定管理部门负责对服务机构进行监管，协调日常清洁与突发事件的消毒工作。

3. 医务人员需负责诊疗设备和仪器的日常清洁与消毒，并指导环境清洁人员进行相应的清洁和消毒工作。

4.医疗机构在进行内部建筑修缮和装饰时，需组建由医院感染控制人员参与的综合小组，评估施工区域的环境污染风险，提出有效干预措施，指导施工单位做好隔断防护，并全程监督措施的落实。

5.医疗机构应定期审核清洁与消毒的质量，并将结果及时反馈给相关部门和人员，以促进清洁与消毒质量的持续改进。

6.承担医疗机构环境清洁服务的机构或部门需满足以下要求。

（1）建立完善的环境清洁质量管理体系，确保合同中明确环境清洁在医院感染预防与控制中的重要性。

（2）基于医疗机构的诊疗特征及环境污染风险等级，完善质量管理文件、程序性文件和作业指导书，开展清洁与消毒质量审核，并及时将结果报告院方。

（3）对所有环境清洁服务人员进行上岗培训及定期培训，培训内容应包括医院感染预防的基本知识和技能。

（三）清洁与消毒原则

1.保持环境、物体表面的清洁，当受到肉眼可见污染时需及时清洁或者消毒。

2.低风险区域或物品应遵循先清洁再消毒的原则，采取湿式卫生的清洁方式，确保清洁效果。

3.被患者的血液、呕吐物、排泄物或病原微生物污染时，应根据具体情况选择中水平以上的消毒方法。

4.根据清洁消毒对象的风险等级制定标准化操作规程，内容应包括清洁与消毒的工作流程，使用的清洁剂与消毒剂的种类、适用范围、配制方法、作用时间、更换频率、注意事项，以及个人防护措施、工作记录等。

5.人员流动频繁、拥挤的诊疗场所应适当提高清洁及消毒频率。感染性疾病科、重症监护病区、保护性隔离病区（如血液病病区、烧伤病区等），以及被耐药菌污染的诊疗场所应做好随时消毒和终末消毒。

6.有明确病原体污染的环境表面，应根据病原体抗力选择有效的消毒剂。消毒产品的使用按照其使用说明书执行。注意采取适当的个人防护措施。

7.清洁病房或诊疗区域时，应有序进行，由上而下，由里到外，由轻度污染到重度污染。有多名患者共同居住的病房，应遵循清洁单元化操作。

8.实施清洁与消毒时应做好个人防护，不同区域环境清洁人员个人按风险等级采取不同的防护级别。工作结束时应做好手卫生与人员卫生处理。

9. 对高频接触、易污染且难以清洁与消毒的表面，采取屏障保护措施，覆盖物（如塑料薄膜、铝箔等）应一用一更换。

10. 清洁工具应分区使用，并实施颜色标记，避免交叉污染。

11. 宜使用微细纤维材料的擦拭布巾和地巾，以提高清洁效果。

12. 精密仪器设备表面的清洁与消毒，应参考仪器设备说明书，关注清洁剂和消毒剂的兼容性，选择适合的清洁与消毒产品。

13. 环境表面不宜采用高水平消毒剂进行日常消毒。使用中的新生儿床和暖箱内表面，日常清洁应以清水为主，不应使用任何消毒剂。

14. 不应将使用后或污染的擦拭布巾或地巾重复浸泡在清洁用水、使用中的清洁剂或消毒剂中，以防交叉污染。

二、具体操作

（一）日常清洁与消毒

1. 医疗机构应将所有部门与科室按风险等级，划分为低度风险区域、中度风险区域和高度风险区域。

2. 不同风险区域应实施不同等级的环境清洁与消毒管理，具体要求见表3。

表 3　不同等级的风险区域的日常清洁与消毒管理

风险等级	环境清洁等级分类	方式	频率（次/天）	标准
低度风险区域	清洁级	湿式卫生	1~2	要求达到区域内环境干净、干燥、无尘、无污垢、无碎屑、无异味等
中度风险区域	卫生级	湿式卫生，可采用清洁剂辅助清洁	2	要求达到区域内环境表面菌落总数 ≤ 10 菌落形成单位（以下称"CFU"）/cm^2，或自然菌减少 1 个对数值以上
高度风险区域	消毒级	湿式卫生，可采用清洁剂辅助清洁	≥ 2	要求达到区域内环境表面菌落总数符合 GB 15982 要求的标准
		高频接触的环境表面，实施中、低水平消毒	≥ 2	

注 1：各类风险区域的环境表面一旦发生患者体液、血液、排泄物、分泌物等污染，应立即实施污点清洁与消毒。

注 2：凡侵入性操作、吸痰等高度危险诊疗活动结束后，应立即实施环境清洁与消毒。

注 3：在明确病原体污染时，可参考 WS/T 367 提供的方法进行消毒。

3. 应遵守清洁与消毒的原则。

4. 被患者体液、血液、排泄物、分泌物等污染的环境表面，应先采用可吸附的材料将污染物清除，再根据污染的病原体特点选用适宜的消毒剂进行消毒。

5. 环境表面常用消毒方法见表4。

表4 环境表面常用消毒方法

消毒产品	使用浓度（有效成分）	作用时间	使用方法	适用范围	注意事项
含氯消毒剂	400~700mg/L	>10分钟	擦拭、拖地	细菌繁殖体、结核分枝杆菌、真菌、亲脂类病毒	对人体有刺激作用；对金属有腐蚀作用；对织物、皮草类有漂白作用；有机物污染对其杀菌效果影响很大
	2000~5000mg/L	>30分钟	擦拭、拖地	所有细菌（含芽孢）、真菌、病毒	
二氧化氯	100~250mg/L	30分钟	擦拭、拖地	细菌繁殖体、结核分枝杆菌、真菌、亲脂类病毒	对金属有腐蚀作用；有机物污染对其杀菌效果影响很大
	500~1000mg/L	30分钟	擦拭、拖地	所有细菌（含芽孢）、真菌、病毒	
过氧乙酸	1000~2000mg/L	30分钟	擦拭	所有细菌（含芽孢）、真菌、病毒	对人体有刺激作用；对金属有腐蚀作用；对织物、皮草类有漂白作用
过氧化氢	3%	30分钟	擦拭	所有细菌（含芽孢）、真菌、病毒	对人体有刺激作用；对金属有腐蚀作用；对织物、皮草类有漂白作用
碘伏	0.2%~0.5%	5分钟	擦拭	除芽孢外的细菌、真菌、病毒	主要用于采样瓶和部分医疗器械的表面消毒；对二价金属制品有腐蚀性；不能用于硅胶导尿管消毒
醇类	70%~80%	3分钟	擦拭	细菌繁殖体、结核分枝杆菌、真菌、亲脂类病毒	易挥发、易燃，不宜大面积使用
季铵盐类	1000~2000mg/L	15~30分钟	擦拭、拖地	细菌繁殖体、真菌、亲脂类病毒	不宜与阴离子表面活性剂，如肥皂、洗衣粉等合用
自动化过氧化氢喷雾消毒器	按产品说明使用	按产品说明使用	喷雾	环境表面耐药菌等病原微生物的污染	有人情况下不得使用
紫外线辐照	按产品说明使用	按产品说明使用	照射	环境表面耐药菌等病原微生物的污染	有人情况下不得使用
消毒湿巾	按产品说明使用	按产品说明使用	擦拭	依据病原微生物特点选择消毒剂，按产品说明使用	日常消毒；湿巾遇污染或擦拭时无水迹应丢弃

6. 在实施清洁与消毒时，应设置醒目的警示标志。

（二）强化清洁与消毒

1. 在下列情况下应强化清洁与消毒。

（1）发生感染暴发时，如不动杆菌属、艰难梭菌、诺如病毒等感染暴发。

（2）环境表面检出多重耐药菌，如耐甲氧西林金黄色葡萄球菌（以下称"MRSA"）、产超广谱 β – 内酰胺酶（ESBL）细菌以及耐碳青霉烯类肠杆菌科细菌（CRE）等耐药菌。

2. 强化清洁与消毒时，应落实接触传播、飞沫传播和空气传播的隔离措施，具体参照 WS/T 311 执行。

3. 强化清洁与消毒时，应增加清洁与消毒频率，并根据病原体类型选择合适的消毒剂。

4. 对感染朊病毒、气性坏疽、不明原因病原体的患者，周围环境的清洁与消毒措施应参照 WS/T 367 执行。

5. 应开展环境清洁与消毒质量评估工作，并关注引发感染暴发的病原体在环境表面的污染情况。

（三）清洁工具复用处理要求

1. 医疗机构宜按病区或科室的规模设立清洁工具复用处理的房间，房间应具备相应的处理设施和储存条件，并保持环境干燥、通风换气。

2. 清洁工具的数量、复用处理设施应满足病区或科室规模的需要。

3. 清洁工具使用后应及时清洁与消毒，干燥保存，其复用处理方式包括手工清洗和机械清洗。

4. 清洁工具的手工清洗与消毒应执行 WS/T 367 的要求。

5. 有条件的医疗机构宜采用机械清洗、热力消毒、机械干燥、装箱备用的处理流程。热力消毒要求 A_0 值达到 600 及以上，相当于 80℃持续 10 分钟，90℃持续 1 分钟，或 93℃持续 30 秒。

6. 当需要对清洁工具复用处理质量进行考核时，可参照 GB 15982 执行。

（黄会荣）

参考文献

［1］中华人民共和国国家卫生和计划生育委员会 . 医疗机构环境表面清洁与消毒

管理规范：WS/T 512—2016［S/OL］.［2024-10-14］. http://www.nhc.gov.cn/wjw/s9496/201701/0a2cf2f4e7d749aa920a907a56ed6890.shtml.

第二节　医院隔离与预防

一、隔离与预防的基本知识

（一）隔离及其相关概念

1.隔离：采用各种方法、技术，防止病原体从患者、携带者及场所传播给他人的措施。

2.感染源：病原体自然生存、繁殖并排出的宿主或场所。

3.传播途径：病原体从感染源传播到易感人群的途径。

4.易感人群：对某种疾病或传染病缺乏免疫力的人群。

5.标准预防：基于患者的体液（组织液等）、血液、分泌物（不包括汗液）、排泄物、黏膜和非完整皮肤均可能含有病原体，针对医院患者和医务人员采取的一组预防感染措施（包括手卫生，根据预期可能的暴露穿戴手套、隔离衣、口罩、帽子、护目镜或防护面罩等个人防护用品，安全注射，以及穿戴合适的防护用品处理污染的物品与医疗器械等）。

6.空气传播：悬浮于空气中、能在空气中远距离传播（＞1m）并长时间保持感染性的飞沫核（≤5μm）导致的传播。

7.飞沫传播：带有病原体的飞沫核（＞5μm）在空气中短距离（≤1m）移动到易感人群的口、鼻黏膜或眼结膜等导致的传播。

8.接触传播：病原体借助手、物体表面等媒介物，通过直接或间接接触导致的传播。

9.个人防护用品：用于保护使用者避免接触病原体的各种屏障用品（包括口罩、手套、护目镜、防护面罩、隔离衣、医用一次性防护服、防水围裙等）。

10.清洁区：进行呼吸道传染病诊治的病区中，不易受到患者的体液（组织液等）、血液和病原体等物质污染，以及传染病患者不应进入的区域（包括医务人员的值班室、卫生间、男女更衣室、浴室，以及储物间、配餐间等）。

11.潜在污染区：进行呼吸道传染病诊治的病区中，位于清洁区与污染区之间，有可能被患者体液（组织液等）、血液和病原体等物质污染的区域（包括医务人员的办公室、治疗准备室、护士站、内走廊等）。

12.污染区：进行呼吸道传染病诊治的病区中，传染病患者和疑似传染病患者接受诊疗的区域，以及被其体液（组织液等）、血液、分泌物、排泄物污染的物品暂存和处理的场所（包括病室，患者用后复用物品和医疗器械等的处置室，污物间，患者用卫生间，以及入院、出院处理室等）。

13.呼吸道卫生或咳嗽礼仪：呼吸道感染患者佩戴医用外科口罩，在咳嗽或打喷嚏时用纸巾盖住口鼻，接触呼吸道分泌物后实施手卫生，并与其他人保持1m以上距离的一组措施。

14.隔离患者：接受接触隔离或飞沫隔离或空气隔离的患者。

（二）隔离的基本原则

隔离是针对外源性感染的措施，其基本原则是严格管理感染源、阻断感染传播途径、保护易感人群，以达到切断感染链、降低外源性感染发生率的目的。

隔离技术手段有两类：第一类是通过建筑布局形成物理屏障；第二类是通过规定、限制患者和医务人员的活动区域与流线，配合采用消毒、个人防护等技术形成的人员行为屏障。物理屏障和人员行为屏障在隔离措施的实施中必须配合使用，二者相辅相成，缺一不可。

隔离的基本原则包括以下内容。

1.遵循"标准预防"原则，对所有就诊患者采取基础的隔离与防控措施，同时按照"基于疾病传播途径的预防"原则，针对特定疾病选择相应的隔离防护措施。

2.医疗机构在新建、改建与扩建时，建筑布局应符合医院卫生学要求，并应具备隔离预防传染病的防控功能，区域划分应明确，并设置规范、清晰的标识。

3.医疗机构应明确诊疗服务流程，洁污分开、人流物流分开，同时应注意新建与改建医疗机构的空调通风系统时应按照功能分区，并符合隔离要求。

4.所有医疗机构的工作人员，包括卫生技术人员和辅助工勤人员需要同等接受培训和遵守隔离的各项要求。

二、不同传播途径疾病的隔离预防原则与措施

（一）经接触传播疾病

1.总体要求：接触经接触传播疾病，如肠道传染病、经血传播疾病、多重耐药菌感染、皮肤感染等的患者及其污染物时，在标准预防的基础上，还应采取接触传播的

隔离与预防措施。

2. 患者的隔离原则及措施：具体如下。

（1）宜单间隔离，无条件的医院可采取床单位隔离或将同种病原体感染患者隔离于一室。

（2）应限制患者的活动范围，减少转运。

3. 医务人员的防护措施：具体如下。

（1）接触隔离患者的体液（组织液等）、血液、分泌物、排泄物等物质时，应戴一次性使用医用橡胶检查手套，手上有伤口时应戴双层手套；接触污染物品后、离开隔离病室前应摘除手套，洗手和（或）手消毒。

（2）进入隔离病室，从事可能污染工作服的操作时，应穿隔离衣。离开病室前，脱下隔离衣，按要求悬挂，每天更换、清洗与消毒，或使用一次性隔离衣，用后按医疗废物管理要求进行处置。接触甲类及乙类按甲类管理的传染病患者应按要求穿脱医用一次性防护服，离开病室前，脱去医用一次性防护服，医用一次性防护服按医疗废物管理要求进行处置。

（二）经飞沫传播疾病

1. 总体要求：接触经飞沫传播疾病，如百日咳、白喉、流行性感冒、病毒性腮腺炎等的患者及污染物时，在标准预防的基础上，还应采取经飞沫传播疾病的隔离与预防措施。

2. 患者的隔离措施：具体如下。

（1）宜限制患者的活动范围。患者病情容许时，应戴医用外科口罩，并定期更换。

（2）应减少转运，当需要转运时，医务人员应注意防护。

（3）探视者应戴医用外科口罩，宜与患者保持 1m 以上距离。

（4）加强通风，应遵循 WS/T 368 的规定进行室内空气的消毒。

3. 医务人员的防护措施：具体如下。

（1）应根据诊疗的需要，穿戴合适的防护用品。进行一般诊疗护理操作应佩戴医用外科口罩，严格手卫生。

（2）与患者近距离（≤1m）接触或进行产生气溶胶的操作时，应戴帽子、医用防护口罩。进行可能产生喷溅的诊疗操作时，应戴护目镜或防护面罩，穿隔离衣。当接触患者及其体液（组织液等）、血液、分泌物、排泄物等时应戴一次性使用医用橡胶检查手套，操作完成后严格手卫生。

（三）经空气传播疾病

1. 总体要求：接触肺结核等经空气传播疾病的患者时，在标准预防措施的基础上，还应采取经空气传播疾病的隔离与预防措施。

2. 患者的隔离措施：具体如下。

（1）原则上应尽快转送至有条件收治经空气传播疾病的医院或科室进行收治，转运过程中做好医务人员的防护。

（2）具有传染性的肺结核患者宜安置在负压隔离病室。

（3）当患者病情容许时，宜戴医用外科口罩，定期更换；宜限制患者的活动范围。

（4）应遵循 WS/T 368 的规定进行空气消毒。

3. 医务人员的防护措施：具体如下。

（1）应严格按照区域医院感染预防与控制要求，在不同的区域穿戴不同的防护用品，离开时按要求摘脱，并正确处理使用后的物品。

（2）进入确诊或可疑传染病患者的房间时，应戴帽子、医用防护口罩。进行可能产生喷溅的诊疗操作时，应戴护目镜或防护面罩，穿隔离衣。当接触患者及其体液（组织液等）、血液、分泌物、排泄物等时应戴一次性使用医用橡胶检查手套。

（3）按医务人员个人防护用品的使用要求使用防护用品。

（四）其他传播途径疾病

对于其他传播途径疾病，应根据疾病的特性，采取相应的隔离与防护措施。

（五）常见传染病

常见传染病的传播途径及隔离预防要求见第一章第一节表1，常见传染病的潜伏期、隔离期和观察期见第一章第一节表2。

（六）医务人员个人防护用品的使用

1. 防护用品的选择：医务人员应根据标准预防，不同传播途径疾病的预防与控制需要，以及疾病危害性，选择适宜的个人防护用品。

2. 口罩的使用方法：具体如下。

（1）应根据不同的诊疗要求选用不同种类的口罩。

（2）进行一般诊疗活动，可佩戴一次性使用医用口罩或医用外科口罩；进行手术部（室）工作，或诊疗、护理免疫功能低下患者，或进行有体液喷溅的操作，或进行侵入性操作时，应戴医用外科口罩；接触经空气传播传染病患者、近距离（≤1m）接触经飞沫传播传染病的患者，或进行产生气溶胶的操作时，应戴医用防护口罩。

（3）应正确使用口罩，具体方法及注意事项应遵循 WS/T 311 的要求。

3. 护目镜、防护面罩的使用方法：具体如下。

（1）在进行可能发生患者体液（组织液等）、血液、分泌物、排泄物等喷溅的诊疗、护理操作时，应使用护目镜或防护面罩。

（2）为呼吸道传染病患者进行气管插管、气管切开等近距离操作，可能发生患者体液（组织液等）、血液、分泌物等喷溅的情况时，宜使用全面型防护面罩。

（3）佩戴前应检查有无破损，佩戴装置有无松脱。每次使用后应清洁与消毒。

（4）护目镜、防护面罩的戴摘方法应遵循 WS/T 311 的要求。

4. 手套的使用方法：具体如下。

（1）应根据不同操作的需要，选择合适种类和规格的手套。

①接触患者的体液（组织液等）、血液、分泌物、排泄物等及污染物品时，应戴一次性使用医用橡胶检查手套。

②进行手术、换药等无菌操作，以及接触患者的破损皮肤、黏膜时，应戴一次性使用灭菌橡胶外科手套。

（2）应正确戴脱一次性使用灭菌橡胶外科手套，具体方法及注意事项应遵循 WS/T 311 的要求。

（3）一次性手套应一次性使用。

5. 隔离衣与医用一次性防护服的使用方法：具体如下。

（1）应根据诊疗工作的需要，选用隔离衣（一次性隔离衣、可复用隔离衣）或医用一次性防护服。

（2）在下列情况下应穿隔离衣。

①接触经接触传播的感染性疾病，如肠道传染病、多重耐药菌感染等的患者或其周围环境时。

②可能受到患者体液（组织液等）、血液、分泌物、排泄物污染时。

③为实施保护性隔离，如对大面积烧伤、骨髓移植等的患者进行诊疗、护理时穿无菌隔离衣。

（3）在下列情况下应穿医用一次性防护服。

①接触甲类及乙类按甲类管理的传染病患者时。

②接触传播途径不明的新发传染病患者时。

③为高致病性、高病死率的传染病患者进行诊疗、护理操作时。

（4）应正确穿脱隔离衣和医用一次性防护服。

6. 帽子的使用方法：具体如下。

（1）帽子应能够遮盖全部头发，分为布质帽子和一次性帽子。

（2）进行无菌技术操作，进入污染区、保护性隔离区域、洁净医疗用房等时应戴帽子。

（3）被患者的体液（组织液等）、血液、分泌物等污染时，应立即更换。

（4）布质帽子应保持清洁，每次或每天更换与清洁。

（5）一次性帽子应一次性使用。

7. 防水围裙的使用方法：具体如下。

（1）分为重复使用的围裙和一次性使用的围裙。

（2）可能受到患者的体液（组织液等）、血液、分泌物及其他污染物质污染时，进行复用医疗器械的清洗时，应穿防水围裙。

（3）重复使用的围裙，每班使用后应及时清洗与消毒。遇有破损或渗透时，应及时更换。

（4）一次性使用围裙应一次性使用，受到明显污染、遇到破损或渗透时应及时更换。

8. 鞋套的使用方法：具体如下。

（1）鞋套应具有良好的防水性能，并一次性使用。

（2）从潜在污染区进入污染区时、从缓冲间进入负压隔离病室时和进入洁净医疗用房时应穿鞋套。

（3）应在规定区域内穿鞋套，离开该区域时应及时脱掉鞋套。发现有破损时应及时更换。

（七）标准预防措施

1. 注意手卫生：具体如下。

（1）在诊疗、护理操作过程中，严格掌握手卫生指征。

（2）选择合适的手卫生方式。

2. 注意呼吸道卫生或咳嗽礼仪：具体如下。

（1）应对医务人员、患者、探视者进行培训教育，并指导实施。

（2）打喷嚏、咳嗽时用纸巾盖住口鼻并立即弃置用过的纸巾。

（3）当患者病情允许、可以耐受时，需佩戴医用外科口罩。

（4）接触呼吸道分泌物后实施手卫生。

（5）宜使呼吸道感染患者在候诊区内相互间保持 1m 以上的距离。

（6）医务人员诊疗有呼吸道感染症状和体征的患者时应戴医用外科口罩，接诊疑似患有经空气传播疾病或不明原因传播疾病的患者时应戴医用防护口罩。

3. 正确选择和穿戴个人防护用品：具体如下。

（1）进行有可能接触患者体液（组织液等）、血液、分泌物、排泄物等的诊疗、护理、清洁等工作时应戴手套，进行非无菌操作时应戴一次性使用医用橡胶检查手套，进行无菌操作时应戴一次性使用灭菌橡胶外科手套，做清洁工作时可戴重复使用的橡胶手套，操作完毕，脱去手套后立即洗手或进行手消毒。

（2）在诊疗、护理操作过程中，有可能发生体液（组织液等）、血液、分泌物等喷溅到面部的情况时，应戴医用外科口罩、面罩或护目镜；有可能发生体液（组织液等）、血液、分泌物等大面积喷溅的情况，或有可能污染身体时，应穿隔离衣或防水围裙。

（3）接触患者的黏膜或破损皮肤时应戴一次性使用灭菌橡胶外科手套。

4. 安全注射：具体如下。

（1）每次注射均使用一次性使用无菌注射器及针头。

（2）宜使用单剂量包装的注射剂。

（3）输液及给药装置只能用于一位患者，不应多位患者共用，每次使用后合理处置。

（4）应严格遵守无菌操作规范；一次性使用无菌物品应一人一用一丢弃。

5. 预防锐器伤：具体如下。

（1）在进行侵袭性诊疗、护理操作过程中，宜使用具有防刺性能的安全注射装置。

（2）保证光线充足。

（3）不应用手直接接触使用后的锐器，不应双手回套针帽。

（4）使用后的锐器应直接放入耐刺、防渗漏的专用锐器盒中。

（5）重复使用的锐器应放在防刺、防渗漏的容器内运输和处理。

6. 重复使用物品的清洗与消毒处理：具体如下。

（1）重复使用的医疗器械、器具和用品，用后应根据规定进行清洗、消毒或灭菌，具体操作应遵循 WS 310.1、WS 310.2 和 WS 310.3 的要求。

（2）重复使用的餐具应清洗、消毒后使用。

（3）清洗、消毒或灭菌时应做好工作人员防护，防止发生职业暴露及造成环境污染。

7. 医用织物的处理：具体如下。

（1）运输被体液（组织液等）、血液、分泌物、排泄物污染的被子及衣物时，应做好标识，密闭运送。

（2）处理使用过的织物时，尽量减少抖动。

（3）医用织物处理的管理及处理方法遵循 WS/T 508 的要求。

8.环境、物体表面的清洁与消毒：具体措施如下。

（1）床栏、床头桌、椅、门把手、仪器设备等高频接触的物体表面及地面应定期清洁，保持干燥，遇污染时及时清洁、消毒。

（2）具体操作参照 WS/T 512 的要求。

9.医疗废物的处置与管理：应遵循《医疗废物管理条例》及其配套文件的要求。

（黄会荣）

参考文献

［1］中华人民共和国国家卫生健康委员会.医院隔离技术标准：WS/T 311—2023［S/OL］.［2024-10-14］. http://www.nhc.gov.cn/wjw/s9496/202309/73a9419d13fa46e9975bdb2472837ade.shtml.

第三节　手卫生

一、手卫生的基本知识

（一）手卫生及其相关概念

1.手卫生：医务人员在从事职业活动过程中洗手、卫生手消毒和外科手消毒的总称。

2.洗手：医务人员用流动水和洗手液（肥皂）揉搓冲洗双手，去除手部皮肤污垢、碎屑和部分微生物的过程。

3.卫生手消毒：医务人员用手消毒剂揉搓双手，以减少手部暂居菌的过程。

4.外科手消毒：外科手术前医护人员用流动水和洗手液揉搓冲洗双手、前臂至上臂下1/3，再用手消毒剂清除或者杀灭手部、前臂至上臂下 1/3 暂居菌和减少常居菌的过程。

5.常居菌：能从大部分人体皮肤上分离出来的微生物，是皮肤上持久的固有寄居菌，不易被机械摩擦清除，如凝固酶阴性葡萄球菌、棒状杆菌属、丙酸菌属、不动杆菌属等。常居菌一般情况下不致病，在一定条件下能引起导管相关感染和手术部位感染等。

6.暂居菌：寄居在皮肤表层，常规洗手容易被清除的微生物。直接接触患者或被污染的物体表面时可获得，可通过手传播，与医院感染密切相关。

7. 手消毒剂：应用于手消毒的化学制剂。

8. 速干手消毒剂：含有醇类和护肤成分的手消毒剂。

9. 免冲洗手消毒剂：主要用于外科手部皮肤消毒，使用后无须用水冲洗的手消毒剂。

10. 手卫生设施：用于洗手与手消毒的设施设备，包括洗手池、水龙头、流动水、洗手液（肥皂）、干手用品、手消毒剂等。

（二）手卫生管理与基本要求

1. 医疗机构应明确医院感染管理、医疗管理、护理管理及后勤保障等部门在手卫生管理工作中的职责，加强对手卫生行为的指导与管理，将手卫生纳入医疗质量考核，提高医务人员手卫生的依从性。

2. 医疗机构应制定并落实手卫生管理制度，配备有效、便捷、适宜的手卫生设施。

3. 医疗机构应定期开展手卫生的全员培训，医务人员应掌握手卫生知识和正确的手卫生方法。

4. 手消毒剂应符合国家有关规定和 GB 27950 的要求，在有效期内使用。

5. 手卫生消毒效果应达到如下要求。

（1）卫生手消毒，监测的细菌菌落总数应 ≤ 10 CFU/cm^2。

（2）外科手消毒，监测的细菌菌落总数应 < 5 CFU/cm^2。

（三）手卫生设施

1. 洗手与卫生手消毒设施要求：具体如下。

（1）医疗机构应设置与诊疗工作相匹配的流动水洗手和卫生手消毒设施，并方便医务人员使用。

（2）重症监护病房在新建、改建时的手卫生设施应符合 WS/T 509 的要求。

（3）手术部（室）、产房、导管室、洁净层流病区、骨髓移植病区、器官移植病区、新生儿室、母婴同室、血液透析中心（室）、烧伤病区、感染性疾病科、口腔科、消毒供应中心、检验科、内镜中心（室）等感染高风险部门，以及治疗室、换药室、注射室应配备非手触式水龙头。

（4）有条件的医疗机构在诊疗区域均宜配备非手触式水龙头。

（5）应配备洗手液（肥皂），并符合以下要求。

①盛放洗手液的容器宜为一次性使用。

②重复使用的洗手液容器应定期清洁与消毒。

③洗手液发生浑浊或变色等变质情况时及时更换，并清洁、消毒容器。

④使用的肥皂应保持清洁与干燥。

（6）应配备干手用品或设施。

（7）医务人员对选用的手消毒剂有良好的接受性。

（8）手消毒剂宜使用一次性包装。

2. 外科手消毒设施要求：具体如下。

（1）应配置专用洗手池。洗手池设置在手术间附近，水池大小、高度适宜，能防止冲洗水溅出，池面光滑无死角，易于清洁。洗手池应每日清洁与消毒。

（2）洗手池及水龙头数量应根据手术间的数量合理设置，每2~4间手术间宜独立设置1个洗手池，水龙头数量不少于手术间的数量，水龙头开关应为非手触式。

（3）应配备符合要求的洗手液。

（4）应配备清洁指甲的用品。

（5）可配备手卫生的揉搓用品，比如配备手刷，手刷的刷毛宜柔软。

（6）手消毒剂的出液器应采用非手触式。

（7）手消毒剂宜采用一次性包装。

（8）重复使用的消毒剂容器应至少每周清洁与消毒1次。

（9）冲洗手消毒法应配备干手用品，并符合以下要求。

①手消毒后应使用经灭菌的布巾干手，布巾应一人一用。

②重复使用的布巾用后应清洗、灭菌并按照相应要求储存。

③盛装布巾的包装物为一次性使用，如使用可复用容器，应每次清洗、灭菌，包装开启后使用不得超过24小时。

（10）应配备计时装置、外科手卫生流程图。

（四）洗手与卫生手消毒指征

1. 在下列情况下医务人员应洗手和（或）使用手消毒剂进行卫生手消毒。

（1）接触患者前。

（2）清洁、无菌操作前，包括进行侵入性操作前。

（3）出现体液暴露风险后，包括接触患者黏膜、破损皮肤或伤口，以及接触血液、体液、分泌物、排泄物、伤口敷料后。

（4）接触患者后。

（5）接触患者周围环境后，包括接触患者周围的医疗相关器械、用具等物体表面后。

2. 在下列情况下应洗手。

（1）当手部有血液或体液等肉眼可见的污染时。

（2）可能接触了艰难梭菌、肠道病毒等对速干手消毒剂不敏感的病原微生物时。

3. 手部没有肉眼可见污染时，宜使用手消毒剂进行卫生手消毒。

4. 遇到下列情况时医务人员应先洗手，然后进行卫生手消毒。

（1）接触传染病患者的血液、体液、分泌物，以及被传染性病原微生物污染的物品后。

（2）直接为传染病患者进行检查、治疗、护理或处理传染病患者污物后。

（五）洗手与卫生手消毒方法

1. 医务人员洗手方法：见 33 页。

2. 医务人员卫生手消毒：应遵循以下方法进行。

（1）取适量的手消毒剂于掌心，均匀涂抹双手。

（2）按照医务人员洗手方法中揉搓的步骤进行揉搓。

（3）揉搓至手部干燥。

3. 手消毒剂选择：卫生手消毒时首选速干手消毒剂，过敏人群可选用其他手消毒剂；针对某些对乙醇不敏感的肠道病毒感染时，应选择其他有效的手消毒剂。

4. 注意事项：戴手套不能代替手卫生，摘手套后应进行手卫生。

（六）外科手消毒

1. 外科手消毒应遵循以下原则。

（1）先洗手，后消毒。

（2）不同患者手术之间、手套破损或手被污染时，应重新进行外科手消毒。

2. 外科洗手遵循以下方法与要求。

（1）洗手之前应先摘除手部饰物，修剪指甲，指甲长度不超过指尖。

（2）取适量的洗手液清洗双手、前臂和上臂下 1/3，并认真揉搓。清洁双手时，可使用清洁指甲用品清洁指甲下的污垢和使用揉搓用品清洁手部皮肤的皱褶处。

（3）使用流动水冲洗双手、前臂和上臂下 1/3。

（4）使用干手用品擦干双手、前臂和上臂下 1/3。

3. 外科冲洗手消毒，遵循外科冲洗手消毒方法中的要求。

4. 外科免冲洗手消毒，遵循外科免冲洗手消毒方法中的要求。

5. 注意事项：具体如下。

（1）不得戴假指甲、装饰指甲，保持指甲和指甲周围组织的清洁。

（2）在外科手消毒过程中应保持双手位于胸前并高于肘部，使水由手部流向肘部。

（3）洗手与消毒可使用海绵、其他揉搓用品或双手相互揉搓。

（4）术后摘除手套后，应用洗手液清洁双手。

（5）将用后的清洁指甲用品、揉搓用品，如海绵、手刷等，放到指定的容器中；揉搓用品、清洁指甲用品应一人一用一消毒或一次性使用。

（七）手卫生的监测

1. 监测要求：具体如下。

（1）医疗机构应定期进行医务人员手卫生依从性的监测与反馈，依从性的监测用手卫生依从率表示。

（2）医疗机构应每季度对在手术部（室）、产房、导管室、洁净层流病区、骨髓移植病区、器官移植病区、重症监护病房、新生儿室、母婴同室、血液透析中心（室）、烧伤病区、感染性疾病科病区、口腔科、内镜中心（室）等部门工作的医务人员进行手卫生消毒效果的监测。当怀疑医院感染暴发与医务人员手卫生有关时，应及时进行监测，并进行相应病原微生物的检测。

2. 监测方法：具体如下。

（1）采样时机：在医务人员进行手卫生后，接触患者或从事医疗活动前采样。当怀疑医院感染暴发与医务人员手卫生有关时，在医务人员工作中随机采样。

（2）采样与检测方法：取一支浸有无菌 0.03mol/L 磷酸盐缓冲液或生理盐水采样液的棉拭子在双手指屈面从指根到指端来回涂擦各 2 次（一只手的涂擦面积约 30cm^2），并随之转动采样棉拭子，剪去手接触部分，将棉拭子放入装有 10mL 采样液的试管内送检。采样面积按平方厘米（cm^2）计算。若采样时手上有消毒剂残留，采样液应含相应中和剂。将标本送检验科按照相关规范进行微生物培养并计数。

（3）手卫生合格的判断标准：根据《医务人员手卫生规范》的要求，卫生手消毒细菌菌落总数 ≤ 10 CFU/cm^2、外科手消毒细菌菌落总数 ≤ 5 CFU/cm^2 为合格。

二、手卫生的操作方法

（一）医务人员洗手方法

1. 在流动水下，淋湿双手。

2. 取适量洗手液（肥皂），均匀涂抹至整个手掌、手背、手指和指缝。

3. 认真揉搓双手至少 15 秒，注意清洗双手所有皮肤，包括指背、指尖和指缝，具体揉搓步骤如下（步骤不分先后）。

（1）掌心相对，手指并拢，相互揉搓。

（2）手心对手背沿指缝相互揉搓，交替进行。

（3）掌心相对，双手交叉沿指缝相互揉搓。

（4）屈曲手指使关节在另一手掌心旋转揉搓，交替进行。

（5）右手握住左手拇指旋转揉搓，交替进行。

（6）将5个手指尖并拢放在另一手掌心旋转揉搓，交替进行。

4.在流动水下彻底冲净双手，擦干，取适量护手液护肤。

5.擦干宜使用纸巾。

（二）外科冲洗手消毒方法

1.按照外科洗手的方法与要求完成外科洗手。

2.取适量的手消毒剂涂抹至双手的每个部位、前臂和上臂下1/3，并认真揉搓3~5分钟。

3.在流动水下从指尖向手肘单一方向地冲净双手、前臂和上臂下1/3，用经灭菌的布巾彻底擦干。

4.冲洗水应符合GB 5749的规定。冲洗水的水质达不到要求时，手术人员在戴手套前，应用速干手消毒剂消毒双手。

5.手消毒剂的取液量、揉搓时间及使用方法遵循产品的使用说明。

（三）外科免冲洗手消毒方法

1.按照外科洗手的方法与要求完成外科洗手。

2.取适量的手消毒剂放置在左手掌上。

3.将右手指尖浸泡在手消毒剂中（≥5秒）。

4.将手消毒剂涂抹在右手、前臂直至上臂下1/3，确保通过环形运动环绕前臂至上臂下1/3，将手消毒剂完全覆盖皮肤区域，持续揉搓10~15秒，直至消毒剂干燥。

5.取适量的手消毒剂放置在右手掌上。

6.在左手重复揉搓过程。

7.取适量的手消毒剂放置在手掌上。

8.揉搓双手直至手腕，按照医务人员洗手方法揉搓的步骤进行，揉搓至手部干燥。

9.手消毒剂的取液量、揉搓时间及使用方法遵循产品的使用说明。

（黄会荣）

参考文献

[1]中华人民共和国国家卫生健康委员会.医务人员手卫生规范：WS/T 313—2019［S/OL］.［2024-10-14］. http://www.nhc.gov.cn/wjw/s9496/202002/dbd143c44abd4de8b59a235feef7d75e.shtml.

[2]中华人民共和国国家卫生健康委员会.医院消毒卫生标准：GB 15982—2012［S/OL］.［2024-11-01］. https://openstd.samr.gov.cn/bzgk/gb/newGbInfo?hcno=4DA7977F7EFBF4B3181E3EE674DC82C8.

第四节 消毒

一、清洁、消毒、灭菌及相关概念

（一）清洁

清洁是指去除物品上的污染，使之达到预定用途或进一步处理所需的程度。

（二）消毒

消毒是指杀灭或清除人体皮肤、黏膜、手，以及诊疗器械与环境等载体上的微生物，使其达到无害化的处理过程。

（三）灭菌

灭菌是指杀灭或清除医疗器械、器具和物品上一切微生物（包括细菌芽孢）的处理过程，包括热力灭菌、辐射灭菌等物理灭菌方法，以及采用环氧乙烷、过氧化氢、甲醛、戊二醛、过氧乙酸等化学灭菌剂在规定条件下，以合适的浓度和有效的作用时间进行灭菌的方法。

（四）斯伯尔丁分类法

根据医疗器械污染后使用所致感染的风险及在患者使用之间的消毒或灭菌要求，可将医疗用品分为三类，即高度危险性物品、中度危险性物品和低度危险性物品。该方法于1968年由斯伯丁（E.H.Spaulding）提出。

（五）高度危险性物品

高度危险性物品指进入人体无菌组织、器官、腔隙、脉管系统，或有无菌体液从中流过的物品，或接触破损皮肤、破损黏膜、组织的诊疗器械、器具和物品，如手术器械、穿刺针、腹腔镜、活体组织检查（以下简称"活检"）钳、心脏导管、植入物等。这些物品一旦被微生物污染，具有高感染风险。

（六）中度危险性物品

中度危险性物品指与完整黏膜相接触的诊疗器械、器具和物品，不包括进入人体无菌组织、器官、腔隙、脉管系统，以及接触破损皮肤、破损黏膜的物品，如消化道内镜、气管镜、喉镜、肛表、口表、呼吸机管路、麻醉机管路、压舌板、肛门直肠压力测量导管等。这些物品一旦被微生物污染，具有一定的感染风险。

（七）低度危险性物品

低度危险性物品指只与完整皮肤接触的诊疗器械、器具和物品，如听诊器、血压计袖带、病床围栏、床头柜、床上用品、座椅和便器等。这些物品如果被微生物污染，感染风险较低。

（八）终末消毒

终末消毒指患者离开疫源地后对疫源地环境及物品进行消毒。

（九）消毒时间

消毒时间指消毒或灭菌物品接触消毒或灭菌因子的时间，也称暴露时间或作用时间。

（十）消毒产品

消毒产品包括消毒剂、消毒器械（含生物指示物、化学指示物等）和一次性卫生用品。

（十一）CFU

CFU 指微生物在固体培养基上生长繁殖所形成的肉眼可见的集落。

二、消毒水平分类

根据对微生物杀灭的水平可将消毒灭菌水平分为低水平消毒、中水平消毒、高水平消毒和灭菌水平，4 个层级对微生物的杀灭水平逐渐提升。

（一）低水平消毒

低水平消毒指可杀灭细菌繁殖体和亲脂病毒的消毒，比如采用单链季铵盐类消毒剂（苯扎溴铵等）、双胍类消毒剂（氯己定）等低水平消毒剂，在规定条件下，以合适的浓度和有效的作用时间进行消毒的方法。

（二）中水平消毒

中水平消毒指可杀灭细菌繁殖体、分枝杆菌、真菌和病毒的消毒，比如采用碘类消毒剂（碘伏、氯己定碘等）、醇类消毒剂、氯己定醇复方消毒剂、季铵盐醇复方消毒剂等，在规定条件下，以合适的浓度和有效的作用时间进行消毒的方法。

（三）高水平消毒

高水平消毒指可杀灭一切细菌繁殖体、分枝杆菌、病毒、真菌和致病性细菌芽孢的消毒，如采用含氯制剂、二氧化氯、邻苯二甲醛、过氧化氢、过氧乙酸，以及能达到灭菌效果的化学消毒剂，在规定的条件下，以合适的浓度和有效的作用时间进行消毒的方法。

（四）灭菌水平

灭菌水平是指能杀灭一切微生物（包括细菌芽孢），达到无菌保证的水平。达到灭菌水平常用的方法包括热力灭菌、辐射灭菌等物理灭菌方法，以及采用环氧乙烷、戊二醛、过氧乙酸等化学灭菌剂，在规定条件下，以合适的浓度和有效的作用时间进行灭菌的方法。

三、消毒、灭菌的基本原则

（一）基本要求

1.重复使用的诊疗器械、器具和物品，使用后应及时处理，先清洁或清洗，再进行消毒或灭菌。

2.被朊病毒，或甲类传染病、乙类按照甲类管理的传染病病原体，或突发不明原因的传染病病原体污染的诊疗器械、器具和物品，应执行 WS/T 367 的有关规定。

3.耐热、耐湿的手术器械等高度危险性物品，应首选压力蒸汽灭菌，不应采用化学消毒剂浸泡灭菌。

4.环境与物体表面，一般情况下先清洁，再消毒；当受到患者的血液、体液等污染时，先去除污染物，再清洁与消毒。

5.医疗机构使用的消毒产品应符合相应标准的技术规范要求，并应遵循批准使用的范围、方法和注意事项。

（二）医疗器械、器具和物品消毒、灭菌方法的选择原则

1.根据物品污染后导致感染的风险高低选择相应的消毒或灭菌方法。

（1）对高度危险性物品，应采用灭菌方法。

（2）对中度危险性物品，应采用达到中水平消毒以上效果的消毒方法。

（3）对低度危险性物品，宜采用低水平消毒方法，或进行清洁处理；遇有病原微生物污染时，针对所污染病原微生物的种类选择有效的消毒方法。

2.根据物品上污染微生物的种类、数量选择消毒或灭菌方法。

（1）对受到致病菌芽孢、真菌孢子、分枝杆菌和经血传播病原体（乙型肝炎病毒、丙型肝炎病毒、人类免疫缺陷病毒等）污染的物品，应采用高水平消毒或灭菌。

（2）对受到真菌、亲水病毒、螺旋体、支原体、衣原体等病原微生物污染的物品，应采用中水平以上的消毒方法。

（3）对受到细菌繁殖体和亲脂病毒等污染的物品，应采用达到中水平消毒或低水平消毒的方法。

（4）被消毒物品污染严重时，应加大消毒剂的使用浓度和（或）延长消毒时间。

3.根据物品的性质选择消毒或灭菌方法。

（1）对耐热、耐湿的诊疗器械、器具和物品，应首选压力蒸汽灭菌；对耐热的油剂类和干粉类等，应采用干热灭菌。

（2）对不耐热、不耐湿的物品，宜采用低温灭菌方法，如环氧乙烷灭菌、过氧化氢低温等离子体灭菌或低温甲醛蒸汽灭菌等。

（3）对物体表面进行消毒时，应考虑表面性质，光滑表面宜选择合适的消毒剂擦拭或紫外线消毒器近距离照射；多孔材料表面宜采用浸泡或喷雾消毒法。

（三）职业防护

1.应根据不同的消毒与灭菌方法，采取适宜的职业防护措施。对被传染病病原体污染的诊疗器械、器具和物品进行清洁、消毒时，应按照届时发布的要求做好职业防护。

2.在污染诊疗器械、器具和物品的回收、清洗等过程中，应预防职业暴露的发生。

3.处理锐利器械和用具时，应采取有效的防护措施，避免或减少锐器伤的发生。

4.不同消毒、灭菌方法的防护如下。

（1）热力消毒、灭菌：操作人员接触高温物品和设备时应使用防烫的棉手套、着长袖工装；排除压力蒸汽灭菌器蒸汽泄漏故障时应进行防护，防止皮肤灼伤。

（2）紫外线消毒：应避免对人体的直接照射，必要时戴防护镜和穿防护服。

（3）气体化学消毒、灭菌：应预防有毒有害消毒气体对人体产生的危害，使用环境应通风良好。使用环氧乙烷灭菌时应严防发生燃烧和爆炸。使用环氧乙烷、甲醛和过氧化氢等消毒的工作场所，应定期检测空气中相应消毒剂的浓度，达到国家规定的限值要求。

（4）液体化学消毒、灭菌：应防止过敏及对皮肤、黏膜造成损伤。

四、皮肤消毒

（一）穿刺部位的皮肤消毒

1.消毒方法：具体如下。

（1）用浸有 ≥ 0.5% 碘伏消毒液的无菌棉球或其他替代物品局部擦拭 ≥ 2 遍，消毒剂浓度及作用时间遵循产品的使用说明。

（2）使用 2% 碘酊直接涂擦皮肤表面 ≥ 1 遍，作用时间 1~3 分钟，待稍干后再用 70%~80% 乙醇（体积分数）脱碘。

（3）使用有效含量 ≥ 0.5% 氯己定 – 乙醇（70%，体积分数）溶液局部擦拭 ≥ 2 遍，作用时间遵循产品的使用说明。

（4）使用 70%~80%（体积分数）乙醇溶液擦拭消毒 ≥ 2 遍，作用时间 1~3 分钟。

（5）其他合法、有效的皮肤消毒产品，按照产品说明书使用。

2.消毒范围：肌内、皮下及静脉注射，以及针灸部位、各种诊疗性穿刺等部位的消毒方法主要是涂擦，以注射或穿刺部位为中心，由内向外缓慢旋转，逐步涂擦，或使用氯己定 – 乙醇采用来回往复机械摩擦的方法，逐步涂擦，消毒皮肤面积应

≥ 5cm×5cm。中心静脉导管，如短期中心静脉导管、经外周静脉穿刺的中心静脉导管、植入式血管通路的消毒范围直径应＞ 15cm，至少应大于敷料面积。

（二）手术切口部位的皮肤消毒

1.清洁皮肤：手术部位的皮肤应先清洁。对于接受器官移植手术和处于重度免疫抑制状态的患者，术前可用抗菌（或抑菌）皂液或 20000mg/L 葡萄糖酸氯己定擦拭洗净全身皮肤。

2.消毒方法：具体如下。

（1）使用浸有 ≥ 0.5% 碘伏消毒液的无菌棉球或其他替代物品局部擦拭 ≥ 2 遍，消毒剂浓度及作用时间遵循产品的使用说明。

（2）使用 2% 碘酊直接涂擦皮肤表面，待稍干后再用 70%~80% 乙醇（体积分数）脱碘。

（3）使用有效含量 ≥ 0.5% 氯己定 – 乙醇（70%，体积分数）溶液局部擦拭 2~3 遍，作用时间遵循产品的使用说明。

（4）其他合法、有效的手术切口皮肤消毒产品，按照产品使用说明书操作。

3.消毒范围：具体如下。

（1）清洁切口皮肤的消毒：应在手术野及其外扩展 ≥ 15cm 的部位由内向外擦拭消毒，关节手术消毒范围应超过上一个或下一个关节。

（2）污染伤口、感染伤口、会阴部的皮肤消毒：应在手术野及其外扩展 ≥ 15cm 部位由外向内擦拭消毒。

（三）污染皮肤消毒

1.彻底冲洗，擦干。

2.消毒。采用 ≥ 0.5% 碘伏擦拭作用 3~5 分钟，或用乙醇、异丙醇与氯己定配制成的消毒液等擦拭消毒，作用 3~5 分钟。

（四）新生儿皮肤消毒

1.宜使用碘伏消毒皮肤，待干后，用无菌 0.9% 氯化钠注射液清洗残留碘伏。

2.不宜使用氯己定或乙醇消毒皮肤。

3.新生儿脐带断端首次消毒，首选 2% 碘酊或可用于脐带消毒的碘伏消毒液涂抹消毒。

五、黏膜、伤口创面消毒

（一）擦拭法

1. 使用含 0.1%～0.2% 有效碘的碘伏擦拭，作用时间遵循产品的使用说明。
2. 采用 1000～2000mg/L 季铵盐，作用时间遵循产品的使用说明。

（二）冲洗法

1. 使用有效含量 ≥ 2g/L 氯己定水溶液冲洗或口腔漱洗，直至冲洗液或漱洗液变清。
2. 采用 3%（30g/L）过氧化氢冲洗伤口、口腔含漱，作用时间遵循产品的使用说明。
3. 使用含有效碘 500～1000mg/L 的消毒液冲洗，作用时间遵循产品的使用说明。

（三）注意事项

其他合法、有效的黏膜、伤口创面消毒产品，按照产品使用说明书使用。

六、医疗用品的消毒与灭菌

（一）高度危险性物品的灭菌

1. 耐热、耐湿的手术器械：应首选压力蒸汽灭菌方法。
2. 不耐热、不耐湿的手术器械：应采用低温灭菌方法，不可采用液体浸泡灭菌或冲洗灭菌方法。
3. 不耐热、耐湿的手术器械：应首选低温灭菌方法，无条件的医疗机构可采用灭菌剂浸泡灭菌。
4. 耐热、不耐湿的手术器械：可采用干热灭菌方法。
5. 外来医疗器械：医疗机构应要求供应商提供原厂家的器械的清洗、包装、灭菌方法和灭菌循环参数，并遵循要求进行灭菌。
6. 植入物：医疗机构应要求供应商提供原厂家的植入物的材质，清洗、包装、灭菌的方法，以及灭菌循环参数，并遵循其灭菌方法和灭菌循环参数的要求进行灭菌；植入物灭菌应在生物监测结果合格后放行；紧急情况下，植入物的灭菌应遵循 WS 310.3 的要求。
7. 动力工具：分气动式和电动式动力工具，一般由钻头、锯片、主机、输气连接线、电池等组成。应按照动力工具的使用说明书中的要求对各部件进行清洗、包装与灭菌。

8. 机器人手术器械：按照 WS 310.2 的要求，并遵循厂家使用说明书进行灭菌。

9. 进入人体无菌组织，接触破损皮肤、黏膜的内镜及附件：耐热、耐湿的应首选压力蒸汽灭菌；不耐热的应采用低温灭菌。具体操作按照 WS 310.2、WS 507 及国家相关规定的要求进行。

10. 口腔手术器械：具体操作按照 WS 506 的要求进行。

11. 手术敷料：使用压力蒸汽灭菌。

（二）中度危险性物品的消毒

1. 基本原则如下。

（1）耐热、耐湿的中度危险性物品应首选湿热消毒，包括压力蒸汽灭菌等。

（2）不耐热的中度危险性物品，如体温计（肛表或口表）、氧气面罩、麻醉面罩等，应采用高水平消毒或中水平消毒。

2. 对于只接触完整黏膜的中度危险性内镜及附件，耐热、耐湿的应首选湿热消毒。软式内镜的消毒按照 WS 507 的要求进行，硬式内镜的消毒应按照国家的相关规定执行。

3. 通过管路间接与浅表体腔黏膜接触的器具，如氧气湿化瓶、呼吸机，以及麻醉机的螺纹管、引流瓶等的消毒方法如下。

（1）耐热、耐湿的器具应首选湿热消毒，呼吸机和麻醉机的螺纹管等管路首选清洗消毒机进行清洗与消毒，A_0 值为 3000 以上。

（2）不耐热、耐湿的器具可采用高水平消毒剂消毒；不具备湿热消毒条件的也可采用高水平消毒剂浸泡消毒。

（三）低度危险性物品的消毒

1. 诊疗用品，如血压计袖带、听诊器等，应保持清洁，遇有污染时应先清洁，再采用消毒剂进行消毒。体外超声探头宜一用一清洁、消毒，消毒操作遵循产品的使用说明进行。

2. 患者的生活用品，如毛巾、面盆、便器、餐饮具等，应保持清洁，个人专用，定期消毒；患者出院、转院或死亡后应进行终末消毒。消毒方法一般采用消毒剂浸泡或擦拭消毒，对于便器可使用冲洗消毒器进行清洗消毒。

3. 患者床单元的清洁与消毒方法如下。

（1）医疗机构应采取措施保持床单元的清洁。

（2）医疗机构应对床单元（含床栏、床头柜等）的表面进行定期清洁和（或）消毒，遇污染时应及时清洁与消毒；患者出院后应进行终末消毒。具体消毒操作按照

WS/T 512 的要求进行。

（3）直接接触患者的床单、被套、枕套等，应一人一更换；患者住院时间长时，应每周更换；遇污染时应及时更换。更换后的用品应及时清洗与消毒。具体消毒操作按照 WS/T 508 的要求进行。

（4）间接接触患者的被芯、枕芯、褥子、病床隔帘、床垫等，应定期清洗与消毒；遇污染时应及时更换、清洗与消毒。甲类传染病患者及按甲类管理的乙类传染病患者、不明原因病原体感染患者等使用后的上述物品应进行终末消毒或按医疗废物处置。

4. 可移动的诊疗设备外表面应根据产品使用说明选择适宜的清洁与消毒方法，根据感染风险确定清洁与消毒频次。

（四）特殊传染病病原体污染物品和环境的消毒

1. 针对朊病毒污染物品和环境的消毒方法及注意事项如下。

（1）感染朊病毒的患者或疑似感染朊病毒的患者宜选用一次性使用诊疗器械、器具和物品，使用后应进行双层密闭封装焚烧处理。

（2）对于可重复使用的被感染朊病毒患者或疑似感染朊病毒患者的高度危险组织（大脑、硬脑膜、垂体、眼、脊髓等）污染的中度和高度危险性物品，可根据具体情况选以下方法之一进行消毒、灭菌。

①将使用后的物品浸泡于 1mol/L 氢氧化钠溶液内作用 60 分钟，然后按 WS 310.2 中的方法进行清洗、消毒与灭菌，通过压力蒸汽灭菌在 134℃下灭菌 18 分钟。

②将使用后的物品浸泡于 1mol/L 氢氧化钠溶液内作用、煮沸消毒 10 分钟，然后用水清洁、冲洗，并按照一般程序灭菌。

③将使用后的物品浸泡于 1mol/L 氢氧化钠或 2000 百万分率（以下称"ppm"）次氯酸钠溶液内作用 60 分钟，去除可见污染物，用清水漂洗，置于开口盘内，在下排气压力蒸汽灭菌器内 121℃下灭菌 60 分钟或在预排气压力蒸汽灭菌器内 134℃下灭菌 60 分钟，然后清洗，并按照一般程序灭菌。

④将使用后的物品浸泡于 1mol/L 氢氧化钠或 2000ppm 次氯酸钠溶液内作用 60 分钟后，将物品放于清水中，在下排气压力蒸汽灭菌器中加热（121℃、60 分钟），然后清洗，并按照一般程序灭菌。

⑤将使用后的物品浸泡于 1mol/L 氢氧化钠，在下排气压力蒸汽灭菌器中加热（121℃、30 分钟），然后清洗，并按照一般程序灭菌。

（3）被感染朊病毒患者或疑似感染朊病毒患者高度危险组织污染的低度危险物品和一般物体表面应使用清洁剂清洗，根据待消毒物品的材质采用 10000mg/L 含氯消毒剂或 1mol/L 氢氧化钠溶液擦拭或浸泡消毒，至少作用 15 分钟，并确保所有污染表面均接触到消毒剂。

（4）被感染朊病毒患者或疑似感染朊病毒患者低度危险组织（脑脊液、肾、肝、脾、肺、淋巴结、胎盘等）污染的中度和高度危险物品，传播朊病毒的风险尚不清楚，可参照上述措施处理。

（5）被感染朊病毒患者或疑似感染朊病毒患者低度危险组织污染的低度危险物品、一般物体表面和环境表面可只采取相应的常规消毒方法处理。

（6）被感染朊病毒患者或疑似感染朊病毒患者其他无危险组织污染的中度和高度危险物品，采取以下措施处理。

①清洗并按常规高水平消毒和灭菌程序处理。

②除接触中枢神经系统的神经外科内镜外，其他内镜按照国家有关内镜清洗消毒技术规范处理。

③采用标准消毒方法处理低度危险性物品和环境表面，可采用 500～1000mg/L 含氯消毒剂或相当剂量的其他消毒剂处理。

（7）注意事项如下。

①当确诊患者感染朊病毒时，应告知医院感染管理及诊疗涉及的临床科室人员，对相关人员进行与朊病毒相关的医院感染、消毒处理等知识的培训。

②被感染朊病毒患者或疑似感染朊病毒患者高度危险组织污染的中度和高度危险物品，使用后应立即处理，防止干燥；不应使用快速灭菌方法；没有按正确方法消毒、灭菌的物品应召回重新按规定处理。

③被感染朊病毒患者或疑似感染朊病毒患者高度危险组织污染的中度和高度危险物品，不能清洗和只能低温灭菌的，宜按特殊医疗废物处理。

④清洁剂、消毒剂应在每次使用时更换。

⑤每次处理工作结束后，应立即消毒清洗器具，更换个人防护用品，进行手清洁与手消毒。

⑥被朊病毒患者或疑似感染朊病毒患者高度危险组织污染的环境表面应使用清洁剂清洗，采用 10000mg/L 含氯消毒剂消毒，至少作用 15 分钟。为防止环境和一般物体表面污染，宜采用一次性塑料薄膜覆盖操作台，操作完成后将其按特殊医疗废物焚烧处理。

2. 针对甲类传染病或乙类按照甲类管理传染病的病原体污染物品和环境的消毒方法及注意事项如下。

（1）消毒方法：遵照 GB 19193—2015 的要求。

①诊疗器械的消毒：应先消毒，后清洗，再灭菌。可采用 1000～2000mg/L 含氯消

毒剂浸泡消毒 30~45 分钟，对于肺炭疽等芽孢杆菌感染，可先采用 5000~10000mg/L 含氯消毒剂浸泡消毒 ≥ 60 分钟，然后按规定清洗、灭菌。

②物体表面的消毒：对于手术部（室）或换药室，在每例感染患者之间应及时进行物体表面消毒，采用 0.5% 过氧乙酸或 500mg/L 含氯消毒剂或有相当效果的其他消毒剂擦拭消毒。

（2）注意事项：具体如下。

①患者宜使用一次性诊疗器械、器具和物品。

②医务人员应做好职业防护和患者的隔离工作，防护和隔离应遵循 WS/T 311 的要求；接触患者时应穿隔离衣、戴一次性手套，手卫生应遵循 WS/T 313 的要求。

③接触患者创口分泌物的纱布、布垫等敷料，以及一次性医疗用品、切除的组织（如坏死肢体等）应双层封装，按医疗废物处理。产生的医疗废物应遵循《医疗废物管理条例》及相应配套文件的要求进行处置。

④手术部（室）、换药室、病房环境表面有明显污染时应随时消毒，采用 0.5% 过氧乙酸或 1000mg/L 含氯消毒剂或有相当效果的其他消毒剂擦拭消毒。

3. 针对突发不明原因传染病病原体污染的物品和环境的消毒：被突发不明原因传染病病原体污染的诊疗器械、器具与物品的处理应符合国家届时发布的规定要求。没有明确要求时，其消毒原则如下。

（1）传播途径不明时，应按照多种传播途径确定消毒的范围和物品。

（2）按病原体所属微生物类别中抵抗力最强的微生物确定消毒剂的种类、剂量（可按杀芽孢的剂量确定）和消毒时间。

（3）医务人员应做好职业防护。

（五）清洁用品的消毒

1. 手工清洗与消毒：具体方法如下。

（1）擦拭布巾：清洗干净，在 250mg/L 有效氯消毒剂（或其他有效消毒剂）中浸泡 30 分钟，冲净消毒液，干燥备用。

（2）地巾：清洗干净，在 500mg/L 有效氯消毒剂中浸泡 30 分钟，冲净消毒液，干燥备用。

2. 机器清洗与消毒：将使用后的布巾、地巾等物品放入清洗机内，按照清洗器的产品使用说明进行清洗与消毒，一般程序包括水洗、洗涤剂洗、清洗、消毒、烘干，然后取出备用。

3. 注意事项：布巾、地巾应分区使用。

（六）使用中的留置导管接头消毒

各类使用中的留置导管接头应根据诊疗规范要求和产品说明书要求进行消毒，每次血管通路装置连接之前用 0.5% 氯己定 – 乙醇溶液、70%~80% 乙醇（体积分数）或 ≥ 0.5% 碘伏用力擦拭无针输液接头，根据接头的设计和消毒剂种类确定消毒时间（5~60 秒）。

（七）消毒与灭菌的其他注意事项

1. 待消毒物品在消毒、灭菌前应清洗干净并干燥。

2. 管路中有血迹等有机物污染时，应采用超声波和（或）医用清洗剂浸泡清洗。清洗后的物品应及时进行消毒。

3. 对于使用中的消毒剂应按照国家相关规定监测其浓度，并在有效期内使用。

七、传染病终末消毒

1. 终末消毒的原则：具体如下。

（1）应根据传染病的传播途径（接触传播、飞沫传播、空气传播）确定合适的终末消毒方案。

（2）根据流行病学调查结果，确定现场消毒的范围。对于传染病病例和无症状感染者停留的病房、诊疗场所、转运工具，以及其他可能受到污染的场所，应在患者离开后（如出院、转院、转科、死亡、隔离区外诊疗活动结束后）进行终末消毒。对于发热门诊、感染性疾病科门诊等，应在每日工作交接前进行终末消毒；对于发现阳性病例的发热门诊及留观病室，在患者离开后应及时进行终末消毒。

（3）终末消毒对象包括室内空气，桌、椅、床头柜、床架等物体表面，地面、墙壁，患者的衣服、被褥等生活用品，以及相关诊疗用品等。

（4）终末消毒程序按照 GB 19193 执行。现场消毒人员在配制和使用化学消毒剂前，应确保所用消毒产品符合国家卫生健康行政部门管理要求，同时应做好个人防护。

（5）对于被甲类传染病或乙类按甲类管理的传染病病原体污染的场所，在进行终末消毒前后应抽样进行消毒效果检测，对于被其他传染病病原体污染的场所，按实际需要可在终末消毒前后采样进行消毒效果检测。所有清洁消毒记录和消毒检测报告需留存 3 年备查。

（6）不应对室外环境（包括室外空气）开展大面积消毒。

（7）对于传染病病例和无症状感染者短暂经过的无明显污染的场所，无须进行终末消毒。

2.常见污染对象的终末消毒方法：具体如下。

（1）室内空气的终末消毒方法：具体如下。

①发热门诊、感染性疾病科门诊，以及隔离病区、过渡（缓冲）病室等室内空气的终末消毒遵循 WS/T 368 的要求，在无人条件下可选择紫外线照射，或使用过氧乙酸、二氧化氯、过氧化氢等符合国家规范的消毒产品，采用超低容量喷雾、熏蒸或其他方法进行终末消毒。

②消毒前需根据室内体积（长 × 宽 × 高）的大小计算消毒剂用量。

③对于室内易腐蚀的仪器设备，如监护仪、显示器等，应采取保护措施，待大面积消毒完成后再对仪器设备进行逐一消毒。

④喷雾时消毒人员应按照隔离病区人员着装要求做好个人防护。

（2）物体表面的终末消毒方法：具体如下。

①耐腐蚀的诊疗设施设备表面，以及床围栏、床头柜、家具、门把手等有肉眼可见的污染物时，应先完全清除污染物再消毒。无肉眼可见的污染物时，可用 1000mg/L 含氯消毒液或 500mg/L 二氧化氯等消毒剂进行擦拭、喷洒或浸泡消毒，作用 30 分钟后用清水擦拭干净。

②不耐腐蚀的物体表面根据表面性质可选择 70%~80% 乙醇、季铵盐类消毒剂进行消毒。

（3）地面、墙壁的终末消毒方法：有肉眼可见的污染物时，应先完全清除污染物再消毒。无肉眼可见的污染物时，可用 1000mg/L 含氯消毒液或 500mg/L 二氧化氯等消毒剂擦拭或喷洒消毒。进行地面消毒时先由外向内喷洒消毒通道，再由内向外、由上到下、由左到右进行消毒，喷药量为 100~200mL/m^2，消毒作用时间应不少于 30 分钟。

（4）衣服、被褥等纺织品的终末消毒方法：具体如下。

①复用衣服、被褥宜采用水溶性包装袋收集，收集过程中避免产生气溶胶，避免在清洗、消毒前取出复用衣服、被褥。

②无肉眼可见的污染物时，可用流通蒸汽或煮沸消毒 30 分钟；或先用 500mg/L 含氯消毒液浸泡 30 分钟，然后按常规清洗；或使用水溶性包装袋盛装后直接投入洗衣机中，进行洗涤消毒 30 分钟，并保持 500mg/L 的有效氯含量；或选用环氧乙烷进行消毒处理。

（5）其他消毒对象的终末消毒应遵循 GB 19193 及相关规定。

八、其他消毒

（一）医疗废物处置流程中的消毒

1. 消毒原则如下。

（1）医疗废物处置全流程中相关环境的物体表面、地面应保持清洁、干燥，应每天消毒，若遇污染随时消毒。

（2）对于被感染朊病毒患者或疑似感染朊病毒患者高度危险组织污染的感染性废物，应先采用 134~138℃、18 分钟，或 132℃、30 分钟，或 121℃、60 分钟压力蒸汽灭菌，然后移交定点医疗废物专业处理公司焚烧处置。

（3）对于医疗废物中病原体的培养基、标本，以及菌种、毒种保存液等高危险废物，应先在产生地进行压力蒸汽灭菌，然后按感染性废物收集处理。

（4）不具备集中处置医疗废物条件的农村地区的医疗机构应按照当地卫生健康行政部门和环境保护主管部门的要求，自行就地处置产生的医疗废物。自行处置医疗废物的，应当符合以下基本要求。

①使用后的一次性医疗器具和容易致人损伤的医疗废物应当消毒并作毁形处理。

②能够焚烧的，应当及时焚烧。

③不能焚烧的，应当在消毒后集中填埋。

2. 医疗机构内医疗废物产生地分类收集点的物体表面、地面应保持清洁、干燥，每天至少采用 500mg/L 有效氯的含氯消毒液消毒 1 次。

3. 对于医疗机构内的医疗废物转运车，每次转运后应对车体和箱体内外表面采用 500mg/L 有效氯的含氯消毒液进行擦拭消毒。医疗废物转运发生大面积遗撒时应先进行无害化密闭收集，然后对遗撒区域进行终末消毒。

4. 医疗机构内的医疗废物暂时存放处应保持良好的通风，每批次医疗废物转运后应对室内物体表面、地面等采用 500mg/L 有效氯的含氯消毒液擦拭消毒，对于室内空气可采用紫外线辐照消毒或使用具有同等效力的消毒剂喷雾消毒，消毒方法应遵循相关规范要求。

（二）污水消毒

1. 医疗机构污水分为传染病医院污水、非传染病医院污水及特殊性质医院污水。

2. 医疗机构污水的消毒可采用液氯消毒、二氧化氯消毒、次氯酸钠消毒、臭氧消毒和紫外线消毒，具体消毒技术要求按照 HJ2029—2013 执行。

（黄会荣）

参考文献

[1] 中华人民共和国卫生部.医疗机构消毒技术规范：WS/T 367—2012 [S/OL].
[2024-10-14]. http://www.nhc.gov.cn/fzs/s7852d/201204/2a75e255894a4b28827bb996de
f3cf02.shtml.

第五节　合理使用抗菌药物

一、抗菌药物临床应用的基本原则

抗菌药物的应用涉及临床各科，合理应用抗菌药物是提高疗效、降低不良反应发生率，以及减少或延缓细菌耐药发生的关键。抗菌药物临床应用是否合理，基于以下两方面：有无抗菌药物应用指征；选用的品种及给药方案是否适宜。

（一）抗菌药物治疗性应用的基本原则

1.诊断为细菌性感染者方有指征应用抗菌药物：临床上根据患者的症状、体征、实验室检查结果，或放射、超声等影像学检查结果，若诊断为细菌感染、真菌感染，方有指征应用抗菌药物；由结核分枝杆菌、非结核分枝杆菌、支原体、衣原体、螺旋体、立克次体及部分原虫等病原微生物感染所致的疾病，亦有指征应用抗菌药物。因缺乏细菌及上述病原微生物感染的临床或实验室证据而诊断不能成立者，以及病毒性感染者，均无应用抗菌药物的指征。

2.尽早查明感染病原菌，根据病原菌种类及药敏试验结果选用抗菌药物：抗菌药物品种的选用，原则上应根据病原菌种类及病原菌对抗菌药物的敏感性，即细菌药敏试验的结果而定。因此，有条件的医疗机构，对临床诊断为细菌感染的患者，应在开始抗菌治疗前及时留取相应合格标本（尤其是血液等无菌部位标本）送病原学检测，以尽早明确病原菌，得到药敏试验结果，并据此调整抗菌药物治疗方案。

3.抗菌药物的经验治疗：对于临床诊断为细菌感染的患者，在未获知细菌培养及药敏试验结果前，或无法获取培养标本时，可根据患者的感染部位、基础疾病、发病情况、发病场所、既往抗菌药物用药史及其治疗反应等推测可能的病原体，并结合当地细菌耐药性监测数据，先给予抗菌药物经验治疗，待获知病原学检测及药敏试验结果后，结合先前的治疗反应调整用药方案。对培养结果阴性的患者，应根据经验治疗的效果和患者情况进一步采取相应的诊疗措施。

4.按照药物的抗菌作用及其体内过程特点选择用药：各种抗菌药物的药效学和人体药动学特点不同，因此各有不同的临床适应证。临床医生应根据各种抗菌药物的药学特点，按临床适应证正确选用抗菌药物。

5.综合患者病情、病原菌种类及抗菌药物特点制定抗菌治疗方案：根据病原菌的种类、感染部位、感染严重程度，患者的生理、病理情况，以及抗菌药物药效学和药动学证据制定抗菌治疗方案，包括抗菌药物的选用品种、剂量、给药次数、给药途径、疗程及联合用药情况等。在制定治疗方案时应遵循下列原则。

（1）品种选择：根据病原菌种类及药敏试验结果尽可能选择针对性强、窄谱、安全、价格适当的抗菌药物。进行经验治疗者可根据可能的病原菌种类及当地耐药状况选用抗菌药物。

（2）给药剂量：一般按各种抗菌药物的治疗剂量范围给药。治疗重症感染（如血流感染、感染性心内膜炎等）和抗菌药物不易达到的部位的感染（如中枢神经系统感染等）时，抗菌药物的使用剂量宜较大（治疗剂量范围高限）；治疗单纯性下尿路感染时，由于多数药物尿药浓度远高于血药浓度，因此抗菌药物的使用剂量可较小（治疗剂量范围低限）。

（3）给药途径：对于轻度、中度感染的大多数患者，应予口服治疗，选取口服吸收良好的抗菌药物品种，不必采用静脉或肌内注射给药，仅在下列情况下可先予以注射给药。

①患者不能口服或不能耐受口服给药（如吞咽困难等）。

②患者存在明显可能影响口服药物吸收的情况（如呕吐、严重腹泻、胃肠道病变或肠道吸收功能障碍等）。

③所选药物有合适的抗菌谱，但无口服剂型。

④需在感染组织或体液中迅速达到高药物浓度以起到杀菌作用（如感染性心内膜炎、化脓性脑膜炎等）。

⑤感染严重、病情进展迅速，需给予紧急治疗（如血流感染、重症肺炎等）。

⑥患者对口服治疗的依从性差。

肌内注射给药时难以使用较大剂量，其吸收也受药动学等众多因素影响，因此只适用于不能口服给药的轻度、中度感染者，不宜用于重症感染者。

接受注射用药的感染患者经初始注射治疗病情好转并能接受口服治疗时，应及早转为口服给药。

抗菌药物的局部应用宜尽量避免。在皮肤黏膜局部应用抗菌药物后，抗菌药物很少被吸收，在感染部位不能达到有效浓度，反而易导致耐药菌产生，因此治疗全身性感染或脏器感染时应避免局部应用抗菌药物。抗菌药物的局部应用只限于以下少数情况。

第一，全身给药后在感染部位难以达到有效治疗浓度时加用局部给药作为辅助治疗（比如治疗中枢神经系统感染时某些药物可同时鞘内给药，治疗包裹性厚壁脓肿时可向脓腔内注入抗菌药物）。

第二，眼部及耳部感染的局部用药等。

第三，某些皮肤表层，以及口腔、阴道等黏膜表面的感染可采取抗菌药物局部应用或外用的方式，但应避免将主要供全身应用的品种当作局部用药。

局部用药宜采用刺激性小、不易吸收、不易导致耐药性和过敏反应的抗菌药物。青霉素类、头孢菌素类等较易产生过敏反应的药物不可局部应用。氨基糖苷类等耳毒性药不可局部滴耳。

（4）给药次数：为保证药物在体内能发挥最大药效，杀灭感染灶病原菌，应遵循药动学和药效学相结合的原则给药。青霉素类、头孢菌素类和其他 β - 内酰胺类，以及红霉素、克林霉素等时间依赖性抗菌药，应一日多次给药。氟喹诺酮类和氨基糖苷类等浓度依赖性抗菌药可每日给药 1 次。

（5）疗程：抗菌治疗的疗程因感染不同而异，一般宜用至体温正常、症状消退后 72~96 小时，有局部病灶者需用药至感染灶得到控制或完全消散，但血流感染、感染性心内膜炎、化脓性脑膜炎、伤寒、布鲁菌病、骨髓炎、B 组链球菌咽炎，以及扁桃体炎、侵袭性真菌病、结核病等需经过较长的疗程才能治愈，并减少或防止复发。

（6）抗菌药物的联合应用：应用单一药物即可有效治疗的感染无须联合用药，仅下列情况有联合用药的指征。

①病原菌尚未查明的严重感染，包括免疫缺陷者的严重感染。

②单一抗菌药物不能控制的严重感染，需氧菌及厌氧菌混合感染，2 种及 2 种以上复数菌感染，以及多重耐药菌或泛耐药菌感染。

③需长疗程治疗，但病原菌易对某些抗菌药物产生耐药性的感染，如某些侵袭性真菌病等；病原菌含有不同生长特点的菌群，需要具有不同抗菌机制的药物联合使用，如结核分枝杆菌和非结核分枝杆菌等。

④联合用药时可适当减少毒性较大的抗菌药物的剂量，但需有临床资料证明其同样有效。例如，两性霉素 B 与氟胞嘧啶联合治疗隐球菌性脑膜炎时，前者的剂量可适当减少，以减少其毒性反应。

联合用药时宜选用具有协同作用或相加作用的药物，比如青霉素类、头孢菌素类或其他 β - 内酰胺类与氨基糖苷类联合使用。联合用药通常采用 2 种药物联合，3 种及 3 种以上药物联合仅适用于个别情况，如结核病的治疗等。此外，必须注意联合用药后药物不良反应亦可能增多。

（二）抗菌药物预防性应用的基本原则

1.非手术患者抗菌药物的预防性应用：非手术患者预防用抗菌药物时需要严格把握适应证。明确为单纯性病毒感染者无须预防性应用抗菌药物；对于非感染所致的昏迷、短期中性粒细胞减少、免疫缺陷等情况，应用抗菌药物并无效果，相反可能导致菌群失调及耐药菌株产生。抗菌药物预防性应用的目的在于防止一两种细菌引起的感染，不能无目的地联合选用多种药物预防多种细菌感染。在内科疾病的抗菌药物预防性应用方面还存在较多不同意见。对于具有心脏病基础的患者，特别是风湿性心脏病患者，在进行各种侵袭性操作，如拔牙、插尿管等之前，需要预防性应用抗菌药物，这已成为临床常规，但尚缺乏研究证据。

2.围手术期抗菌药物的预防性应用：围手术期用药的主要目的在于预防手术切口部位感染，无法预防手术部位以外的感染，必须根据手术部位、可能致病菌、手术污染程度、手术创伤程度、手术持续时间、抗菌药物抗菌谱及半衰期等综合因素合理选用抗菌药物。清洁手术时间较短者尽量不用抗菌药物。在预防性应用抗菌药物的同时，必须重视无菌技术、手术技巧，比如消化道局部去污染一般选择口服不吸收抗菌药物。围手术期或外科感染的预防性用药以全身应用为主，不建议局部应用抗菌药物。

（三）抗菌药物的品种选择

1.根据手术切口类别、可能的污染菌种类及其对抗菌药物的敏感性，以及药物能否在手术部位达到有效浓度等进行综合考虑。

2.选用对可能的污染菌针对性强、有充分的预防有效的循证医学证据、安全、使用方便及价格适当的品种。

3.应尽量选择单一抗菌药物预防性使用，避免不必要的联合使用。预防用药应针对手术路径中可能存在的污染菌。例如，心血管、头颈、胸腹壁、四肢软组织手术和骨科手术等经皮肤的手术，通常选择针对金黄色葡萄球菌的抗菌药物；结肠、直肠和盆腔手术，应选用针对肠道革兰氏阴性菌和脆弱拟杆菌等厌氧菌的抗菌药物。

4.对头孢菌素过敏者，针对革兰氏阳性菌可用万古霉素、去甲万古霉素、克林霉素，针对革兰氏阴性杆菌可用氨曲南、磷霉素或氨基糖苷类。

5.对某些手术部位感染会引起严重后果者，比如接受心脏人工瓣膜置换术、人工关节置换术等的患者，若术前发现有 MRSA 定植的可能或该机构的 MRSA 发生率高，可选用万古霉素、去甲万古霉素预防感染，但应严格控制用药持续时间。

6.不应随意选择广谱抗菌药物作为围手术期预防用药。鉴于国内大肠埃希菌对氟喹诺酮类药物的耐药率高，应严格控制氟喹诺酮类药物作为外科围手术期预防用药的情况。

（四）给药方案

1.给药方法：给药途径大多数为静脉输注，仅有少数为口服给药。

静脉输注应在皮肤、黏膜切开前0.5~1小时或麻醉开始时给药，在输注完毕后开始手术，保证手术部位暴露时局部组织中的抗菌药物已达到足以杀灭手术过程中沾染细菌的浓度。万古霉素或氟喹诺酮类等由于需要输注较长时间，因此应在手术前1~2小时开始给药。

2.预防用药维持时间：抗菌药物的有效覆盖时间应包括整个手术过程。手术时间较短（＜2小时）的清洁手术术前给药1次即可。如果手术时间超过3小时或超过所用药物半衰期的2倍，或成人出血量超过1500mL，应在术中追加给药1次。清洁手术的预防用药时间不超过24小时，心脏手术可视情况延长至48小时。清洁-污染手术和污染手术的预防用药时间亦为24小时，污染手术必要时延长至48小时。过度延长用药时间并不能进一步提高预防效果，且若预防用药时间超过48小时，耐药菌感染风险会增加。

二、抗菌药物临床应用管理

抗菌药物临床应用管理的宗旨，是根据《抗菌药物临床应用管理办法》的要求，通过科学化、规范化、常态化的管理，促进抗菌药物合理使用，减少和遏制细菌耐药，安全、有效、经济地治疗患者。

（一）医疗机构建立抗菌药物临床应用管理体系

各级医疗机构应建立抗菌药物临床应用管理体系，制定符合本机构实际情况的抗菌药物临床合理应用的管理制度。制度应明确医疗机构负责人和各临床科室负责人在抗菌药物临床应用管理上的责任，并将其作为医院评审、科室管理和医疗质量评估的考核指标，确保抗菌药物临床应用管理得到有效的行政支持。

1.设立抗菌药物管理工作组：医疗机构应由医务、感染、药学、临床微生物、医院感染管理、信息、质量控制、护等多学科专家组成抗菌药物管理工作组，多部门、多学科共同合作，明确各部门的职责、分工，并明确管理工作的牵头部门。

2.建设抗菌药物临床应用管理专业技术团队：医疗机构应建立包括感染性疾病、药学（尤其是临床药学）、临床微生物、医院感染管理等相关专业人员组成的专业技术团队，为抗菌药物临床应用管理提供专业技术支持，为临床科室提供抗菌药物临床应用的技术指导和咨询，为医务人员和下级医疗机构提供抗菌药物临床应用的相关专业培训。不具备条件的医疗机构应与邻近医院合作，通过聘请兼职感染科医生、临床药师，以及共享微生物诊断平台等措施，弥补抗菌药物临床应用管理专业技术力量的不足。

3. 制定抗菌药物供应目录和处方集：医疗机构应按照《抗菌药物临床应用管理办法》的要求，严格控制抗菌药物供应目录的品种、品规数量。抗菌药物购用品种遴选应以"优化结构、确保临床合理需要"为目标，保证抗菌药物类别多元化，在同类产品中优先选择抗菌活性强、药动学特性好、不良反应少、性价比优、循证医学证据多和权威指南推荐的品种。同时，应建立抗菌药物供应目录定期评估、调整制度，及时清退存在安全隐患、疗效不确定、耐药严重、性价比差和频发违规使用的抗菌药物品种或品规。临时采购抗菌药物供应目录之外的品种应有充分理由，并按相关制度和程序备案。

4. 制定感染性疾病诊治指南：根据《抗菌药物临床应用指导原则（2015年版）》，各临床科室应结合本地区、本机构病原构成及细菌耐药监测数据，制定或选用适合本机构的感染性疾病诊治与抗菌药物应用指南，并定期更新，科学引导抗菌药物临床合理应用。

5. 抗菌药物临床应用监测：具体内容如下。

（1）对抗菌药物临床应用基本情况进行调查：医疗机构应每个月对院、科两级抗菌药物临床应用情况开展调查，具体项目如下。

①住院患者抗菌药物的使用率、使用强度，以及特殊使用级抗菌药物的使用率、使用强度。

②Ⅰ类切口手术抗菌药物的预防使用率、品种选择，以及给药时机和使用疗程合理率。

③门诊抗菌药物处方比例、急诊抗菌药物处方比例。

④抗菌药物联合应用情况。

⑤感染患者微生物标本送检率。

⑥抗菌药物的品种、剂型、规格、使用量、使用金额，以及抗菌药物费用占药品总费用的比例。

⑦分级管理制度的执行情况。

⑧其他反映抗菌药物使用情况的指标。

⑨临床医生抗菌药物使用合理性评价。

（2）医疗机构应按抗菌药物临床应用监测技术方案，定期向全国抗菌药物临床应用监测网报送本机构相关抗菌药物临床应用的数据信息。

6.信息化管理：医疗机构应当充分利用信息化管理手段，通过信息技术实施抗菌药物临床应用管理，抗菌药物临床应用的信息化管理体现在以下 7 个方面。

（1）抗菌药物管理制度、各类临床指南、监测数据等相关信息的发布。

（2）抗菌药物合理应用与管理的网络培训与考核。

（3）实现医生抗菌药物处方权限和药师抗菌药物处方调剂资格管理。

（4）为处方者提供科学的实时更新的药品信息。

（5）通过使用电子处方系统，整合患者的病史、临床微生物检查报告、肝肾功能检查结果、药物处方信息和临床诊治指南等，形成电子化抗菌药物处方系统，根据条件自动过滤出不合理使用的处方、医嘱；辅助药师按照《处方管理办法》进行处方、医嘱的审核，促进合理用药。

（6）加强医嘱管理，实现抗菌药物临床应用全过程控制。控制抗菌药物使用的品种、时机和疗程等，实现对抗菌药物处方开具和执行的动态监测。

（7）应用信息化手段实现对院、科两级抗菌药物的使用率、使用强度等指标的实时统计、分析、评估和预警。

（二）抗菌药物临床应用实行分级管理

抗菌药物临床应用分级管理是抗菌药物管理的核心策略，有助于减少抗菌药物过度使用，降低抗菌药物选择压力，减缓细菌耐药性上升趋势。医疗机构应当建立健全抗菌药物临床应用分级管理制度，按照"非限制使用级""限制使用级""特殊使用级"的分级原则，明确各级抗菌药物临床应用的指征，落实各级医生使用抗菌药物的处方权限。

1.抗菌药物分级原则：根据安全性、疗效、细菌耐药性、价格等因素，将抗菌药物分为三级。

（1）非限制使用级：指经长期临床应用证明安全、有效，对病原菌耐药性影响较小，价格相对较低的抗菌药物，应是已列入基本药物目录，且《中国国家处方集》和《国家基本医疗保险、工伤保险和生育保险药品目录》收录的抗菌药物品种。

（2）限制使用级：指经长期临床应用证明安全、有效，对病原菌耐药性影响较大，或价格相对较高的抗菌药物。

（3）特殊使用级：指具有明显或者严重不良反应，不宜随意使用；抗菌作用较强、抗菌谱广，经常或过度使用会使病原菌过快产生耐药性；疗效、安全性方面的临床资料较少，不优于现用药物；新上市，在适应证、疗效或安全性方面尚需进一步考证且价格昂贵的抗菌药物。

2.抗菌药物分级管理目录的制定：由于不同地区的社会经济状况、疾病谱、细菌耐药性有差异，因此各省级卫生健康行政部门制定抗菌药物分级管理目录时，应结合本地区的实际状况，在三级医院和二级医院的抗菌药物分级管理上应有所区别。各级、各类医疗机构应结合本机构的情况，根据省级卫生健康行政部门制定的抗菌药物分级管理目录，制定本机构的抗菌药物供应目录，并向核发其《医疗机构执业许可证》的卫生健康行政部门备案。

3. 处方权限与临床应用：具体如下。

（1）根据《抗菌药物临床应用管理办法》的规定，二级以上医院按年度对医生和药师进行抗菌药物临床应用知识和规范化管理的培训，按专业技术职称授予医生相应的处方权，授予药师抗菌药物处方的调剂资格。

（2）临床应用抗菌药物应遵循《抗菌药物临床应用指导原则（2015年版）》的要求，根据感染部位、严重程度、致病菌种类、细菌耐药情况，患者的病理、生理特点，以及药物价格等因素综合考虑，参照"各类细菌性感染的治疗原则及病原治疗"，对轻度与局部感染患者应首先选用非限制使用级抗菌药物进行治疗；严重感染、免疫功能低下合并感染或病原菌只对限制使用级或特殊使用级抗菌药物敏感时，可选用限制使用级或特殊使用级抗菌药物治疗。

（3）特殊使用级抗菌药物的选用应从严控制。临床应用特殊使用级抗菌药物时应当严格把握用药指征，在抗菌药物管理工作机构指定的专业技术人员会诊同意后，按程序由具有相应处方权的医生开具处方。

①特殊使用级抗菌药物会诊人员应由医疗机构内部授权，由具有抗菌药物临床应用经验的感染性疾病科、呼吸科、重症医学科、微生物检验科、药学部门等的具有高级专业技术职务任职资格的医生和抗菌药物等相关专业的临床药师担任。

②特殊使用级抗菌药物不得在门诊使用。

③有下列情况之一时可考虑越级应用特殊使用级抗菌药物：感染病情严重；免疫功能低下患者发生感染；已有证据表明病原菌只对特殊使用级抗菌药物敏感。使用时间限定在24小时之内，其后需要补办审办手续并由具有处方权限的医生完善处方手续。

（三）病原微生物检测

1. 加强病原微生物检测工作，提高病原学诊断水平：医生应根据临床微生物标本检测结果合理选用抗菌药物，因此需要不断提高微生物标本，尤其是无菌部位的标本送检率和标本合格率，重视临床微生物（科）室的规范化建设，提高病原学诊断的能力、效率和准确性。促进目标治疗、减少经验治疗，以达到进行更有针对性的治疗的目的。

符合质量管理标准的临床微生物（科）室，应具备以下6个条件。

（1）检测项目涵盖细菌、真菌、病毒、非典型病原体、寄生虫等。

（2）配备相应设备及专业技术人员。

（3）制定临床微生物检验标本采集、细菌鉴定和药敏试验等环节的质量控制流程规范。

（4）正确开展病原微生物的形态学检查、分离、培养、鉴定和抗菌药物敏感性试验，采用先进技术，做好病原微生物快速检测和鉴定工作，及时报告结果并加以正确解释。

（5）定期参加国家级，或省级、市级临床检验中心组织的微生物室间质控。

（6）符合生物安全管理的有关规定。

2.细菌耐药监测：进行医疗机构、地区和全国细菌耐药监测有助于掌握临床重要病原菌对抗菌药物的敏感性，为抗感染经验治疗、耐药菌感染防控、新药开发及抗菌药物的遴选提供依据。医疗机构的临床微生物（科）室应对本医疗机构常见病原微生物（重点为细菌）的耐药性进行动态监测，在机构内定期公布监测数据并检测数据，定期报送地区和全国细菌耐药监测网。

临床微生物（科）室应按照所在机构的细菌耐药情况，设定重点监测耐药菌，定期向临床科室发布耐药警示信息，并与抗菌药物管理工作组和医院感染管理科协作开展预防控制工作。抗菌药物临床应用管理工作组应根据本机构的监测结果提出各类病原菌感染治疗的抗菌药物品种选择建议，优化临床抗菌药物治疗方案。

（四）注重综合措施，预防医院感染

医院感染是影响抗菌药物过度使用与细菌耐药性增长恶性循环的重要因素。抗菌药物管理工作组应与医院感染管理科密切合作，制定手术部位感染、导管相关血流感染、呼吸机相关肺炎、导尿管相关尿路感染等各类医院感染的预防制度，纠正过度依赖抗菌药物预防感染的理念和医疗行为，通过加强全院控制感染的环节管理，如加强手卫生管理、加强无菌操作、消毒隔离和加强耐药菌防控、缩短术前住院时间、控制基础疾病、纠正营养不良和低蛋白血症、控制患者术中血糖水平、重视患者术中保温等综合措施，降低医院感染的发生率，减少抗菌药物的过度预防应用。

（五）培训、评估和督查

1.加强各级人员抗菌药物临床应用和管理培训：医疗机构应强化对医生、药师等相关人员的培训，提倡遵循《抗菌药物临床应用指导原则（2015年版）》和基于循证医学证据的感染性疾病诊治指南，严格把握抗菌药物及其联合应用的适应证，争取目标治疗，减少经验治疗，确保抗菌药物应用的适应证、品种选择、给药途径、剂量和疗程对患者来说是适宜的。

2.评估抗菌药物的使用合理性：具体如下。

（1）根据医疗机构的实际情况及各临床科室的不同专业特点，科学设定医院和科室的抗菌药物临床应用控制指标，对抗菌药物使用趋势进行分析。

（2）重视对抗菌药物处方、医嘱的专项点评。抗菌药物管理工作组应组织感染、临床微生物、药学等相关专业技术人员组成点评小组，结合医院实际情况设定点评目标，重点关注特殊使用级抗菌药物的使用情况、围手术期（尤其是Ⅰ类切口手术）的预防用药，以及重症医学科、感染科、血液科、外科、呼吸科等科室抗菌药物的应用情况。

3.反馈与干预：根据点评结果对不合理使用抗菌药物的突出问题在全院范围内进行通报，对责任人进行告知，对问题频发的责任人按照有关法律法规和《抗菌药物临床应用管理办法》规定进行处罚。

（1）抗菌药物管理工作组应根据处方点评结果，研究制定有针对性的临床用药质量管理等药事管理改进措施，并责成相关部门和科室予以落实。

（2）抗菌药物管理工作组应对存在问题的相关科室、个人进行重点监测以跟踪其改进情况，通过"监测→反馈→干预→追踪"模式，促进抗菌药物临床应用的持续改进。

4.加强监督检查：卫生健康行政部门应当将医疗机构的抗菌药物临床应用情况纳入医疗机构考核指标体系，将抗菌药物临床应用情况列为医疗机构定级、评审、评价的重要指标。各级卫生健康行政部门应当建立抗菌药物临床应用情况公布和诫勉谈话制度，对本行政区域内医疗机构抗菌药物的使用量、使用率和使用强度等情况进行监测，定期向本行政区域进行社会公布，并报上级卫生健康行政部门备案；县级以上地方卫生健康行政部门负责对辖区内的乡镇卫生院（村卫生室）、社区卫生服务中心（站）等的抗菌药物的使用量、使用率等情况进行监控，并予以公示。

（黄会荣）

参考文献

［1］中华人民共和国国家卫生和计划生育委员会.抗菌药物临床应用指导原则（2015年版）：［EB/OL］.［2024-10-14］. https://www.gov.cn/xinwen/2015-08/27/content_2920799.htm.

第三章 内科护理技术

第一节 机械辅助排痰术

一、定义

机械辅助排痰术是一种通过物理或机械方式促进痰液排出体外的治疗方法。

机械辅助排痰术是根据物理定向叩击原理，排出和移动肺内小气道分泌物及代谢废物，代替传统的人工胸部叩击、震颤、定向挤推进行的体位引流，可将长期滞留于肺部或较深层的积液经多方位震动、挤压及定向引液，使痰液排出体外，除此之外，还可改善肺部血液循环，松弛呼吸肌，改善肌张力，增强呼吸肌肌力，产生咳嗽反射，有利于机体康复。

二、操作

（一）操作目的

1. 促进气道分泌物引流：将黏附在气管壁上的痰液排出，防止分泌物阻塞气管。

2. 改善肺部通气功能：通过清除呼吸道分泌物，保持呼吸道通畅，增加潮气量，改善肺部的通气功能。

3. 预防并发症：预防呼吸机相关性肺炎（VAP）等并发症的发生，促进机体康复。

（二）关注要点

1. 生命体征：密切监测患者的生命体征，包括呼吸、心率、血压等。

2. 耐受情况：关注患者的耐受情况，是否有呼吸困难、胸痛等症状。

3. 排痰效果：观察排痰后的痰液量、黏稠度，以及患者症状的改善情况。

（三）护理措施

1.护理注意事项：操作前向患者讲解体位引流的目的、程序和注意事项，以取得患者的配合。重点告知患者一旦摆定体位，需维持该姿势 5 分钟以上。如维持该姿势困难或出现发绀、呼吸困难等，应立即停止治疗。

2.体位确认：根据病变部位，帮助患者采取适当的卧位，以利于引流。

（1）若病变在肺下叶或中叶，取头低足高且面向健侧卧位。

（2）若病变位于上叶，取半坐卧位。

（四）操作前准备

1.评估患者的病情、年龄、意识状态、自理能力、心理反应及合作程度；评估呼吸道分泌物的量、黏稠度、部位。

2.告知患者操作的目的、方法、注意事项，消除患者顾虑、取得患者合作。

3.操作护士洗手，戴口罩，准备用物。

4.保持环境整洁、安静。

（五）操作步骤

1.协助患者取半卧、侧卧或正面坐位。

2.开机，选用排痰机合适的振头，调节参数，振频可为 10~60Hz，根据患者情况的不同遵医嘱设定。

3.按照由下而上、自外向内的顺序移动叩击头，进行振动排痰。每侧排痰 10~15 分钟，或每个肺段排痰 3~5 分钟。

4.一侧排痰结束后，给患者翻身，治疗另一侧，并适时进行吸痰处理。

5.治疗后应用 75% 乙醇擦拭叩击头、机箱及导线等。

（六）注意事项

1.根据患者的病情、体质和耐受程度选择合适的振幅。

2.机械辅助排痰应在餐前 1~2 小时或餐后 2 小时进行，治疗前进行 20 分钟雾化治疗，治疗后 5~10 分钟根据患者的情况进行吸痰。

3.在辅助排痰过程中注意观察患者的反应，如果患者出现呼吸困难、发绀或其他不适情况，应立即停止操作。

4.机械辅助排痰的禁忌证为局部皮肤破损、感染，患有肺部、肋骨、脊柱肿瘤或血管畸形，凝血功能异常或患有出血性疾病，患有肺栓塞、咯血或肺出血，患有急性心肌梗死、心房颤动（以下简称"房颤"）及心室颤动（以下简称"室颤"），不能耐受振动排痰。

（宋晶彦）

第二节　体位引流术

一、定义

体位引流是根据气管、支气管树的解剖特点，将患者摆放于一定的体位，借助重力作用促使各肺叶、肺段支气管内痰液向中央大气道移动，配合使用一些胸部手法治疗，如拍背、震颤等，进而获得临床排痰效果的方法。

体位引流的原理为"水往低处流"，将分泌物蓄积的部位置于高位，使其流向大的支气管，并进一步激发咳嗽反射，从而排出痰液。体位引流适用于各种原因导致的排痰困难、肺不张、慢性阻塞性肺疾病，以及长期不能清除肺内分泌物的疾病，如支气管扩张、囊性纤维化等。有效的体位引流有利于促进气管内分泌物的流出。

二、操作

（一）操作目的

1. 清除呼吸道分泌物，保持气道通畅。

2. 改善肺通气，提高通气血流比值，防止或减轻肺部感染，维护呼吸道通畅，减少反复感染，改善肺功能。

（二）关注要点

1. 监测患者的生命体征，注意有无呼吸困难。

2. 关注咳痰的性质、量，以及是否痰中带血等。

（三）护理措施

1. 护理注意事项：操作前向患者讲解体位引流的目的、程序和注意事项，以取得患者配合。重点告知患者一旦摆定体位，需维持该姿势5分钟以上。如维持该姿势困难或者出现发绀、呼吸困难等，应立即停止治疗。

2.体位确认：根据病变部位，帮助患者取适当的卧位，以利于引流。

（1）肺上叶病变者取半卧位，腰臀、膝后垫上厚枕，身体偏向健侧60°左右，患侧下肢屈曲，腹肌松弛后引流。肺上叶尖后段病变者取舒适坐位，俯身，双臂伸直抱枕后引流。

（2）右肺中叶和下叶病变者取左侧卧位，用枕头垫高髋部后引流（左肺相同肺段引流原则相同）。

（3）肺下叶病变者取头低足高（约30°）俯卧位，将双手垫于额下，用枕头垫高髋部，使髋部高于胸部后用约束带固定，腹下垫软枕，下肢伸直后引流。左肺和右肺下叶后侧部病变者取俯卧位，在腹部和膝盖下垫软枕，使髋部高于胸部后引流。肺部背侧病变者取俯卧位引流。

3.其他护理措施：具体如下。

（1）体位引流宜在餐前1小时进行，每次15~20分钟。年老体弱者慎用。

（2）在体位引流过程中，鼓励患者做深呼吸运动，指导患者有效咳嗽、排痰。

（3）痰液黏稠时，可给予雾化吸入，以便稀释痰液，使痰液易于咳出。

（4）体位引流时，观察患者神志、呼吸的变化。如患者感觉不适，立即停止操作。

（5）体位引流后，观察患者是否有咳嗽、咳痰、咯血等症状。观察痰的颜色、性状、气味、量和静置后的分层情况。如果痰中带血，及时报告医生；如果大咯血，立即紧急处理，以免引起窒息。

（四）操作前准备

1.评估患者的病情、年龄、意识状态、自理能力、心理反应及合作程度；评估呼吸道分泌物的量、黏稠度、部位。

2.告知患者操作的目的、方法、注意事项，消除患者顾虑、取得患者合作。

3.操作护士洗手，戴口罩。

4.保持环境整洁、安静。

（五）操作步骤

1.引流前了解患者的生命体征（血压、脉搏、呼吸、血氧饱和度），对于痰液黏稠不易咳出者，可先遵医嘱给予雾化吸入以湿化气道。

2.根据患者的病灶部位和耐受程度选择合适的体位。原则上病变部位处于高处，引流支气管开口向下，这样有利于潴留的分泌物随重力作用流入大支气管和气管，进而排出。病变在下叶、舌叶或中叶者，取头低足高略向健侧卧位；病变在上叶者，则取坐位或其他适当姿势，以利引流。

3. 引流时，嘱患者间歇做深呼吸后用力咳嗽，可采用胸部物理治疗的方法（叩背、振动排痰等）帮助患者排痰。

4. 引流顺序为先上叶，后下叶。若有 2 个以上的炎性部位，应引流痰液较多的部位。

5. 引流完毕，协助患者取舒适体位并漱口，以保持口腔清洁。记录排出痰的量和性质，必要时送检。

（六）注意事项

1. 对于血流动力学不稳定，患有不稳定型心绞痛或心律失常，颅内压＞ 20mmHg，有活动性出血，可疑或存在活动性咯血，患有气胸且未经引流，有不稳定的深静脉血栓或肺动脉血栓，患有不稳定的脊柱骨折或长骨骨折，有不稳定的头颈部损伤的患者，禁止使用体位引流。

2. 体位引流在早晨睡醒后立即进行效果最好。

3. 引流过程中密切关注患者的病情变化，出现心律失常、血压异常等并发症时，立即停止引流，并及时通知医生处理。

4. 实施体位引流时应在床旁备好吸引装置，避免痰液过多引起患者窒息。

5. 如果出现以下情况说明体位引流效果良好，应继续进行该治疗：排痰量增加、症状改善，以及血气测定值或血氧饱和度改善或恢复正常。

6. 根据患者的病情，每日治疗 2~3 次，每次 15 分钟。

7. 做好心理护理，消除患者的紧张情绪，引导患者自然呼吸，以更好地配合操作者。

（李晓玲）

参考文献

［1］中华护理学会 . 气道净化护理技术：T/CNAS 37—2023［S］. 北京：中华护理学会，2014.

［2］郑江，汉瑞娟，王岩，等 . 慢性呼吸道疾病患者非药物气道廓清技术的最佳证据总结［J］. 中华护理杂志，2023，58（10）：1253-1260.

［3］郑彩娥，李秀云 . 实用康复护理学［M］. 2 版 . 北京：人民卫生出版社，2019：236-239.

第三节　人工肝支持治疗术

一、定义

人工肝支持系统是指借助体外机械、物理化学或生物性装置，清除体内蓄积的各种有害物质，补充必需物质，改善机体内环境，暂时替代衰竭肝脏的部分功能的治疗方法，能为肝细胞再生及肝功能恢复创造条件或帮助患者等待机会进行肝移植。人工肝支持系统分为非生物型、生物型、混合型 3 种类型。

二、操作

（一）操作目的

1. 通过人工肝体外支持，为重型肝炎、肝衰竭患者的肝细胞再生创造时间，使可逆性肝损伤患者的肝功能得到恢复，从而避免肝移植。

2. 为肝移植创造条件，亦可协助治疗肝移植后的最初肝脏无功能状态，是重型肝炎肝移植的桥梁。

3. 作为辅助措施有助于行肝极量切除术；治疗各种原因引起的高胆红素血症；用于急性中毒的解毒治疗；作为重型肝炎或肝衰竭并发症，以及肝脏特殊或应激情况下的辅助治疗手段。

（二）关注要点

1. 注意监测生命体征，严密观察患者的神志、意识、瞳孔变化，并持续进行心电监护，监测体温、心率、血压、呼吸及血氧饱和度等。

2. 了解患者有无腹痛、腹胀、头昏、恶心的症状，有无面色苍白，有无尿量骤减，有无黑便，皮肤黏膜上有无出血点。

3. 观察穿刺部位的外敷料是否干燥，有无出血、渗血等现象，每天更换 1 次敷料。如果出现敷料渗湿或有渗血，应及时更换敷料。如果出现大量渗血，应立即通知医生，及时处理。注意保持穿刺点局部清洁、干燥，避免受大小便污染。

4. 加强巡视，24 小时留陪伴，及早发现异常情况，及时处理。

（三）治疗前准备

1. 向患者及其家属讲清人工肝治疗的必要性、方法和过程，以及治疗中的保护和抢救措施，取得理解和配合，以使患者保持良好的心态接受治疗，嘱患者注意术前休息，做好配合准备。

2. 以高能量、高维生素、低盐、低脂的清淡半流质饮食为主，在治疗后 24~72 小时需控制蛋白质的摄入，少食多餐。

3. 术前协助患者锻炼在床上大小便（术后有深静脉置管者应绝对卧床休息，在床上大小便）。

4. 人工肝治疗依赖通畅、稳定的体外血液循环通路，血流速度为 80~120mL/ 分，血流速度过慢容易引起跨膜压（TMP）低，在体外发生凝血，造成分离器堵塞，选择良好的血管通道是治疗顺利完成的前提。因此，治疗前须配合医生行深静脉穿刺置管术，并尽可能一次穿刺成功，以减少血管壁的损伤，预防血肿形成。

5. 备好血浆分离器及管路，血浆置换液为血浆 3000mL，准备所需药品及急救药品等。

6. 检查设备的运行情况。

（四）治疗中护理

1. 遵照操作规程，循序渐进，管路安装要到位，各部位衔接要紧密，正常选择参数和总量，静脉穿刺时应严格进行无菌操作。

2. 严密观察病情，全程进行心电监护，每 30 分钟记录一次生命体征及循环过程中的各种数据，随时观察有无出血、凝血等情况。

3. 异体血浆的输入极易导致患者出现过敏反应，如起皮疹、皮肤瘙痒等，术前 10~20 分钟遵医嘱使用小剂量抗过敏药，如出现轻度过敏症状，遵医嘱及时做好抗过敏处理。

4. 熟练掌握仪器的使用方法，出现故障时及时排除。

5. 及时、准确完成有关记录。进行人工肝治疗的患者病情危重，病情变化很快，及时、准确、客观的术中记录有助于医生判断病情。

（五）治疗后护理

1. 一般护理：具体操作如下。

（1）术后留置导管者应绝对卧床休息，在床上大小便（不要用力大便）。下床走动过频可导致导管脱落、移位或影响拔管后切口的愈合。

（2）术后 12 小时内给予高碳水化合物、高维生素、低蛋白（优质蛋白）、少渣软食，少食多餐。多吃新鲜蔬菜及水果，忌辛辣刺激，限制豆类及容易引起钙盐沉积食品的摄入。严格限制蛋白质摄入，以防血氨浓度升高。有腹水并发症的患者应控制钠的摄入，每日的盐摄入量不超过 3g。

（3）为保持排便通畅，可使用乳果糖（清除肠道积血，调节肠道菌群失调，减少血氨的吸收）。

2. 生活护理：具体操作如下。

（1）每日用 2.5% 碳酸氢钠漱口 2~3 次，预防口腔感染，如果口唇干燥可涂液状石蜡。

（2）每日用温水擦身，及时更换内衣、床单，保持床单整洁干爽，皮肤清洁干燥。

（3）保持室内空气新鲜，定时通风换气。

3. 病情观察：具体内容如下。

（1）严密观察患者的神志、意识、瞳孔变化，持续进行心电监测，监测患者的体温、心率、呼吸、血压及血氧饱和度等。

（2）了解患者有无腹痛、腹胀、头昏、恶心等症状，有无面色苍白，有无尿量骤减，有无黑便，皮肤黏膜上有无出血点。

（3）观察穿刺部位外敷料是否干燥，有无出血、渗血等现象，每天更换 1 次敷料。如果出现敷料渗湿或有渗血，应及时更换敷料。如果大量渗血，应立即通知医生，及时处理。穿刺点局部应保持清洁、干燥，避免被大小便污染。

（4）加强巡视，及早发现异常情况，及时处理。注意对患者的交接，治疗结束后治疗护士与病区护士的交接应清楚明了，交接重点为生命体征、治疗过程、有无过敏反应，应用的药物名称及用法，穿刺部位的压迫情况，以及有无出血和血肿等。

4. 对症护理：具体操作如下。

（1）穿刺点出血、血肿：若患者凝血功能差，穿刺处予以沙袋加压止血 1 小时左右，然后拆除加压沙袋，观察 10 分钟无异常后再完全拆除。术后注意观察穿刺部位有无出血、血肿。若出现血肿，应清除积血，重新压迫（用食指、中指、无名指三指垫 2~3 块纱布压迫 30 分钟，压迫程度以指腹感觉到血管搏动和皮肤穿刺点无渗血为度），然后用绷带加压包扎，必要时用沙袋压迫。穿刺侧肢体制动 24 小时。

（2）局部感染：肝衰竭患者多数免疫功能低下，容易并发肺部、腹腔等部位的感染，一旦出现感染，病情会迅速加重，因此应密切观察患者的病情变化，了解有无腹胀、压痛等表现。做好口腔护理，保持床单清洁、干燥。

（3）水肿：肝衰竭时患者肝脏对醛固酮的灭活能力下降，白蛋白合成能力下降，使血浆的渗出压降低，应遵医嘱利尿或补充蛋白质，同时注意记录尿量的变化及水肿的局部皮肤有无溃烂。保持床单整洁、干爽，保持皮肤清洁、干燥，向患者及其家属交代注意事项，进行预防压力性损伤的护理。

（六）注意事项

1. 严格执行无菌操作，预防感染。
2. 根据患者的情况选择合适的治疗模式和参数设置，确保治疗安全有效。
3. 密切观察患者的反应及生命体征变化，及时处理异常情况并记录相关数据。
4. 注重患者的心理护理和隐私保护，增强患者的治疗信心，提高患者的治疗依从性。
5. 定期对设备进行维护保养和性能检测，确保设备处于良好状态。

（宋晶彦）

第四节　结核菌素试验

一、定义

结核菌素皮肤试验（tuberculin skin test，TST）操作时在左前臂屈侧前 1/3 中央皮内注射 5 个单位纯化蛋白衍生物（purified protein derivative，以下称"PPD"），等待48~72 小时，测量注射部位出现的硬结大小，判断机体对结核抗原的迟发性超敏反应强弱，辅助结核感染的诊断。

结核菌素试验阳性常视作结核分枝杆菌感染的流行病学指标，也是卡介苗接种后效果的验证指标，但对成人结核病的诊断意义不大。

二、操作

（一）操作目的

判断是否受到结核菌素感染，而非检出结核病。对儿童、青少年的结核病诊断有参考意义。

（二）关注要点

注射后 48~72 小时测量皮肤硬结的横径和纵径，平均直径＝（横径＋纵径）/2。

1. 阴性：硬结平均直径＜ 5mm 或无反应。

2. 阳性：硬结平均直径≥ 5mm。

（1）一般阳性：硬结平均直径＜ 10mm。

（2）中度阳性：硬结平均直径为 10~15mm。

（3）强阳性：硬结平均直径＞ 15mm，或局部出现双圈、水疱、坏死或淋巴管炎。

（三）护理措施

1. 严格检查药品的质量，包括颜色、澄清度、有效期、包装质量等。

2. 对发热（＞ 37.5℃）或患有其他严重疾病者，不宜进行操作。

3. 注射后记录注射的部位、方法，所用结核菌素的种类、浓度、剂量、生产单位、批号，以及患者的反应、操作者姓名、观察者姓名和观察时间等。

4. 注射后 48 小时观察反应 1 次，72 小时后判断结果。

（四）操作前准备

1. 药品准备：PPD 原液。

2. 物品准备：1mL 空针、棉签、75% 乙醇。

3. 患者准备：评估患者的健康状况，询问有无过敏史。

（五）操作要点

1. 注射方法：皮内注射。

2. 注射部位：前臂掌侧下段。

3. 注射剂量：遵医嘱取 PPD 原液 0.1mL（5U）。

（六）注意事项

1. 结核菌素应在冰箱中冷藏（2~8℃），现配现用。

2. 禁止与卡介苗和其他生物制品同时使用。

3. 告知患者注射部位不可热敷、抓挠、按压，以保证 PPD 活性，避免感染。

4.注射后休息30分钟无不适再离开，特别是过敏体质者需注意有无过敏反应。

（李晓玲）

参考文献

[1]中国"一带一路"皮肤病专病联盟分枝杆菌病研究联盟，中国麻风防治协会皮肤性病检验与诊断分会.中国皮肤结核临床诊疗专家共识（2024版）[J].中华皮肤科杂志，2024，57（5）：426-434.

[2]尤黎明，吴瑛.内科护理学[M].7版.北京：人民卫生出版社，2022：48-49.

[3]李小寒，尚少梅.基础护理学[M].7版.北京：人民卫生出版社，2022：344-345.

第五节　气雾剂使用技术

一、定义

气雾剂为药物剂型之一，使用时将原料药物或原料药物和附加剂与适合的抛射剂共同装封于具有特制阀门系统的耐压容器中，使用时借助抛射剂的压力将内容物呈雾状喷至腔道黏膜或皮肤。

二、操作

（一）操作目的

正确使用气雾剂，确保患者能够正确、有效地吸入药物，以达到治疗呼吸道疾病、缓解症状或预防疾病发作的目的。

（二）关注要点

1.观察患者吸入药物后的反应，如症状是否缓解、有无不良反应等。

2.检查气雾剂装置是否完好，喷嘴是否清洁，确保药物能够顺畅喷出。

3.关注患者吸入药物的姿势和呼吸方法是否正确，确保药物能够深入肺部。

（三）护理措施

1. 在使用气雾剂前，向患者详细讲解使用方法及注意事项，确保患者能够正确使用。

2. 协助患者取舒适体位，保持上身直立，以利药物吸入。

3. 使用完毕，指导患者漱口以清除口腔内残留的药物，避免出现不良反应。

（四）操作前准备

1. 准备气雾剂装置，检查是否完好无损、是否在有效期内。

2. 取下气雾剂的保护盖，检查喷嘴是否干净，确保无灰尘或其他异物。

3. 如果是首次使用或超过规定时间未使用（比如 14 天），应向空气中试喷 1 次，以检查吸入装置的工作是否良好。

（五）操作步骤

1. 轻轻呼气，直到不能再呼气。注意不要对着喷嘴呼气。

2. 将喷嘴放入口中，双唇紧闭包裹住喷嘴，保持罐体垂直。

3. 开始缓慢而深长地吸气，同时按下吸入装置。确保吸气与按压动作协调一致，以吸入足够的药物。

4. 吸气完毕，移开喷嘴，紧闭口唇并屏气 10 秒或更长时间，然后缓慢呼气。如需再次吸入药物，应等待约半分钟后重复上述步骤。

5. 使用完毕，用干净的纸巾擦拭喷嘴内外侧并盖上保护盖。患者用药后应立即漱口，避免药物在口腔中残留，引发不良反应。

（六）注意事项

1. 严格按照医嘱使用气雾剂并采取正确的使用方法，以确保治疗效果和安全性。

2. 避免在明火附近或高温环境中使用气雾剂，防止发生爆炸等危险情况。

3. 定期检查气雾剂装置是否完好无损并及时更换损坏或过期的部件，确保气雾剂能够正常工作。

4. 注意观察患者使用气雾剂后的反应并及时向医生报告异常情况，以便及时处理。

（宋晶彦）

第六节　胸膜腔穿刺

一、定义

胸膜腔穿刺，简称胸穿，是指对于有胸腔积液（或气胸）的患者，因诊断和治疗需要，通过胸腔穿刺抽取积液或气体的一种操作技术。

二、操作

（一）操作目的

1. 取胸腔积液进行一般性状检测、化学检测、显微镜检测和细菌学检测，明确积液的性质，寻找引起积液的病因。

2. 抽出胸膜腔内的积液和积气，减轻液体和气体对肺组织的压迫，使肺组织复张，缓解患者的呼吸困难等症状。

3. 抽吸胸膜腔内的脓液，进行胸腔冲洗，治疗脓胸。

4. 进行胸膜腔给药，可向胸腔内注入抗生素或者抗癌药物。

（二）护理评估

1. 了解患者的身体状况及意识状态，有无咳嗽、呕吐、烦躁等表现，是否可以配合治疗。

2. 评估患者的胸腔积液情况、穿刺部位情况。

（三）操作前准备

1. 心理准备：向患者及其家属解释穿刺目的、操作步骤及术中注意事项，协助患者做好心理准备，配合穿刺。胸膜腔穿刺是一项有创性操作，操作前应与患者确认并签署知情同意书。

2. 患者指导：操作前指导患者练习摆放穿刺体位，并告知患者在操作过程中保持穿刺体位，不要随意活动，不要咳嗽或深呼吸，以免损伤胸膜或肺组织。必要时给予镇咳药。

3. 物品准备：将胸膜腔穿刺术用物准备齐全。

（四）操作中的配合与护理

1. 摆放患者体位：抽液前，协助患者反坐于靠背椅上，双手平放在椅背上，或取坐位，使用床旁桌进行支托，亦可仰卧于床上，举起上臂，完全暴露胸部或背部。如患者不能坐直，还可以取侧卧位，将床头抬高 30°。抽气前，协助患者取半卧位。

2. 确认穿刺部位：一般胸腔积液穿刺点在肩胛下角线第 7～第 9 肋间或腋后线第 7～第 8 肋间或腋中线第 6～第 7 肋间。胸腔抽气穿刺点在患侧锁骨中线第 2～第 3 肋间。

3. 进行病情观察：穿刺过程中应密切检查患者的脉搏，观察患者的面色变化等，以判定患者对穿刺的耐受性。注意询问患者有无异常感觉，如患者有任何不适，应减慢或立即停止抽吸。抽吸时，若患者突然出现头晕、心悸、出冷汗、面色苍白、脉细、四肢发凉，提示患者可能出现了"胸膜反应"，应立即停止抽吸，使患者平卧，密切监测血压，防止休克。必要时遵医嘱皮下注射 0.1% 肾上腺素 0.3~0.5mL，并给予其他对症处理。

4. 抽液、抽气：每次抽液、抽气时，不宜过快、过多，防止因抽吸过多、过快使胸腔内压骤然下降，发生复张后肺水肿或循环障碍、纵隔移位等意外。首次排液量不宜超过 600mL，抽气量不宜超过 1000mL，以后每次抽吸量不应超过 1000mL。如治疗需要，抽液、抽气后可注射药物。

（五）操作后护理

1. 记录穿刺时间、抽液或抽气量、胸腔积液的颜色及患者在操作过程中的状态。

2. 观察患者穿刺后的反应，监测患者的脉搏和呼吸状况，注意有无血胸、气胸、肺水肿等并发症出现。观察穿刺部位的情况，如出现红、肿、热、痛，以及体温升高、液体溢出等，及时通知医生。

3. 嘱患者静卧，穿刺后 24 小时内不可洗澡，以免穿刺部位感染。

4. 鼓励患者深呼吸，促进肺膨胀。

（六）注意事项

1. 严格进行无菌操作，以免继发胸腔感染。

2. 穿刺过程中应避免损伤脏层胸膜，并注意保持密闭，防止发生气胸。

3. 操作过程中患者应避免咳嗽、深呼吸及转动身体，有咳嗽症状者可遵医嘱在穿刺前口服止咳药。

4. 每次抽液、抽气时，不宜过快、过多，诊断性抽液取 50~100mL 即可，首次排液量不宜超过 600mL，抽气量不宜超过 1000mL，以后每次抽吸量不应超过 1000mL。

5. 需要向胸腔内注入药物时，在抽液后接上备好药液的注射器，抽胸液少许与药液混合后再注入，确保药液进入胸腔内。

（宋晶彦）

第七节　腹腔穿刺

一、定义

腹腔穿刺是用腹穿针从腹壁穿入腹腔内，通过抽取腹水、给药或灌洗，进行诊断或治疗的一种操作技术。

二、操作

（一）操作目的

1. 明确腹水的性质，找出病因，协助诊断。

2. 适量抽出腹水，以减轻患者腹腔内的压力，缓解腹胀、胸闷、气急、呼吸困难等症状，减少静脉回流阻力，改善血液循环。

3. 向腹膜腔内注入药物。

4. 注入定量的空气以增加腹压，使膈肌上升，间接压迫两肺，减小肺活动度，促进肺空洞的愈合，在肺结核空洞大出血时，人工气腹可作为一项止血措施参与治疗。

5. 施行腹水浓缩回输术。

6. 诊断性（如腹部创伤等）或治疗性（如重症急性胰腺炎等）腹腔灌洗。

（二）护理评估

1. 了解患者的身体状况及意识状态，以及是否可以配合治疗。

2. 评估患者是否存在腹水，通过移动性浊音叩诊验证 B 超结果。

3. 测血压、脉搏，量腹围，检查腹部体征。

（三）操作前准备

1. 向患者及其家属解释穿刺的目的、操作步骤及术中注意事项，消除患者的紧张情绪、取得患者的合作。操作前应确认患者已签署知情同意书。

2. 操作前指导患者练习摆放穿刺体位，并在穿刺过程中注意保持穿刺体位，不要随意活动，不要咳嗽或深呼吸。

3. 嘱患者术前排空小便，以免穿刺时损伤膀胱。

4. 将腹腔穿刺用物准备齐全。

（四）操作中的配合与护理

1. 协助患者根据身体情况取适当体位，如坐位、半坐卧位、平卧位、侧卧位等，以便进行较长时间的操作。对疑为腹腔内出血或腹水量少者行试验性穿刺时，以取侧卧位为宜。

2. 协助术者选定进针部位。

（1）左下腹部穿刺点为脐与左髂前上棘连线的中 1/3 与外 1/3 交界处，在此处穿刺可避免损伤腹壁下动脉，且肠管不易受损。放腹水时通常选用左侧穿刺点。

（2）脐与耻骨联合上缘间连线的中点上方 1cm，偏左或偏右 1~2cm，此处无重要器官，穿刺较安全且穿刺处容易愈合。

（3）侧卧位穿刺点为脐平面与腋前线或腋中线交点处。该穿刺点多适用于腹膜腔内少量积液的诊断性穿刺。

3. 配合术者消毒、铺孔巾，打开无菌包，协助术者核对麻醉药名称及药物浓度，供术者抽吸，行局部浸润麻醉。

4. 术者左手固定穿刺部位皮肤，右手持针，经麻醉处将穿刺针垂直刺入腹壁，针锋抵抗感突然消失时，提示针尖已穿过腹膜壁层，助手戴手套后，用消毒血管钳协助固定针头，术者抽取腹水，并留样送检。

5. 进行诊断性穿刺时，可直接用 20mL 或 50mL 注射器及适当针头抽取积液。大量放液时，可用 8 号或 9 号针头，并于针座处接一橡皮管，通过调整输液夹调节速度，将腹水引入容器中计量并送检。

6. 协助患者保持腹腔穿刺的正确体位，注意术中不要随意移动，以免导致软组织损伤或手术野被污染等情况。

7. 在穿刺过程中应密切关注患者的面色、呼吸、脉搏及血压变化，如果发现异常，及时通知术者，必要时停止放液并做相应处理。

8. 抽液完毕，拔出穿刺针，穿刺点用碘伏消毒后覆盖无菌纱布，稍用力压迫穿刺部位数分钟，用胶布固定。

9. 操作结束后，测量腹围、脉搏、血压，检查腹部体征。

（五）操作后护理

1. 穿刺放液后嘱患者平卧 8~12 小时，或卧向对侧，使穿刺针孔位于上方以免腹水漏出。预防便秘，避免剧烈咳嗽，防止腹压增高。

2. 注意观察穿刺部位有无渗液、渗血，关注患者有无腹部压痛及腹肌紧张等腹膜感染征象，保持局部敷料清洁干燥。正确使用多头腹带。

3. 记录穿刺时间，腹水的颜色、量，以及患者在操作过程中的状态。

4. 密切监测患者生命体征、尿量及腹围的变化。

（六）注意事项

1. 严格进行无菌操作，以免继发腹腔感染。

2. 放腹水时不能过快、过多，肝硬化腹水一般一次放液不超过 3000mL，过多地放液可以诱发肝性脑病和电解质紊乱，放液过程中要注意观察腹水颜色的变化。

3. 如果腹水流出不畅，可以将穿刺针稍作移动或稍稍变换体位。

4. 术者在放液前后均应测量腹围、脉搏、血压，检查患者的腹部体征，以便观察病情的变化。

5. 如果患者的腹水为血性，取得标本后应立即停止抽吸或放液。

6. 在向腹腔内注射药物前，应确认回抽有腹水，以免将药物注入脏器。

（宋晶彦）

第八节　腰椎穿刺

一、定义

脑脊液位于脑室和蛛网膜下腔内，是脑组织生存和活动的环境，在生理或病理情况下，脑脊液常规、生化等结果可反映出中枢神经系统细胞、组织等的代谢及功能变化，通过对脑脊液成分进行分析，有助于中枢神经系统疾病的诊断和疗效评估。

腰椎穿刺（lumbar puncture）是通过腰椎间隙穿刺测定颅内压，并取出脑脊液进行检查的一种方法。穿刺时由外向内依次通过皮肤、皮下组织、棘上韧带、棘突间的棘间韧带、黄韧带、硬膜外隙，最后进入蛛网膜下腔。测定脑脊液压力、脑脊液标本检测可用于临床分析检测。

二、操作

（一）操作目的

1. 诊断性穿刺：检测脑脊液的成分，获取脑脊液常规、生化、细胞学、免疫学变化及病原学证据；测定脑脊液的压力；了解椎管有无梗阻。

2. 治疗性穿刺：注入药物，或引流炎性、血性脑脊液。

（二）关注要点

1. 监测患者的生命体征，观察患者有无呼吸困难、面色苍白等异常。

2. 关注有无头痛、腰背痛、脑疝及感染等并发症出现。

3. 观察穿刺部位有无渗血、渗液等表现。

（三）护理措施

1. 操作过程中指导、协助患者保持腰椎穿刺的正确体位。

2. 穿刺过程中密切关注患者的意识、瞳孔、呼吸、脉搏、血压及面色变化，询问患者有无不适。若在穿刺过程中出现脑疝征象，应立即停止放液，并向椎管内注入生理盐水 10~20mL，或快速静脉滴注 20% 甘露醇 250mL。如果脑疝不能复位，可行脑室穿刺术减压，或采取急救措施。

3. 协助患者摆放测压体位，协助医生测压。协助医生留取并送检脑脊液标本。

4. 操作完成后指导患者去枕平卧 4~6 小时，卧床期间不可抬高头部，但可适当转动身体。

5. 腰椎穿刺后头痛是最常见的并发症，也可出现头晕、恶心、呕吐等症状，直立或行走时加重，多发生在穿刺后 1~7 天，可能是脑脊液放出过多或持续脑脊液外漏导致颅内压降低造成的，应指导患者多饮水，延长卧床休息时间至 24 小时，严重者遵医嘱静脉滴注生理盐水 1000~1500mL。

6. 保持穿刺部位敷料干燥，24 小时内不宜淋浴。

（四）操作前准备

1.患者准备：评估患者的合作程度、是否做过腰椎穿刺检查等；向患者讲解操作的目的、特殊体位要求、操作过程与注意事项，消除患者的紧张、恐惧心理，征得患者及其家属的知情同意。操作前嘱患者排空大小便。

2.用物准备：准备好一次性腰椎穿刺包、无菌手套、利多卡因，备好急救药品，以防意外发生。

（五）操作步骤

1.摆放体位：患者取弯腰侧卧位（多为左侧卧位），背齐床沿，屈颈抱膝，使脊柱尽量前屈以增大椎间隙宽度。

2.选择穿刺点：一般选择第3～第4或第4～第5腰椎棘突间隙。

3.消毒与麻醉：常规消毒皮肤后，术者戴无菌手套、覆盖洞巾，使用2%利多卡因1～2mL从皮肤到椎间韧带进行局部麻醉。

4.穿刺：术者用左手食指和拇指固定穿刺点皮肤，右手持穿刺针沿垂直于背部的方向缓慢刺入，针尖略向头部倾斜，针体稍向臀部偏移，成人进针深度一般为4～6cm，儿童一般为2～4cm。当针头穿过韧带和硬脑膜时有阻力突然消失的落空感，此时将针芯缓缓抽出，可见脑脊液流出。

5.测定脑脊液压力：放脑脊液前先接上测压管测量压力。成人正常侧卧位脑脊液压力为80～180mmH$_2$O，高于200mmH$_2$O提示颅内压增高，低于60mmH$_2$O提示颅内压降低。

6.压颈试验和压腹试验：用于了解蛛网膜下腔有无阻塞。

（1）压腹试验是指用拳头持续用力压迫患者上腹部10秒或让其屏住呼吸，使下腔静脉和下胸段以下的硬脊膜外静脉充血，引起上述水平以下的脑脊液压力迅速升高，可评估下胸段和腰骶部的脊髓蛛网膜下腔，以及腰穿针和测压管是否有梗阻。如果压力迅速上升，压迫停止后压力迅速降至初始水平则压腹试验阴性，说明穿刺针通畅且完全在蛛网膜下腔内；若压力上升缓慢或不升则压腹试验阳性，说明穿刺针没有完全在蛛网膜下腔内或有椎管阻塞。

（2）压颈试验是由助手首先压迫一侧颈静脉约10秒，然后压迫另一侧，最后同时按压双侧颈静脉。正常情况下，压迫颈静脉后，脑脊液压力立即迅速升高1倍左右，解除压迫后10～20秒迅速降至原水平，提示压颈试验阴性，表明蛛网膜下腔通畅。若压迫颈静脉后，脑脊液压力未升高，则提示压颈试验阳性，表明蛛网膜下腔完全阻塞。

若施压后压力缓慢上升，放松后又缓慢下降，说明存在不完全阻塞。颅内压增高者禁做该试验。

7.留取标本：移除测压管，收集脑脊液 2~5mL 送检。若需进行脑脊液培养，应使用无菌操作法留取脑脊液样本。

8.包扎固定：术毕拔出穿刺针，穿刺处用碘伏消毒后覆盖无菌纱布，并稍加压迫止血，再用胶布固定。

（六）注意事项

1.严格掌握禁忌证，疑似颅内压增高者需先进行眼底检查，如果有明显的视神经盘水肿或脑疝先兆，则禁止穿刺。若患者处于休克、脏器功能衰竭等危重状态，或局部皮肤有炎症、颅后窝存在占位性病变，均禁止穿刺。

2.如果患者在穿刺过程中出现呼吸、脉搏、面色异常等情况，应立刻停止操作，并进行相应处理。

3.鞘内给药时，需先抽出等量脑脊液，然后等量置换性注入药液。

（梅畅）

参考文献

［1］贾建平，陈生第.神经病学［M］.8版.北京：人民卫生出版社，2018：122-124.

第九节　骨髓穿刺

一、定义

骨髓穿刺（bone marrow aspiration）是一种采集骨髓液的常用诊断技术，检查内容包括细胞学、原虫、细菌学等。骨髓移植时经骨髓穿刺采集骨髓液，穿刺时以髂后上棘穿刺点最为常用。

二、操作

（一）操作目的

协助诊断血液病、传染病和寄生虫病；可了解骨髓造血的情况，作为化疗及应用免疫制剂的参考。

（二）关注要点

1. 如果出现局部皮肤出血，可采用压迫止血、加压包扎、输注血小板及新鲜冰冻血浆纠正凝血功能障碍等方法。

2. 如果出现感染，应进行对症治疗及抗感染治疗。

3. 如果在操作过程中穿透胸骨内侧骨板，伤及心脏和大血管，应立即停止操作，请外科会诊，稳定生命体征。

4. 如果穿刺针折断在骨内，当用止血钳取出，请外科会诊。

（三）护理措施

1. 术前护理：具体措施如下。

（1）向患者解释检查的目的、意义及操作过程，告知患者会有疼痛感，取得患者的配合。

（2）查看血小板计数及凝血功能指标。

（3）提前准备好治疗盘、骨髓穿刺包、棉签、2% 利多卡因、无菌手套、玻片、胶布，如做骨髓培育则需配备培养基、酒精灯等物品。

（4）指导患者摆放合适的穿刺体位：仰卧位适用于髂前上棘穿刺者；侧卧位或俯卧位适用于髂后上棘穿刺者；如需进行棘突穿刺，应采用坐位，尽量弯腰，头俯屈于胸前，使棘突暴露。

2. 术后护理：具体内容如下。

（1）关注穿刺点的疼痛程度。

（2）观察穿刺处有无渗血，如有渗血应立即更换敷料，可压迫穿刺点至渗血停止。

（3）穿刺后 48~72 小时应保持穿刺部位皮肤干燥，避免沐浴或盆浴。

（4）告知患者多卧床休息，避免剧烈活动，防止穿刺点感染。

（四）操作前准备

1. 术者准备：具体如下。

（1）正确着装。

（2）查看患者资料。

（3）核对患者信息。

（4）查看检验结果（血常规、凝血功能）、询问过敏史等。

（5）监测患者的生命体征，告知患者即将开始操作。

（6）将双手消毒。

2. 患者准备：签署知情同意书（医生讲解操作的目的、操作过程中可能出现的情况、注意事项、适应证、禁忌证等）。

3. 物品准备：具体如下。

（1）查体物品：听诊器、血压计等。

（2）操作物品：穿刺包（注意核对有效期）、注射器、无菌手套、纱布、胶带、无菌试管、酒精灯、玻片或培养基等。

（3）消毒物品：棉签、记号笔、安尔碘（或碘伏、碘酒）。

（4）麻醉物品：2% 利多卡因。

（5）抢救物品：肾上腺素。

4. 环境准备：请旁人离开，拉好屏风。

（五）操作步骤

1. 根据穿刺部位指导患者摆放适合的体位，充分暴露穿刺点。

2. 消毒。

3. 开包，戴手套，铺单。

4. 麻醉操作如下。

（1）助手取麻醉药，对瓶口进行消毒。

（2）抽取麻醉药。

（3）双人核对麻醉药的名称、浓度、有效期。

（4）注意不要跨越无菌区。

（5）正确排空气泡。

5. 穿刺操作如下。

（1）将骨髓穿刺针与麻醉进针长度进行比较，将固定器固定在相应长度的位置。

（2）持骨穿针沿与骨面垂直的方向刺入，当接触到骨质后，左右旋转穿刺针，当感到阻力消失且穿刺针固定时，表示穿刺针已进入骨髓腔。

6. 抽髓操作如下。

（1）拔出针芯，迅速接上注射器，用适当的力度抽吸，可见少量红色骨髓液进入注射器内。

（2）骨髓液抽吸量以 0.1~0.2mL 为宜，结束后插回针芯，拔出穿刺针。

7. 涂片操作如下。

迅速取下注射器，将骨髓液推于玻片上，根据具体疾病掌握涂片的厚度，推片与玻片的角度为 30°~45°，推出的片膜分为头、体、尾三部分，呈楔形或舌形。

8. 拔针后按压 1~2 分钟，用胶布固定纱布。

9. 操作后处理如下。

（1）患者处理：帮患者整理好衣物，监测生命体征，交代注意事项。

（2）物品处理：注意垃圾分类处理，标本及时送检。及时书写操作记录。

（六）注意事项

1. 穿刺部位应在穿刺后 3 天内保持清洁、干燥，若有任何不适，及时就诊。

2. 血友病患者、严重凝血功能障碍患者、局部皮肤感染者、肿瘤患者不可进行穿刺。

（李晓玲）

参考文献

［1］尤黎明，吴瑛. 内科护理学［M］. 7 版. 北京：人民卫生出版社，2022：458-459.

第十节　心包穿刺术

一、定义

心包穿刺术，指用空心针穿入心包，抽取心包内液体，判断积液的性质、查找病原体、解除压迫症状、排脓、进行药物治疗的技术。

二、操作

（一）操作目的

1. 穿刺心包放液，解除心包压塞，恢复心脏自身的舒张和收缩功能。

2. 对心包积液进行常规、生化、细菌及细胞学检查，以明确病因。

3. 向心包内注入药物用于治疗。

（二）护理评估

1. 评估患者的意识、配合程度，协助超声定位，明确积液量。

2. 评估患者的心率、心律和血压，了解患者的耐受情况。

（三）操作前准备

1. 向患者及其家属解释穿刺的目的、操作步骤及术中注意事项，消除患者的紧张情绪、取得患者的合作。术前应确认患者已签署知情同意书。

2. 告知患者术中避免咳嗽，以免影响穿刺。

3. 术前宜行 X 线和（或）超声检查，以便确定穿刺部位、估计积液程度，做好标记。

4. 将心包腔穿刺术用物准备齐全。

5. 备好除颤仪、急救药品等。

（四）操作中的配合与护理

1. 监测患者的心率、心律、血压、呼吸、血氧饱和度，遵医嘱给氧。

2. 协助患者取坐位或半坐卧位，充分暴露穿刺部位。

3. 协助术者行局部常规消毒、铺巾，配合术者穿刺。

4. 在穿刺期间，嘱患者不要咳嗽和深呼吸。

5. 协助术者抽放积液，留取标本，及时送检。

6. 密切观察患者的病情变化，如患者有呼吸困难、血压下降、出冷汗等情况，应立即通知医生停止穿刺。

7. 协助术者固定引流管，穿刺部位皮肤用无菌敷料覆盖，注明换药时间，引流管末端接抗反流引流袋。

（五）操作后护理

1. 穿刺后密切监测患者呼吸、血压、心率、心律的动态变化并记录，观察患者的神志、面色，注意是否存在胸闷气急的情况，以防发生气胸。

2. 保持引流管通畅，防止引流管受压、扭曲、打折。密切观察引流液的性质、颜色及引流量，做好记录。

3. 保持敷料干燥，严密观察穿刺处有无渗血、渗液，如果发现异常，立即报告医生，更换敷料。敷料一般隔日更换。

（六）注意事项

1. 严格遵守无菌操作规范，以免继发感染。

2. 抽放积液的速度宜慢不宜快，过快易致心脏急性扩张或回心血量过多，从而引发肺水肿。首次抽液量以 100mL 左右为宜，重复抽液量可逐渐增为 300~500mL。

3. 如果抽出鲜血，应立即停止抽吸，并严密观察有无心脏压塞出现。

4. 操作应轻柔，进针切忌强力、快速，进入心包后应随时细察针尖感觉。如有搏动感，提示针尖已触及心脏或已刺入心肌，应立即退针。抽液或冲洗时动作需轻缓。

5. 取下空针前夹闭橡皮管，以防空气进入。

（宋晶彦）

第十一节　肾活检

一、定义

肾活检（renal biopsy，RB）是在彩超的引导下，经皮用活检针从肾脏取少量组织，对活检组织进行切片染色处理的方法，光镜、免疫荧光及电镜等先进手段的使用使肾脏病理检查在明确肾脏疾病的原因、病变严重程度、病理分型，以及指导治疗、判断预后方面具有指导意义。目前最常用的肾活检类型是经皮肾穿刺活检。

二、操作

（一）操作目的

有助于确定肾脏病的病理类型，对协助肾实质疾病的诊断、指导治疗及判断预后有重要意义。

（二）关注要点

穿刺后注意是否有并发症出现，如镜下血尿、肉眼血尿、肾周血肿、血管和周围器官损伤等。

（三）护理措施

1. 术前护理：具体措施如下。

（1）向患者讲解肾活检的目的、方法和意义，消除患者的恐惧心理。

（2）指导患者进行俯卧位呼吸末屏气（＞15 秒）训练。

（3）练习床上排尿解便。

2. 术后护理：具体措施如下。

（1）穿刺点加压 3~5 分钟，必要时腹带加压包扎。

（2）平车送回病房，小心转移。

（3）术后卧床 24 小时，前 4~6 小时仰卧，腰部严格制动，四肢可缓慢、小幅活动，严禁翻身及扭腰，术后 6 小时内严密监测脉搏、血压，注意有无尿血、腹痛、腰痛等症状。

（4）术后多饮水，避免血块堵塞尿路。

（5）及时处理便秘、腹泻、剧烈咳嗽等问题。

（四）操作前准备

1. 用物准备：肾活检包、穿刺针、消毒用品、血压计、听诊器、标本瓶、腹带、枕头（或沙袋、垫圈，可在操作中垫于患者腹部，以利穿刺并提高舒适度）。

2. 患者准备：术前血压一般不超过 140/90mmHg；避开女性月经期；完善血常规、凝血功能、肾功能等的检查；停用抗凝药。

（五）操作步骤

1. 体位摆放：患者取俯卧位，双上肢前举。可于患者腹下预置用于加压包扎的腹带，腹下放置质地中等偏硬的垫圈或沙袋等铺垫物。嘱患者身体放松，伏于铺垫物上，以使肠管移离肾附近免受误伤，减小穿刺针冲击时肾因前后转动而向腹侧退避的幅度。铺垫物摆放位置以有利于托住肾下段区域为要。

2. 麻醉和定位：肾活检多在右肾取标本，因右肾位置低于左肾，受肋骨干扰较少，且符合大多数超声医师的常规工作习惯，便于操作。如右肾病变不如左肾病变典型，或右肾穿刺的适宜条件不及左肾穿刺的适宜条件，也可在左肾取标本。肾下段实质区域是肾脏穿刺提取标本的最佳部位，原则上不得从肾的其他区域提取标本。穿刺路径应规避肾粗大动脉分支或病灶粗大滋养动脉，以保证穿刺操作的安全。

3. 进针技巧：全程保持穿刺目标和穿刺针尖在同一切面声像内清晰显示，必须在患者较短的屏气时限内完成穿刺,使用导针器穿刺更有利于快速、安全、精准地穿刺取材。指导患者调控呼吸,吸气后屏气,这样可使肾脏位置下移,远离第12肋骨,使肾下段组织暴露得更为清晰。吸气后屏气指胸式吸气,并非指最大吸气,因为在临床实践中部分患者最大吸气后屏气的时间反而短。

4.进行标本处理。

(六)注意事项

1.术后3周内禁止剧烈活动或进行重体力劳动。

2.根据病理报告需求保存标本。

3.保证充分的休息与睡眠时间,保持情绪稳定,避免因过度紧张引起血压过高。

(李晓玲)

参考文献

[1]尤黎明,吴瑛.内科护理学[M].7版.北京:人民卫生出版社,2022:337-338.

第十二节　经皮耻骨上膀胱穿刺造瘘术

一、定义

经皮耻骨上膀胱穿刺造瘘术是一种泌尿外科的有创操作,在耻骨上2cm左右的位置穿刺进入膀胱,用于引流膀胱内的尿液。这种方法不经过尿道,可以消除尿管对尿道的刺激,使其可以长期保留。

经皮耻骨上膀胱穿刺造瘘术通常用于急性尿潴留、导尿未成功或无导尿条件的患者,以及需要膀胱造口引流的患者。膀胱穿刺术可以在局部麻醉下进行,操作简单,损伤小,适用于大部分患者,尤其是无法通过尿道插入导尿管的患者。

二、操作

(一)操作目的

1.治疗急性尿潴留,尤其是用作无法导尿或有禁忌证时的急诊处置。

2.用于慢性膀胱排空障碍所致的尿潴留，且不适合长期留置导尿的患者。

3.适用于阴茎、尿道损伤、尿道整形、尿道吻合手术及膀胱手术后的患者，留置导尿会影响局部愈合。

4.适用于化脓性前列腺炎、尿道炎、尿道周围脓肿等导致不能排尿，且不适合留置导尿的患者。

5.可配合经尿道前列腺电切术进行以缩短手术时间，避免发生经尿道前列腺电切术综合征（trans-urethral resection of prostate syndrome），这种综合征主要是由于术中使用的冲洗液被身体大量吸收，出现稀释性低钠血症、血容量过大，且与不同冲洗液成分相关的一系列症状和体征。经尿道前列腺电切术综合征可能在术中或术后数小时内发生，如果不及时处理，可能会导致严重后果，甚至导致死亡。

（二）操作要点

1.穿刺前，通过叩诊了解膀胱上缘位置，通过了解患者是否有憋胀感，以及未排尿时间确认膀胱是否充盈。

2.穿刺时注意穿刺针时一定要进入膀胱内，可以通过观察尿液情况进行把握。

3.穿刺结束后，要避免过度充盈的膀胱一次排出过多尿液，否则可能会导致膀胱继发出血。

（三）护理措施

1.保持造瘘口清洁、干燥，每日换药，发生漏尿、浸湿或脱落时及时换药。

2.造瘘管及皮肤消毒尤为重要，造瘘口周围皮肤消毒直径为15cm以上，造瘘管消毒长度为10cm以上。

3.保持造瘘管的引流通畅，一般在术后3周皮肤形成窦道后方可首次更换膀胱造瘘管。

4.膀胱冲洗是预防感染和尿路结石的重要手段。

（四）操作前准备

1.评估患者情况：术前应对患者的基本情况进行详细评估，包括了解患者的病史、药物过敏史、凝血功能等，以确保患者适合进行膀胱穿刺术。评估患者的膀胱是否充盈，因为膀胱充盈是操作成功的前提条件。必要时，可以通过叩诊或B超检查来确认膀胱的充盈程度。此外，还应评估患者的一般健康状况，包括心肺功能等，以确保患者能够耐受手术。

2. 患者准备：向患者及其家属讲解操作的目的和必要性，包括操作步骤、可能的风险和术后的预期效果，确保患者及其家属理解操作的重要性，并取得患者的合作。告知患者操作前禁食、禁水，以及操作后可能需要采取的护理措施。在取得患者同意后，签署知情同意书。

3. 操作护士准备：经皮耻骨上膀胱穿刺造瘘术属于有创操作，由医生完成，护士积极配合并熟悉其操作流程和注意事项。术前应穿戴无菌手术衣和手套，准备必要的操作器械和物品，包括穿刺包、导尿管、无菌手套、局部麻醉药物、消毒液等，确保所有器械和物品都已消毒并处于备用状态。

4. 环境准备：操作环境应清洁、宽敞，要有足够的空间进行操作。应使用无菌技术，确保操作区域的清洁，降低感染的风险。操作室内应配备必要的急救设备和药物，以应对可能出现的紧急情况。此外，应确保操作室的温度和湿度适宜，为患者提供舒适的操作环境。

（五）操作步骤

1. 采用局部麻醉或者半身麻醉，麻醉后患者仰卧在操作床上，充分暴露下腹部（需要提前刮去阴毛）。

2. 留置导尿管外接膀胱冲洗，向膀胱内灌注 200~300mL 无菌盐水，使膀胱完全处在充盈的状态。

3. 选取耻骨上两横指作为穿刺点，先使用 5mL 注射器对膀胱进行试穿刺，如果能抽吸到尿液或无菌生理盐水，再改用专业的膀胱穿刺造瘘针，切开 1cm 左右的皮肤，直接向膀胱内做穿刺。

4. 如果穿刺成功，可见大量的尿液由穿刺针中溢出，拔出穿刺针的针芯，向穿刺套管内置入 16 号或 18 号导尿管，再拔除套管的管芯即可完成经皮耻骨上膀胱穿刺造瘘术，使用缝线缝合皮肤，外接尿袋，待患者麻醉苏醒后即可返回病房。

（六）注意事项

1. 穿刺前，膀胱内必须有一定量的尿液，可通过叩诊或 B 超检查确认膀胱是否充盈。

2. 穿刺点切忌过高，以免穿入腹腔。

3. 对于过度充盈的膀胱，抽吸尿液时速度宜缓慢，抽吸量一般控制在 400~500mL，以免因膀胱内压降低过速而出血，或诱发休克。

4. 对于有下腹部手术史的患者，操作时需特别慎重，避免穿入腹腔伤及肠管，必要时在超声引导下穿刺。

5.穿刺后务必妥善固定并留置导尿管，避免导尿管脱落、滑出导致尿液外渗。

6.对于膀胱出血者，用生理盐水或 0.1% 呋喃西林低压冲洗，以保持造瘘管通畅。

7.对于需要长期留置造瘘管的患者，应根据具体情况定期更换造瘘管，一般每个月更换 1 次。

（刘月）

第十三节　经外周静脉穿刺的中心静脉导管置管

一、定义

经外周静脉穿刺的中心静脉导管（peripherally inserted central venous catheter，以下称 "PICC"）是经上肢贵要静脉、肘正中静脉、头静脉、肱静脉，颈外静脉（新生儿还可通过下肢大隐静脉、头部颞静脉、耳后静脉等）穿刺置管，尖端位于上腔静脉或下腔静脉的导管。PICC 置管是经外周静脉置入中心静脉导管的技术，常用于中长期静脉输液或化疗用药等，一般静脉留置导管可在血管内保留 7 天 ~1 年。

二、操作

（一）操作目的

1.可以长时间（7 天 ~1 年）放置在体内以提供长时间静脉给药。

2.避免重复穿刺静脉。

3.减少药物对外周静脉的刺激。

4.测量中心静脉压。

（二）关注要点

1.评估患者的身体情况和用药情况。

2.观察穿刺部位皮肤和静脉情况。

（三）护理措施

1.操作前向患者及其家属讲解 PICC 置管的目的、程序和注意事项，取得患者及其家属的配合。

2. 穿刺针、导管、注射器、输液（血）器及输液附加装置等应一人一用一灭菌，一次性使用的医疗器具不应重复使用。

3. 易发生血源性病原体职业暴露的高危病区宜选用一次性安全型注射和输液装置。

4. PICC 穿刺、维护和拔管应遵循无菌技术操作原则。

5. 操作前后应执行 WS/T 313 的规定，不应用戴手套代替手卫生。

6. 置入 PICC 时宜遵循最大无菌屏障原则。

7. 进行 PICC 穿刺及维护时，宜使用专用护理包。

8. 穿刺及维护时应选用符合国家标准的皮肤消毒剂。

9. 应以穿刺点为中心消毒，至少消毒 2 遍或根据消毒剂使用说明书进行，待自然干燥后方可穿刺。

10. 置管部位不应接触丙酮、乙醚等有机溶剂，不宜在穿刺部位使用抗菌油膏。

11. 操作中可使用血管可视化技术。

12. 置管后应指导患者注意以下事项。

（1）适当进行功能锻炼，比如置管侧肢体做松握拳、屈伸等动作，以促进静脉回流，减轻水肿，但应避免剧烈活动，避免置管侧上肢过度外展、旋转，避免做屈肘运动。

（2）勿提重物。

（3）应尽量避免物品及躯体压迫置管侧肢体。

（4）穿脱贴身衣物时应注意保护导管，避免发生移位或断裂。

13. 置管后应每天测量上臂中段臂围，对比置管前臂围，注意观察导管置入部位有无液体外渗、炎症等现象，如果出现异常，如肿胀等，应注意观察，必要时行 B 超检查。

（四）操作前准备

1. 常规准备：根据医嘱进行穿刺前宣教，征得患者及其家属的同意，签署知情同意书，指导患者练习置管时的配合动作，如侧头、握拳等。

2. 查看报告：查看相关检验、检查报告。

3. 环境准备：保持适宜的环境温度（26~28℃），保证环境清洁、区域宽敞，若在床旁操作需关闭门窗、请离陪护等与操作无关的人员。操作前予紫外线消毒 30 分钟。

4. 物品准备：PICC 穿刺套件（PICC 导管 1 根、无菌测量尺、延长管、减压套筒、连接器、思乐扣、皮肤保护剂、肝素帽或正压接头）、PICC 穿刺包（防水垫巾 1 块、治疗巾 2 块、孔巾 1 块、无菌大单 1 块、无菌隔离衣 1 件、10cm×12cm 透明敷贴、无菌无粉手套 2 副、无菌止血带 1 根、止血钳或镊子 2 把、直剪刀、3cm×5cm 小纱布 3 块、6cm×8cm 纱布 5 块、大棉球 6 个、弯盘 2 个)、静脉注射盘、0.9% 氯化钠注射液 250mL、20mL 注射器 2 个、皮肤消毒液(0.5% 氯己定溶液、或 75% 乙醇 + 碘伏、或 2% 碘酊 +75% 乙醇)、抗过敏无菌胶布、皮尺、止血带、操作需要的其他物品(2% 利多卡因、1mL 注射器、弹力绷带或自粘绷带)。

5. 患者准备:排空大小便,用温肥皂水清洁皮肤,换干净衣物。

6. 护士准备:操作者和助手应在操作前洗手,戴口罩,戴圆帽。

(五)操作步骤

1. 双人核对置管医嘱及患者信息:执行查对制度并对患者进行 2 种及以上方式的身份识别,询问过敏史。

2. 评估并选择静脉:宜用超声评估穿刺血管的走行、深度、直径等,选择导管静脉管径比 ≤ 45% 的导管。常在肘部以贵要静脉、肘正中静脉和头静脉为序选择静脉,首选右侧。

3. 摆放体位:协助患者取平仰卧位,暴露穿刺区域,穿刺侧上肢外展,与躯干成 90°。

4. 确定穿刺点,测量导管预置长度及臂围:根据上臂皮肤及血管的情况选择穿刺点。皮肤完整、静脉弹性佳有利于穿刺成功。自穿刺点到右胸锁关节,向下至第 3 肋间隙的长度即为预置达上腔静脉的长度,将此长度减去 2cm 即为达锁骨下静脉的长度。在上臂中段测双侧臂围并记录,用于监测可能出现的并发症,如渗漏和栓塞等。

5. 皮肤消毒:打开 PICC 穿刺包,戴无菌手套,采用无菌技术在患者穿刺手臂下垫防水垫巾。以穿刺点为中心消毒皮肤,用 0.5% 氯己定溶液消毒 3 遍(或用 75% 乙醇和碘伏分别消毒 3 遍,或用 2% 碘酊和 75% 乙醇分别消毒 3 遍),消毒直径 ≥ 20cm,建立最大化无菌屏障。

6. 建立无菌区:脱手套,洗手,助手协助穿隔离衣,戴第 2 副无菌手套。在术肢下铺第一块无菌治疗巾,将无菌止血带放于治疗巾上并将两端交叉放于穿刺点上方 10cm 处,铺第 2 块治疗巾覆盖患者的下臂及整只手,铺无菌大单覆盖患者全身,铺孔巾,暴露穿刺部位,患者靠近无菌区域的躯体必须被无菌大单及治疗巾覆盖,将 PICC 穿刺套件及所需无菌用物置于无菌区域中。

7. 预冲导管:打开 PICC 穿刺套件,按顺序摆放好物品,用注射器抽吸 0.9% 氯化钠注射液 20mL 冲洗导管,检查导管是否通畅且完整,再将导管置于 0.9% 氯化钠注射液中，预充正压接头、减压套筒、连接器。

8. 系止血带：注意止血带的末端应反向于穿刺部位。

9. 穿刺：视情况可于穿刺前先由助手用 2% 利多卡因在穿刺部位进行局部麻醉。嘱患者握拳，左手绷紧皮肤，右手以 15°~30° 进针，见回血后立即放低穿刺针以减小穿刺角度，再推进少许，保持穿刺针位置，将插管鞘单独向前轻轻送入血管。松开止血带后，令患者松拳，再用右手保持钢针针芯的位置，左手单独向前推进外插管鞘并用拇指固定，再用左手无名指和中指轻压穿刺点上方以减少出血，右手将穿刺针完全撤出插管鞘。

10. 送管：固定插管鞘，将导管缓慢、匀速送入，当导管置入 15~20cm，即导管尖端到达患者肩部时，暂停送管，嘱患者将头转向置管侧，使下颚下压靠近肩部，以防导管误入颈内静脉，然后继续送管，嘱患者放松，勿屏气，直至将导管置入预定长度。

11. 抽吸回血：用抽有 0.9% 氯化钠注射液的注射器抽吸，见回血后用 0.9% 氯化钠注射液脉冲式冲管。

12. 撤出插管鞘及支撑导丝：用无菌纱布块在穿刺点上方 6cm 处按压固定导管，将插管鞘从静脉管腔内撤出，远离穿刺点，将插管鞘撕裂与导管分离。将支撑导丝与导管分离，并与静脉走行相平行，撤出支撑导丝。

13. 修剪导管长度：用无菌生理盐水纱布清洁导管上的血迹，确认置入长度后，保留体外导管 5~6cm 以便安装连接器，用锋利的无菌剪刀（与导管成 90°）小心地剪断导管，注意不要剪出斜面与毛丝。如果留在外面的导管长度 ≤ 5cm，应轻轻外拉置入的导管，拉出的长度以剪去 1cm 后体外导管长度达 5cm 为度。

14. 安装连接器：将减压套筒安装到导管上，再将导管与连接器相连，确认导管已推至根部，但不可出皱褶。

15. 冲封管：连接肝素帽或正压接头，用抽有 0.9% 氯化钠注射液的注射器抽吸，见回血后推回，用 0.9% 氯化钠注射液 20mL 行脉冲式冲管正压封管。如为肝素帽，当将 0.9% 氯化钠注射液推至最后 5mL 时，则需行正压封管，即边推边退针（冲净肝素帽）。

16. 固定：用生理盐水纱布清洁穿刺点周围皮肤，然后涂上皮肤保护剂，注意不要触及穿刺点。在近穿刺点 0.5~1cm 处放好思乐扣，导管出皮肤处逆血管方向呈 "L" "U" 形，思乐扣箭头指向穿刺点。在穿刺点上方放置无菌纱布块，用 10cm×12cm 透明敷贴覆盖导管无张力粘贴，沿导管塑形，用已注明穿刺日期、时间及操作者的指示胶带固定透明敷贴下缘，再用无菌脱敏胶布固定延长管。

17. X 线确认：经 X 线确认导管在预置位置后即可按需进行静脉给药。

18. 记录：操作结束后，应将相关信息记录在护理病历中，内容包括穿刺日期、穿刺时间、操作者、导管规格和型号、所选静脉及穿刺部位、操作过程等。

19. 进行导管维护：在穿刺后第 1 个 24 小时更换敷料，以后应至少每 7 天更换 1 次敷料。若敷料潮湿、卷曲、松脱，应立即更换。在治疗间歇期间应至少每 7 天维护 1 次导管。每次进行导管维护前，先确认导管的体外长度，并询问患者有无不适，再抽回血以确定导管位置，用生理盐水或 10U/mL 肝素盐水进行脉冲式冲管和正压封管。注意揭透明敷贴时应由下至上，防止导管脱出。观察并记录导管的体内外刻度。消毒时以导管为中心，直径 8~10cm，用 0.5% 氯己定溶液消毒 3 遍，或用 75% 乙醇和碘伏各消毒 3 遍，再覆盖透明敷贴。

20. 拔管：导管的留置时间不宜超过 1 年或遵照产品使用说明书使用。拔除导管时应沿静脉走向轻轻操作，动作应轻柔平缓，不能过猛。拔出导管后，立即压迫止血（对于有出血倾向的患者，压迫止血时间要超过 20 分钟），检查导管的完整性，保持穿刺点密闭 24 小时。

（六）注意事项

1. 接受乳腺癌根治术或腋下淋巴结清扫的术侧肢体，锁骨下淋巴结肿大或有肿块侧，以及安装起搏器侧不宜进行同侧置管。上腔静脉压迫综合征患者不宜进行置管。

2. 宜选择肘部或上臂静脉作为穿刺部位，避开肘窝、感染部位及有损伤的部位。对于新生儿还可选择下肢静脉、头部静脉等。

3. 有血栓史、血管手术史的静脉及放疗部位不宜进行置管。

4. 送入导管时速度不宜过快，如有阻力，不要强行置入，可先将导管退出少许再行置入，注意观察患者的反应。

5. 勿将导管放置或滞留在右心房或右心室内，如导管插入过深，进入右心房或右心室，可导致心律失常；如导管质地较硬，还可造成心肌穿孔，引起心包积液，甚至导致急性心脏压塞。

6. 经 PICC 输注药物前宜通过回抽血液确定导管是否在静脉管腔内。

7. 冲封管时禁用小于 10mL 的注射器，以防压力过大导致导管断裂，使用静脉输液泵时也应注意避免压力过大。

8. 给药前后宜用生理盐水脉冲式冲洗导管，如果遇到阻力或者抽吸无回血，应进一步确认导管通畅性，不应强行冲洗导管；输血或血制品，以及抽血、输脂肪乳等高黏性药物后，应立即用 0.9% 氯化钠注射液 20mL 脉冲式冲管，不可重力式冲管。输液完毕应用导管容积加延长管容积 1.2 倍以上的生理盐水或 10U/mL 肝素盐水正压封管，以防血液回流导致导管堵塞。

9.疑似有导管移位时，应再行 X 线检查，以确定导管尖端所处位置；禁止将导管体外部分移入体内。

（七）知识延伸

1.塞丁格技术：塞丁格技术是 1953 年由放射科医生塞丁格（Sven-lran Seldinger）首创的。该技术奠定了现代血管穿刺的基础，此法的特点是经皮穿刺并采用导丝交换方式置入各种导管。

该穿刺和插管方法简便易行，安全性较强且损伤较小，可提高置管成功率，降低介入操作危险性，减少并发症。具体操作如下。

（1）用带针芯的穿刺针直接经皮肤斜行向下穿刺动脉血管，并穿透血管的前后壁。

（2）退出针芯。

（3）缓慢向外拔针，当穿刺针退至血管腔后，可见动脉血从针尾喷出。

（4）迅速从针尾插入导丝到血管腔内。

（5）拔出穿刺针，并通过导丝引入导管。

（6）继续将导管向前推进。

2.改良塞丁格技术：1974 年，德里斯科尔（Driscoll）对塞丁格穿刺法进行了改良，称为改良塞丁格技术（modified Seldinger technique，以下称"MST"）。MST 是应用较细的穿刺针（21G）穿刺置入导丝，通过导丝置入带扩张器的撕裂性置管鞘，撤出导丝和扩张器，留置撕裂性置管鞘，再置入导管的方法。使用 MST 时一般选择在肘上穿刺，肘上血管直行的路径较长，便于送入置管鞘，且 MST 将原有单一功能的扩张器改变为现在的扩张器和插管鞘组件，使 PICC 便于从插管鞘送至所需长度。MST 通过改良穿刺套件，提高了 PICC 置管成功率，减少了穿刺时相关并发症的发生。具体操作如下。

（1）用不带针芯的穿刺针经皮肤斜行向下穿刺血管，见血液从针尾喷出。

（2）迅速从针尾插入导丝到血管腔内。

（3）拔出穿刺针，并通过导丝引入导管。

（4）继续将导管向前推进至靶血管。

（廖柳红）

参考文献

［1］中华人民共和国国家卫生健康委员会.静脉治疗护理技术操作标准：WS/T 433—2023［S/OL］.［2024-10-14］.http://www.nhc.gov.cn/wjw/pjl/202309/596da87e29 c24708b531ca226485cdf2/files/6377cea1a74f45b3ae5af0eff974cf25.pdf.

［2］崔焱，张玉侠.儿科护理学［M］.7版.北京：人民卫生出版社，2021：122-124.

［3］李小寒，尚少梅.基础护理学［M］.7版.北京：人民卫生出版社，2022，388-991.

［4］马姗，马容莉，林静.超声引导和改良塞丁格技术置入 PICC 的研究进展［J］.护理学杂志，2010，25（9）：89-91.

第十四节　俯卧位通气

一、定义

俯卧位通气是将患者从仰卧位调整为俯卧位，通过改变体位促进患者肺泡复张，调节前胸壁灌注，改善通气血流比例，从而改善氧合指数（动脉血氧分压 / 吸入氧浓度，即 PaO_2/FiO_2）的一种辅助治疗方式，主要用于机械通气支持下的重症急性呼吸窘迫综合征（以下称"ARDS"）患者，尤其是常规仰卧位通气效果不佳的患者。对于早期重度 ARDS 患者，当其氧合指数＜ 100mmHg 及呼气末正压（以下称"PEEP"）＞ 10cmH$_2$O 时应尽快进行俯卧位通气。

二、操作

（一）操作目的

1.改善氧合指数：取俯卧位能够增加肺泡通气量，改善通气血流比例，减少肺内分流，显著提高动脉血氧分压。

2.使肺部应力分布均匀：取俯卧位有助于减少肺泡塌陷，改善肺泡充气均匀性，降低由机械通气引起的肺部压力伤害。

3.减轻肺部炎症及水肿：取俯卧位可减少肺背侧区域的血流淤积，减轻炎症反应及水肿，促进肺部功能恢复。

4.提高治疗效果：为重症 ARDS 患者提供有效的辅助治疗手段，降低病死率。

（二）关注要点

1.氧合指数变化：观察患者的动脉血氧分压、氧合指数等指标的变化，评估俯卧位通气的效果。

2.循环系统状况：监测血压、心率、中心静脉压（CVP）等循环参数，警惕低血压、心律失常等并发症的出现。

3.气道通畅性：观察气道分泌物的量、性状及引流情况，评估气道是否通畅。

4.皮肤及压力点状况：定期检查面部、胸部、腹部、膝盖等受压部位皮肤是否有压疮、红肿或破损。

5.神经系统状态：观察患者的意识状态、瞳孔反应及肢体活动，评估是否存在颅内压升高等问题。

6.关注导管的固定情况：具体如下。

（1）检查导管固定是否牢固，避免因体位改变导致导管移位或脱落。

（2）确保导管通畅，定期检查导管内是否有分泌物堵塞，及时清理。

（3）监测导管插入深度，记录并对比前后变化，防止导管滑入或滑出。

（4）注意检查导管接口是否紧密，防止漏气或液体逆流，确保治疗效果。

（三）护理措施

1.呼吸支持：确保气管插管或气管切开通畅，随时吸痰，保持气道清洁，防止分泌物堵塞。

2.循环管理：密切监测血压、心率及血氧饱和度，必要时调整血管活性药物剂量，维持循环稳定。

3.皮肤护理：加强对受压部位的保护，使用软垫或凝胶垫减轻压力，定时更换体位。

4.胃肠道护理：取俯卧位可能会影响胃肠道功能，注意监测胃残余量，预防反流及误吸。

5.心理护理：对清醒患者做好心理疏导，缓解焦虑情绪，增强治疗信心。

6.预防并发症：加强对压疮、误吸、导管脱落及循环不稳定等并发症的预防和处理。

（四）操作前准备

1. 评估患者的生命体征、氧合状况及循环功能，排除俯卧位禁忌证（如颅内压升高、面部外伤等）。

2. 机械通气患者俯卧位通气时建议进行深镇静护理，里士满（Richmond）躁动–镇静评分（RASS）应为 –5～–4 分。

3. 确认气管插管或气管切开导管的位置，清理气道及口鼻腔分泌物。

4. 俯卧位通气前 2 小时暂停肠内营养供给，操作前回抽胃内容物；危重型重度ARDS 患者需早期置入鼻空肠管。

5. 检查各导管是否在位、通畅，并确认可否暂时夹闭。

6. 检查局部敷料是否需要更换；检查易受压部位的皮肤状况。

7. 准备 U 型枕（或马蹄枕、软枕）、2～3 个软垫（或凝胶垫），以及翻身垫、泡沫敷料、吸痰装置、监护设备、固定带等。

8. 该操作通常需要 4～6 名医护人员协作完成，明确分工，确保操作安全。

9. 调整病床高度，确保操作空间充足，关闭不必要的干扰源。

10. 患者准备内容如下。

（1）根据仪器设备连接和患者体位变换的方便性，决定左右翻转方向。

（2）将电极片移至患者的肩臂部、背部，整理监护仪的连接导线，预留足够长度，以便翻转。

（3）确保所有引流管得到妥善固定并夹闭。

（4）在患者面部颧骨处、双肩、胸前区、髂骨、膝部、小腿部及其他骨隆突处垫泡沫型敷料或硅胶软枕。

（五）操作步骤

1. 医护人员的位置及分工如下。

（1）第一人位于床头，负责固定呼吸机管路、安置患者头部及发口令。

（2）第二人位于左侧床头，负责安置监护仪导联线及患者左侧上身的导管。

（3）第三人位于右侧床头，负责安置该侧静脉置管及右侧上身的各类导管。

（4）第四人位于左侧床尾，负责安置导尿管及左侧下身的各类导管。

（5）第五人位于右侧床尾，负责安置右侧下身的各类导管。

（6）患者行体外膜肺氧合（ECMO）治疗时，建议增加第六人，确保管路的安置无误。

2. 将患者平移至翻转方向的对侧床边（优先考虑中心静脉导管经上方翻转）。

3. 第一人发号施令，将患者从仰卧位缓慢调整至侧卧位，即将患者翻转90°，然后进一步将患者转至俯卧位，确保头部居中，将四肢摆放于功能体位，做好左右交接（管路和体位）。

4. 在患者背部迅速连接心电监护（放置位置与取仰卧位时相反）。

5. 取头高脚低斜坡卧位，床头抬高10°~30°，头下垫U型枕或马蹄枕，避免人工气道受压，头部左右侧卧，每1~2小时更换位置。

6. 使用软垫支撑患者的肩部、胸部、腘窝处及骨突部位，腹部悬空，避免直接受压，定时检查皮肤状况；体位摆放原则为最小的骨隆突接触面和最大化的压力分布；每2小时间断轻微翻身（20°~30°）1次。

7. 确保气管插管、胃管、尿管及监测导管固定良好，避免扭曲或脱落。

8. 监测并记录生命体征，观察氧合指标变化，调整通气参数，确保氧合情况改善。

9. 根据患者气道分泌物的情况，及时吸痰，保持气道通畅。

10. 记录操作时间、患者体位变化及相关指标，动态评估俯卧位通气效果。

11. 若无禁忌证，尽早（24小时内）启动肠内营养。

（六）注意事项

1. 禁忌证筛查：避免对颅内压升高、脊柱不稳、严重面部损伤或胸部外伤患者实施俯卧位通气。

2. 操作安全：转换体位时动作需轻柔，确保气管插管、胃管等管路固定良好，防止脱落或损伤。

3. 时间控制：每次俯卧位通气时间一般为12~16小时，根据患者耐受情况适当调整。当出现严重的血流动力学不稳定、恶性心律失常、心搏骤停、可疑的气管导管移位、俯卧位通气4小时后指氧未改善、恢复仰卧位后氧合指数＞150（PEEP＜10cm H_2O），应立刻中止操作。

4. 团队协作：俯卧位通气操作复杂，需多名医护人员协作完成，以确保操作安全、高效。

5. 患者个体化管理：结合病情和治疗需要，合理选择镇静、肌松药物；根据患者病情调整俯卧位时间、俯卧频率及护理措施，避免"一刀切"。

（林玉英）

第十五节　无创机械通气

一、定义

无创机械通气（non-invasive ventilation，NIV）是一种通过非侵入性方式（如鼻罩、面罩）为患者提供连续气道正压通气（CPAP）或双水平气道正压通气（BiPAP）支持的设备，广泛应用于急（慢）性呼吸衰竭、心源性肺水肿、阻塞性睡眠呼吸暂停低通气综合征（OSAHS）等疾病的治疗中，用于改善通气功能和氧合状态，其特点是无须气管插管或气管切开，创伤小、患者耐受性好。无创呼吸机的使用护理贯穿整个治疗过程，是保障治疗效果、减少并发症、提高患者舒适度的关键环节。

二、操作

（一）操作目的

1. 改善氧合指数：提高动脉血氧分压，纠正低氧血症。
2. 改善通气：通过正压通气排出二氧化碳，纠正高碳酸血症。
3. 缓解呼吸困难：降低患者的呼吸功，缓解呼吸肌疲劳。
4. 避免有创通气：通过无创方式避免气管插管或气管切开导致的创伤和并发症。
5. 促进疾病恢复：为急（慢）性呼吸衰竭、心源性肺水肿等疾病提供有效的辅助治疗，促进病情好转。

（二）关注要点

1. 生命体征：监测患者的呼吸频率、心率、血压及血氧饱和度，判断治疗效果。
2. 血气分析：定期监测动脉血气，观察动脉血氧分压、动脉血二氧化碳分压（$PaCO_2$）及 pH 值的变化，评估通气和氧合效果。
3. 面罩密闭性：观察面罩是否贴合良好，有无漏气现象，以免影响治疗效果。
4. 患者耐受性：关注患者对无创呼吸机的适应情况，比如有无不适、焦虑或恐惧情绪。
5. 皮肤状况：检查面罩接触部位皮肤有无压疮、红肿或破损。
6. 呼吸机参数变化：关注呼吸机压力、潮气量、分钟通气量、呼吸频率、氧浓度等参数的调整情况，确保符合治疗要求。

7.分泌物排出：观察患者气道分泌物的量及性状，评估气道是否通畅，有无痰液潴留。

（三）护理措施

操作前向患者讲解无创机械通气的目的、程序和注意事项，以取得患者配合，强化患者体验，提升依从性，确保治疗效果最大化。

1.呼吸支持护理：具体措施如下。

（1）选择合适的鼻罩、面罩，确保舒适性和密封性。

（2）根据医嘱调整呼吸机参数，确保通气支持效果。

（3）及时清理患者的口鼻分泌物，保持气道通畅。

2.皮肤护理：具体措施如下。

（1）定期松解鼻罩、面罩，检查面部皮肤状况。

（2）使用减压贴或保护垫，防止鼻罩、面罩压迫引起皮肤损伤。

3.心理护理：向患者讲解无创呼吸机的作用及使用方法，缓解其紧张、焦虑情绪，提高配合度。重视患者家属的参与度。

4.饮食护理：具体措施如下。

（1）增加优质蛋白质、维生素和矿物质的摄入，减少碳水化合物的摄入，戒烟酒，少食多餐（3~5餐/天），维持理想BMI，餐后0.5~1小时再使用无创呼吸机，避免胃胀气。

（2）定期小口饮水，避免一次性大量饮水；根据患者的年龄、体重及心肾功能科学计算每日饮水量。

5.预防并发症：具体措施如下。

（1）密切观察患者有无腹胀、误吸等并发症。

（2）观察患者有无口鼻咽干燥，采取提高加温湿化程度、闭口经鼻呼吸、间断饮水等措施进行预防。

（3）及时处理异常情况，如漏气报警、分泌物潴留等。

（四）操作前准备

1.患者评估：具体内容如下。

（1）评估患者的病情、意识状态、呼吸功能及耐受能力。

（2）告知患者及其家属操作的目的、方法、注意事项，消除顾虑，取得配合。

（3）了解患者是否有面部创伤、鼻部畸形等影响面罩佩戴的情况。

2.设备检查：具体内容如下。

（1）检查无创呼吸机能否正常运行。

（2）准备好面罩、鼻罩、管路及湿化装置，确保设备清洁无菌。

（五）操作步骤

1.选择与佩戴面罩：具体如下。

（1）根据患者面部形状选择合适尺寸的面罩或鼻罩。

（2）以扣紧头带后能于面颊旁轻松插入一至两指为宜，以免造成压伤和不适感。用手指、棉签感知漏气的位置。监测漏气情况。

2.选择呼气阀：呼气阀是无创正压通气治疗时重要的呼气通路，是减少无效腔通气、提高通气效率的重要无创呼吸机配件，临床常用的呼气阀有平台阀、侧孔阀、静音阀、面罩一体式漏气阀4种类型。

3.连接设备：具体如下。

（1）管路与呼吸机连接，确保接口牢固。

（2）连接湿化器，调节湿化温度，防止气道干燥。

（3）连接吸氧装置，确保供氧安全。

（4）无创呼吸机在待机状态下，先戴好面罩，再连接呼吸机管路随即启动呼吸机送气。

4.设置参数：根据医嘱调整呼吸机参数（如吸气压力、呼气压、给氧浓度等），确保通气支持效果。

5.监测与调整：具体内容如下。

（1）观察患者呼吸频率、血氧饱和度及血气分析结果，评估治疗效果。

（2）根据患者病情变化，及时调整呼吸机参数。

6.进行患者指导：具体如下。

（1）指导患者掌握有效的呼吸技巧，用鼻吸气，用嘴呼气，正确配合呼吸机。

（2）告知患者如有不适应及时示意护理人员，确保患者知道在使用过程中可以随时寻求帮助和支持。

7.记录与反馈：记录患者使用无创呼吸机的时间、参数、耐受情况及治疗效果，如有异常情况及时报告医生。

（六）注意事项

1. 筛查适应证与禁忌证。

（1）严格筛查适应证，如急（慢）性呼吸衰竭、心源性肺水肿等。

（2）禁止用于呼吸停止或呼吸明显抑制、意识障碍、心血管系统不稳定（低血压、心律失常、心肌梗死）、严重血流动力学不稳定等患者。

2. 检查面罩的密闭性，确保面罩与面部贴合良好，避免漏气影响治疗效果，同时预防压迫性损伤。

3. 观察患者是否能够适应无创呼吸机，排除干扰因素，并积极探寻应对策略。充分告知患者治疗的作用和目的，连接和拆卸面罩的方法，以及可能出现的不良反应，并正确应对。

4. 避免胃肠胀气。

（1）做好参数滴定，优化参数设置，个性化管理。

（2）指导患者掌握闭紧嘴、鼻呼吸、少吞咽的技巧，避免吸气参数过高导致胃胀气。

（3）避免过饱饮食，进食后应间隔 30 分钟 ~1 小时再使用无创呼吸机。

（4）已出现腹胀者，可使用促胃动力药，严重时可留置胃管进行胃肠减压，或采用肛管排气法。

5. 进行湿化管理。

（1）定期检查湿化器水位，及时补充灭菌注射用水。

（2）使用湿化器时注意防止冷凝水进入气道，定期清理管路内的冷凝水。

（3）根据患者的舒适度、耐受性、依从性和潜在的肺部状况选择合适的温度和湿度。

6. 预防并发症，警惕气胸、误吸、腹胀等并发症的出现，发现异常情况时应及时处理。

7. 进行设备维护。

（1）每日清洁仪器表面。

（2）每周清洗消毒面罩、管路、呼气阀及湿化装置，确保设备卫生，预防感染。

（3）定期清洗设备的过滤网或及时更换过滤棉。

（林玉英）

第十六节 胃镜检查

一、定义

胃镜检查（gastroscopy）可直接观察食管、胃、十二指肠黏膜的炎症、溃疡或肿瘤等病变的性质、大小、部位及范围，并可进行组织取材，行组织学或细胞学检查，以进一步明确诊断，是上消化道病变的首选检查方法。

胃镜检查适用于有明显消化道症状但不明原因者、上消化道出血需查明原因者、疑有上消化道肿瘤但 X 线钡餐检查不能确诊者、需要随访观察者、需做内镜治疗者等。

二、操作

（一）操作目的

1. 协助确诊上消化道疾病，为治疗提供依据。

2. 胃镜可以观察到微小的病变，用活检钳钳取病变黏膜组织送病理学检查，有助于进行病变性质及病变严重程度的判定。

3. 监测疾病的进展。

4. 用于胃癌高风险人群筛查。

（二）关注要点

1. 检查过程中密切监测患者的生命体征，观察患者的反应。

2. 检查结束后关注是否有咽喉部疼痛、咽喉异物感、腹痛等症状。

（三）护理措施

1. 检查前护理：具体措施如下。

（1）仔细询问病史，比如有无青光眼、高血压病史，是否植入了心脏起搏器，有无胃肠道传染病等病史，了解实验室检查等各项检查结果，以排除检查禁忌证。询问有无药物过敏史。

（2）向患者详细介绍检查的目的、意义，以及在检查过程中、检查结束后可能出现的不适，消除患者的紧张情绪，使患者检查时放松并主动配合。签署知情同意书。

（3）检查前禁食 6~8 小时，胃排空延迟者应延长禁食时间。有幽门梗阻者，在检查前 2~3 天流质饮食，必要时在检查前 1 天进行洗胃。接受胃肠钡餐造影检查后 3~5 天不宜做胃镜检查。

（4）如患者紧张过度，可遵医嘱给予地西泮 5~10mg 肌内注射或静脉注射。

2. 检查后护理：具体措施如下。

（1）检查后因患者咽喉部麻醉作用尚未消退，嘱其不要吞咽唾液，以免发生呛咳。检查结束后禁食水 2 小时，以免引起呛咳或导致吸入性肺炎，行活检的患者应禁食 4 小时，然后可稍进温凉饮食。当天以流质、半流质饮食为宜。

（2）检查后少数患者会出现咽喉疼痛或有异物感，嘱患者不要用力咳嗽，以免损伤咽喉部黏膜，症状明显者可遵医嘱口含相应药物以减轻症状。如果患者出现腹痛、腹胀，可进行腹部按摩，促进排气。检查后数天内应密切观察有无消化道穿孔、出血、感染等并发症出现，一旦发现异常，及时协助医生进行对症处理。

（四）操作前准备

1. 评估患者的病情、年龄、意识状态、自理能力、心理反应及合作程度。

2. 告知患者胃镜检查的配合方法、注意事项，消除患者对检查的恐惧和紧张心理。

3. 配台护士洗手，戴口罩，准备检查器械。

4. 保持环境整洁、安静。

（五）操作步骤

1. 检查前 5~10 分钟口服咽部局部麻醉药及消泡剂，取下义齿、眼镜等。

2. 协助患者取左侧卧位，双腿屈曲，头垫低枕，使颈部松弛，松开领口及腰带。在患者口边铺一次性防渗透治疗单或弯盘，嘱其咬紧口垫。

3. 胃镜插入时，术者左手持操作部，右手执距镜端约 20cm 处，将镜端插入患者口腔，缓缓沿舌背、咽后壁向下推进至环状软骨水平时可见食管上口，将胃镜轻轻插入。当胃镜进入胃腔内时，要适量注气，使胃腔张开至视野清晰为止。

4. 检查中护士应协助医生将内镜从患者口腔缓缓插入。插镜过程中，应密切观察患者的反应，保持患者头部位置不动，当胃镜插入 15cm 到达咽喉部时，嘱患者做吞咽动作，但不可咽下唾液以免发生呛咳，让唾液流入弯盘。如患者出现恶心不适，护士应嘱患者深呼吸，放松肌肉。检查过程中应随时注意患者的面色、脉搏、呼吸等改变。当插镜刺激迷走神经及患者憋气引发低氧血症时，患者可能发生心搏骤停、心肌梗死等，一旦发生应立即停止检查并积极抢救。

5. 检查结束后，帮助患者取下牙垫，将患者口腔周围的黏液擦拭干净。

6.搀扶患者从检查台上下来，防止跌倒；无痛内镜检查后要密切观察至患者清醒，并在复苏期间注意预防窒息、跌倒坠床。

（六）注意事项

1.检查前1~2天禁止吸烟，因为吸烟可增加呼吸道分泌物的产生，引起咳嗽，影响胃镜的顺利插入。

2.检查过程中，应注意观察患者的面色，监测呼吸、脉搏，如有异常立即报告医生，停止检查并做相应处理。

3.积极配合医生处理插镜过程中可能遇到的问题，比如患者出现明显呛咳、疼痛不适，或插镜困难、镜面被黏液遮挡等问题。

4.检查后向患者详细交代注意事项，密切观察有无并发症产生。

5.掌握禁忌证，有以下情况的患者禁做胃镜检查。

（1）患有严重的心肺疾病，如严重心律失常、心力衰竭、严重呼吸衰竭及哮喘发作等。

（2）因各种原因处于休克、昏迷等危重状态。

（3）处于急性消化道穿孔、肠梗阻、腐蚀性食管炎的急性期。

（4）患有严重咽喉部疾病、主动脉瘤或颈胸段脊柱畸形等。

（5）因智力障碍、神志不清、精神失常而不能配合检查（属于相对禁忌证）。

（黄心梅）

第十七节　结肠镜检查

一、定义

结肠镜检查（colonoscopy）是指经肛门插入内镜，进行肠道黏膜的直视检查，不仅可以直视肠道病变，还可以进行组织取材用于病理学检查，或行内镜下治疗，是诊断和治疗结直肠疾病安全、有效的方法之一。随着内镜设备和内镜技术水平的提升，结肠镜检查对结直肠早期癌症和癌前病变的诊断和治疗有着越来越重要的意义。

结肠镜检查的成功与否与护理密切相关，只有正确地做好检查前准备、检查中配合及检查后护理，才能保证检查的顺利进行及患者的安全。

二、操作

（一）操作目的

1. 进行结肠、直肠病变的辅助诊断及治疗。
2. 进一步明确肠道内病变的性质、范围、程度，或用于疑似癌变者的检查。
3. 用于药物或手术治疗的复查及随访。
4. 对大肠肿瘤进行普查。

（二）关注要点

1. 检查过程中密切监测患者的生命体征，观察患者的反应。
2. 检查结束后注意观察有无并发症的发生。

（三）护理措施

1. 检查前护理：具体措施如下。

（1）了解患者的病史、检查目的及其他检查情况，明确有无结肠镜检查禁忌证，有无药物过敏史及急（慢）性传染病病史。向患者说明检查的目的、必要性、注意事项，以及如何配合检查，缓解患者的紧张情绪，签署知情同意书。

（2）完善相关操作前检查。

（3）嘱患者检查前 3 天无渣或少渣饮食，术前 1 天无渣流质饮食。禁服影响凝血功能的药物。

（4）肠道准备方面，目前临床上多采用药物导泻的方法，常用的容积性泻药是复方聚乙二醇电解质散剂，聚乙二醇不被消化道吸收，可在消化道产生高渗透压，刺激肠蠕动，引发渗透性腹泻。将复方聚乙二醇电解质散剂溶于 2000mL 温水中，分次服用，直至排泄物为淡黄色、清亮、无渣水样物，完成肠道清洁准备。

2. 检查后护理：具体措施如下。

（1）患者术后应适当休息，观察 15~30 分钟再离开。检查后若无明显不适，未取活检者半小时后可正常饮食。取活检者或检查后腹胀明显者，宜在检查后 2 小时吃温凉流食，必要时在腹部症状缓解后再进食。

（2）注意了解患者腹胀、腹痛及排便情况。腹胀明显者，可行内镜下排气或膝胸体位排气。若粪便颜色异常，必要时行粪便隐血试验。腹痛明显且无法缓解，或排血便者应留院观察。如果患者剧烈腹痛、腹胀、面色苍白、心率增快、血压下降、大便次数增加且呈柏油样，提示可能并发肠出血、肠穿孔，应及时报告医生，协助处理。

（四）操作前准备

1.进行患者评估：评估患者的病情、年龄、意识状态、自理能力、心理反应及合作程度。

2.告知注意事项：告知患者配合方法、注意事项，消除患者的恐惧、紧张心理。

3.配台护士准备：洗手，戴口罩，完善检查器械。

4.检查环境：保持操作环境整洁、安静。

（五）操作步骤

1.协助患者穿上检查裤后取左侧卧位，双腿屈曲，腹部放松，嘱患者尽量在检查中保持身体不动。

2.术者先做直肠指检，了解有无肿瘤、狭窄、痔疮、肛裂等。在镜前端涂上润滑剂（一般用硅油，不可用液体石蜡）后，嘱患者深呼吸，放松肛门括约肌，术者以右手执镜端，使镜端滑入肛门，然后遵照循腔进镜原则，应用配合滑镜、适量注气、取短取直、防袢解袢等插镜技巧缓慢插入肠镜，必要时由助手按压患者腹部配合术者进镜，完成结肠镜检查。

3.检查过程中，护士密切观察患者的反应，如果患者出现腹胀不适，可嘱其做缓慢深呼吸。对于高度紧张或高度肠痉挛的患者，酌情使用镇静药或解痉药。患者出现面色、呼吸、脉搏改变时，应停止进镜，护士应配合医生采取相应的急救措施。

4.必要时可进行组织取样完善病理学检查，或行内镜下治疗。

5.检查结束退镜时，应尽量抽气以减轻患者腹胀。

（六）注意事项

1.结肠镜检查一般需要15分钟左右，由于存在个体差异，或大肠、直肠有异常，检查时间会相应地延长，护士应及时做好解释工作，密切观察患者的其他情况，严防意外发生，并做好应急准备，协同医生进行抢救。

2.为了便于进镜或观察肠黏膜的形态，必要时医生要向肠腔注入少量的空气，以扩张或者暴露肠腔，此时患者会感到腹胀、有排便感，护士应及时做好解释工作，帮助患者顺利完成检查。

3.对于高危患者，应密切观察生命体征及肠道变化，发现问题时及时配合医生进行处理。

4. 注意保护患者隐私，注意保暖，防止患者受凉。

5. 严格进行无菌操作，避免交叉感染。

6. 结肠镜检查是一项侵入性操作，可能会造成肠内积气，引起腹痛、腹胀，护士应告知患者，排出积气后腹胀、腹痛会自行消除。若患者腹痛、腹胀持续加重，无法缓解，应及时报告医生，再行诊治。在症状缓解前，患者不得离开医院。如果检查后患者突发腹胀、排大量鲜血便，应及时就诊，必要时留院观察，以防发生意外。

7. 掌握禁忌证，符合以下情况的患者禁做结肠镜检查。

（1）严重心肺功能不全、休克，患有精神疾病。

（2）患有急性弥漫性腹膜炎，腹腔脏器穿孔，有多次腹腔手术病史，腹内广泛粘连。

（3）肛门、直肠严重狭窄。

（4）患有急性重度结肠炎，如急性细菌性痢疾、急性重度溃疡性结肠炎、憩室炎等。

（5）妊娠期妇女。

（6）月经期女性。

（7）极度虚弱，不能完成检查前肠道准备。

（黄心梅）

第十八节　肝脏活组织检查

一、定义

肝脏活组织检查（liver biopsy），简称"肝活检"，是经皮肤穿刺肝脏，采集肝组织标本进行组织学检查或制成涂片做细胞学检查，以明确肝脏疾病诊断，或了解肝脏疾病演变过程、观察治疗效果、判断预后。

尽管目前的血液检验及影像学检查对大多数肝脏疾病都能做出准确诊断，但对于某些少见肝脏疾病或难以定性的肝脏肿物，肝活检仍然被认为是疾病诊断的"金标准"。

肝活检的穿刺方法有很多种，如一般肝穿刺术、套管针穿刺术、分叶针切取术、快速肝穿刺术等，这些方法各有优点和缺点，前 3 种较易造成肝损伤或出血，第 4 种使用的是抽吸式活检针，较安全，多为临床所采用。肝活检操作时通常需要对患者进行局部麻醉，运用负压吸引一秒穿刺技术，在 B 超、计算机体层成像（以下称"CT"）

的定位和引导下经皮肤穿刺，或在腹腔镜下直接穿刺。穿刺获取的肝脏标本重量一般为 10~25mg。标本经过处理，可进行病理组织学、免疫组化染色，然后在显微镜下观察肝脏组织和细胞形态。

二、操作

（一）操作目的

1. 明确病因诊断。

2. 鉴别肝脏良性、恶性肿瘤。

3. 了解肝脏病变程度，判断预后。

（二）关注要点

1. 检查过程中密切观察患者的精神状态及患者的反应。

2. 检查结束后监测生命体征，观察穿刺部位的情况，了解患者是否有头晕、疼痛等症状。

（三）护理措施

1. 询问药物过敏史，向患者讲解穿刺的目的、意义、方法，消除患者的顾虑和紧张情绪，训练患者屏气，以便在检查过程中更好地配合。签署知情同意书。

2. 操作前半小时测量患者的血压、脉搏，嘱患者排空小便。

3. 患者穿刺后需卧床休息 24 小时，监测血压、脉搏、呼吸，24 小时后方可起床进行室内活动，48 小时内避免剧烈活动或提举重物。

4. 嘱患者术后禁食 4 小时（以备可能的急诊手术），可饮水，遵医嘱适当给予静脉营养支持。

5. 观察穿刺部位有无红肿、渗血，保持敷料清洁、干燥，穿刺处 4 小时后若无出血可去除沙袋。

6. 肝穿刺活检后，患者可能会出现穿刺点局部疼痛，以及放射至右肩的疼痛和短暂的上腹痛，这些均是正常情况，可以适当进行镇痛治疗。极少数患者在穿刺活检后会出现有临床意义的出血，这种出血可发生在腹腔内、胸腔内或者肝脏内。发生胆汁漏或者穿透胆囊的，可以引起胆汁性腹膜炎。因此，必须密切观察患者的相关并发症表现，早期发现，及时处理。

（四）操作前准备

1. 进行患者评估：评估患者的病情，测定凝血功能、肝功能、血型、血小板等；操作前行胸部 X 线检查，了解有无肺气肿；行腹部超声检查，定位穿刺点，并了解周围有无较大血管或肿大的胆囊。

2. 告知有关事项：告知患者肝活检的配合方法、注意事项，消除患者对肝活检的恐惧、紧张心理。

3. 护士准备：洗手，戴帽子、口罩，准备抢救物品及穿刺用品。

4. 检查环境：保持操作环境整洁、安静。

（五）操作步骤

1. 再次确认患者是否患有血小板减少等出血性疾病，是否有麻醉药物过敏史。

2. 患者取仰卧位，身体右侧靠近床沿，右手置于枕后，保持固定体位。

3. 根据 B 超定位确定穿刺点，一般取右侧腋中线第 8～第 9 肋间肝脏叩诊实音处穿刺。

4. 对穿刺部位皮肤进行消毒，戴无菌手套，铺无菌孔巾，采用 2% 利多卡因由皮肤至肝被膜进行局部麻醉。

5. 备好快速穿刺套针，根据穿刺目的的不同，一般选用 12 号或 16 号穿刺针，活检时选较粗的穿刺针。用 10~20mL 注射器与穿刺针连接，吸取 3~5mL 无菌生理盐水，使其充满穿刺针。

6. 先用穿刺锥在穿刺点皮肤上刺孔，由此孔将穿刺针沿肋骨上缘垂直于胸壁刺入 0.5~1.0cm，然后推注 0.5~1.0mL 注射器内液，冲出存留在穿刺针内的组织，防止针头堵塞。

7. 将注射器抽吸成负压并保持，嘱患者先深吸气，然后于呼气末屏住呼吸，操作者将穿刺针迅速刺入肝内，穿刺深度不超过 6cm，立即进行抽吸，吸得标本后，立即将穿刺针拔出。

8. 穿刺部位用无菌纱布覆盖并按压 5~10 分钟，然后用胶布固定，用多头腹带束紧 12 小时，用小沙袋压 4 小时。

9. 将抽吸的肝组织标本制成玻片后送检，也可注入 95% 乙醇或 10% 甲醛固定液后送检。

（六）注意事项

1. 操作前再次确认患者当日的血小板数值、凝血酶原时间等，如有异常，应先进行治疗，不应强行穿刺。

2. 严格遵守操作规程，刺入肝脏的动作应快速从容，切忌粗暴慌张，不要使针旋转，更不要在肝内改变进针方向。从将注射器抽成负压时开始，直至穿刺针退出体外，注射器内均要求保持一定的负压。负压过大，肝穿刺组织易被吸成碎片；负压过小，吸取不出肝组织；负压撤除过早，肝穿刺组织可能从肝穿刺针管腔溢出而残留于针道。

3. 掌握禁忌证，符合以下情况的患者禁做肝活检。

（1）全身器官衰竭。

（2）患有阻塞性黄疸，肝功能严重障碍，有大量腹水。

（3）患有肝棘球蚴病、肝血管瘤，肝周围化脓性感染。

（4）严重贫血，有出血倾向。

（5）因患有精神障碍而烦躁不能配合操作。

参考文献

［1］万学红，卢雪峰.诊断学［M］.10版.北京：人民卫生出版社，2024.

［2］曹艳，王亚玲.消化内镜护理配合与管理［M］.上海：上海科学技术出版社，2023.

［3］尤黎明，吴瑛.内科护理学［M］.7版.北京：人民卫生出版社，2022.

［4］王维，石丽，沈玉杰，等.消化疾病护理与专科实践［M］.2版.长春：吉林科学技术出版社，2019.

［5］陈美月，韦明勇等.实用消化内科学［M］.天津：天津科学技术出版社，2018.

［6］丁淑贞，丁全峰.消化内科临床护理［M］.北京：中国协和医科大学出版社，2016.

［7］肝脏穿刺活检湘雅专家共识编写组.肝脏穿刺活检湘雅专家共识［J］.中国普通外科杂志，2021，30（1）：1-8.

（黄心梅）

第四章 外科及骨伤科护理技术

第一节　外科手术备皮

一、定义

备皮法是指在手术的相应部位去除毛发，并进行体表清洁的手术准备。

二、操作

（一）操作目的

1. 在不损伤皮肤完整性的前提下减少细菌数量，降低手术后切口感染的风险。

2. 充分暴露手术部位和术前皮肤标记，便于术中缝合切口和切口敷料固定。

（二）关注要点

1. 评估患者的专科情况，如肢体活动情况、肢体肿胀程度、足背动脉搏动、皮温、皮色、皮肤完整性等。

2. 评估患者的生命体征及合作程度。

（三）护理措施

1. 向患者解释备皮的目的，取得理解配合。评估患者的皮肤及毛发情况，选择适合的备皮工具、备皮方法。

2. 确保备皮顺序准确，备皮前用肥皂水充分刷涂局部皮肤。备皮时，要考虑切口的长度、潜在的引流管位置等。备皮后给予清洁保护。

3. 在医疗记录中记录是否存在皮肤病变，如痣、疣或其他皮肤状况等。

4. 操作时应使用一次性备皮刀，使用后放入锋利器具专用的容器中统一处理。

（四）操作前准备

1. 护士：洗手，戴口罩。
2. 用物：准备一次性备皮包、弯盘、纱布、毛巾、脸盆、皮肤记号笔、治疗巾等。
3. 患者：按需排尿、排便，取舒适体位，充分暴露手术区域皮肤。
4. 环境：保持病室安静、清洁、明亮，用床帘遮挡。

（五）操作步骤

1. 在治疗室内查对医嘱，携物品至患者床旁，评估周围环境。
2. 核对是否已取得患者同意，让患者排尿，用床帘遮挡，嘱患者取舒适体位，充分暴露手术部位皮肤，评估是否存在皮肤病变，注意保暖。
3. 将治疗巾垫于备皮部位下。用一次性备皮包里的滑石粉刷涂局部皮肤。
4. 一手持纱布绷紧皮肤，另一只手持备皮刀剃毛，刀架与皮肤成45°，备皮顺序为从左到右、从上到下。
5. 剔除毛发，用温水擦洗皮肤，检查皮肤及毛发是否清楚、干净。
6. 抽出治疗巾，整理床单位。
7. 整理用物，洗手。

（六）注意事项

1. 根据手术部位及切口位置决定备皮范围，若手术区域的毛发细小，可只清洁，不必脱毛。备皮时注意保暖，尽量减少暴露，保护患者隐私。
2. 备皮不仅是清除体毛，还包括全身皮肤和头发的清洗，注意皮肤皱褶处的清洁，清洗水温宜为39~42℃，四肢手术前应修剪指甲，注意切勿损伤皮肤。检查麻醉穿刺部位有无较多毛发，必要时也需进行脱毛备皮。
3. 操作过程中注意观察患者的表情，一旦剃破皮肤导致患者出现痛苦的表情，应立即给予压迫，防止出血引起结痂，压迫后给予碘伏消毒包扎。注意监测患者的生命体征，尤其是急诊患者，加强与患者的沟通，消除患者的紧张心理。
4. 剃毛刀片应锐利，剃毛动作要轻、稳、准。操作时，在毛发细软处应逆着毛发生长的方向剃毛，在毛发粗硬处应顺着毛发生长的方向剃毛，以免损伤毛囊。对于皮肤松弛的地方应先将皮肤绷紧后再剃毛，避免损伤皮肤。对于骨隆突处、凹陷处应先将皮肤拉紧到平坦处再剃毛。

（曹惠贞）

第二节 外科换药

一、定义

通过外科换药，在更换敷料时评估伤口，可确认创面血管化、组织再生的情况及有无感染。缝合的切口和伤口上通常会覆盖两层敷料，先直接铺设一层纱布垫，然后将较大的敷料盖在纱布垫上。如果缝好的切口或伤口在手臂或腿部，通常用绷带固定敷料；如果在躯干上，比如在腹部，通常用胶带固定外层敷料。

二、操作

（一）操作目的

1. 保护切口或伤口免受环境中细菌的侵害。

2. 保护环境免受伤口细菌的侵害。

3. 及时发现伤口渗液，更换敷料。

（二）关注要点

1. 评估患者的生命体征、自理程度及配合程度。

2. 评估患者的病情。

3. 评估患肢的末梢皮温、血运，以及感觉、运动情况。

4. 评估伤口处的敷料是否包扎完好，有无脱落。

5. 评估患肢的肿胀程度，评估敷料松紧度，以及有无渗血、渗液等情况。

6. 关注伤口有无引流管路，以及引流液的颜色、性状、量。

（三）护理措施

1. 评估患肢肿胀程度，评估伤口敷料情况，观察有无渗血、渗液，检查敷料松紧度是否适宜。评估患者的生命体征、自理程度及配合程度。评估患者的病情、伤口类型，选择相应的敷料覆盖。

2. 换药前向患者耐心讲解换药的目的，消除患者顾虑，取得患者合作。嘱患者不要在饥饿状态下换药，以免发生晕厥。

3. 如果有引流管，将其中一个敷料块裁下一半，并将其放在引流管周围。换药后协助患者穿好衣裤，将患肢置于舒适的功能位。

4. 换药后将用物分类处理。将污染敷料倒入污物桶，将各类用品用消毒液浸泡1~2小时，刷洗干净后再灭菌。传染性伤口敷料应单独密闭放置，尽快送焚烧炉烧毁，以免引起交叉感染。其他物品应放回原处。

5. 指导患者抬高患肢，凡有局部固定者，需向患者及其家属讲解观察血液循环的方法及观察指标。如果患肢颜色改变、皮温较健肢低，或患肢肿胀严重、皮温高，有搏动性疼痛，应随时到门诊进行换药处理。

6. 指导患者循序渐进地进行功能锻炼。未包扎的手指或脚趾可进行舒展练习，特别是拇指关节的对掌练习。未固定的关节可进行屈曲及伸展练习，还可以经常做抬举上肢或抬腿练习。锻炼的目的是最大限度地恢复患肢的功能。

7. 定期巡视，确保伤口处敷料完整、无渗出，预防伤口感染，将呼叫器放至床头。

（四）操作前准备

1. 护士：洗手，戴口罩。

2. 用物：准备换药包（内有治疗盘、镊子、5% 碘伏、0.9% 生理盐水棉球、无菌纱布）、胶布、速干手消毒剂、治疗车。

3. 患者：向患者及其家属讲解伤口换药的目的、配合方法及注意事项。

4. 环境：保持病室安静，光线充足，温度、湿度适宜，暴露肢体时给予床帘遮挡。

（五）操作步骤

1. 用手揭去外层敷料，揭除敷料方向应与伤口走行一致。将污染敷料的内面向上放入弯盘，再用镊子轻轻揭去内层敷料，检查敷料是否有异味、是否变色、是否有渗液，观察皮肤有无红肿、是否有皮疹。

2. 先沿创缘向外消毒伤口周围皮肤 2 次，消毒的范围应大于敷料覆盖的面积。深伤口和有坏死组织、渗液多的伤口可用生理盐水或其他消毒液冲洗。

3. 用敷料覆盖伤口，用胶布粘贴固定，胶布粘贴方向应与肢体或躯体长轴垂直，不要呈放射状或环绕肢体呈止血带状粘贴，创面广泛、渗液较多者可加用棉垫，胶布不易固定时可用绷带包扎。

4. 进行伤口换药前评估有无引流管路。包扎敷料时，胶布的方向与肢体或躯体长轴垂直，不要呈放射状粘贴，不要引起皮肤张力或牵拉力，胶布应粘在敷料和完好皮肤上，以免引起皮肤损伤和水疱，胶布长度应为敷料的 2~2.5 倍。告知患者伤口若出现肿胀，或渗血、渗液突然增多，需及时告知护士，查看伤口情况，以防损伤血管。

5.注意观察患者的病情变化，比如出现伤口渗血，以及渗液颜色、性状异常，及时通知医生予以处理。观察伤口引流管是否扭曲、松脱，注意管路的固定，防止脱管的发生。严格遵守无菌操作要求，根据伤口类型进行消毒，伤口类型一般可分为清洁、污染、感染和需消毒隔离的伤口。一期缝合的无菌伤口应每2~3天换药1次，若分泌物多，应增加换药次数。

（六）注意事项

1.在换药过程中，除观察伤口局部情况外，还应密切观察患者的生命体征，了解患者的感受，给予相应的护理。

2.不要沿远离伤口的方向撕下胶带，否则可能会破坏结痂或撕裂皮肤。根据伤口情况和脓液多少向患者交代下次换药时间，如果敷料被水浸湿或伤口有活动性出血，应及时就诊更换。

3.告知患者伤口拆线的时间，头面部伤口3~5天拆线，四肢伤口10~12天拆线，手指伤口10~14天拆线。手指经常活动，张力大，如果拆线过早伤口容易裂开。年老体弱者，以及婴幼儿、营养不良者伤口拆线的时间可适当延后。嘱患者在规定的时间到门诊拆线。

（曹惠贞）

第三节　石膏固定

一、定义

石膏固定基于熟石膏遇到水分时重新结晶而硬化的原理，用于制动以利骨痂形成，防止已经对位对线好的骨折断端再次错位，保护受伤部位，通过固定、限制肢体活动，在骨折、脱位和扭伤的愈合过程中为受损的软组织提供支撑。

石膏固定护理技术是护士配合医生为患者进行石膏固定时应遵循的操作程序。在进行石膏固定时，护士要注意观察患肢肿胀程度，了解末梢皮温及血运、感觉、运动情况，了解桡动脉或足背动脉的情况，检查有无渗血，做好解释工作，取得患者的配合，这样有助于帮助患者早日康复。

二、操作

（一）操作目的

1. 封闭伤口，进行骨折复位和固定，帮助患者保持特殊体位，预防神经、肌腱、血管的再损伤，相对固定维持功能位，减轻或消除患肢负重。

2. 有助于矫正畸形，改善发育不良性髋关节疾病，矫正脊柱侧凸和足部畸形（比如马蹄内翻足）。

（二）关注要点

1. 评估石膏型号与治疗需要是否对应，根据肢体部位及类型选择合适的石膏长度。

2. 评估患者的生命体征，以及配合、自理程度。

3. 评估患肢肿胀程度，以及桡动脉或足背动脉搏动情况。

4. 评估患肢有无伤口，伤口敷料是否完好，有无渗出。

5. 评估患肢末梢皮温，以及血运、感觉、运动情况。

6. 评估患肢局部皮肤情况，保持肢体清洁。

（三）护理措施

1. 评估患者的生命体征、自理程度及配合程度。协助患者洗手、穿衣、进食、如厕，满足患者的基本生理需求，将呼叫器放置于床头，便于患者呼叫。

2. 指导患者练习患肢肌肉等长、等张收缩，预防肌肉萎缩；练习非受累关节的屈伸活动，防止关节僵硬。密切观察患肢的肿胀程度，以及桡动脉或足背动脉的搏动情况，了解末梢皮温及血运、感觉、运动情况有无异常，如果发现异常，及时通知医生予以处理。

（四）操作前准备

1. 护士：洗手，戴口罩。

2. 用物：准备石膏、绷带、卷尺、记号笔、速干手消毒剂、治疗车。

3. 患者：向患者及其家属解释石膏固定的目的、方法、配合方法及注意事项。

4. 环境：保持病室安静，温度、湿度适宜，暴露肢体时给予屏风遮挡。

（五）操作步骤

1. 患肢用肥皂及清水清洁后擦干，若有伤口，应提前更换敷料。在骨凸出部位铺衬软垫，患肢应由专人扶持保护，协助患者将肢体保持在功能位。

2. 协助医生进行石膏固定。打开石膏绷带卷，戴上手套，将绷带在水中浸 2~5 秒，挤 2~4 次，以加速凝固。右手握住石膏绷带卷，左手将石膏绷带卷的开端部位敷贴在患肢上，两手交替，右手将石膏绷带卷围绕患肢从近端向远端迅速包扎。在缠绕绷带时，每一圈绷带应盖住上一圈绷带的下 1/3，在踝、肘、膝关节以"8"字形缠绕，使绷带保持平整，与肢体外形贴合，在缠绕最后一层时，将弹力护套顶端反折，确保树脂石膏没有夹角和硬的边缘，以免损伤皮肤。

3. 保持病室内空气流通，充分暴露石膏固定部位，使其自然风干。将患肢用软枕垫起抬高，高于心脏水平位置，再次了解患肢末梢皮温，以及血运、感觉、运动情况。

（六）注意事项

1. 对于卧石膏床的患者，操作前应在患者身体与石膏床之间铺上一层比石膏床稍大的床单，以免因患者出汗而弄湿石膏床。指导患者做石膏内肌肉收缩运动，如股四头肌的静力等长收缩等，预防肌肉萎缩和关节僵硬。

2. 严格交接班，严密观察患肢末端血液循环及感觉运动情况，注意有无苍白、厥冷、发绀及麻木疼痛等情况发生，如果发现异常，及时通知医生给予妥善处理。

3. 石膏未干固前注意为患者及其家属讲解预防石膏变形、折断的相关知识。打完石膏后，应立即擦净末梢皮肤上的石膏，以便观察血液循环，预防压疮，避免出现神经血管损伤、骨－筋膜室综合征等并发症。

4. 注意保持石膏的清洁，及时更换床单、被罩、衣服，防止食物、粪便和尿液等污染石膏。进食时用餐巾，避免头颈胸部的石膏、石膏背心等被食物及饮料污染。

5. 在石膏固定后的 2 天内进行 X 线检查，以确认骨折部位保持稳定，定期复查。嘱咐患者随时注意肢体的感觉与运动情况，如果出现局部肢体麻木、感觉过敏或减退、肢体不能自主活动等情况，应及时复诊，切忌私自松紧、拆除石膏。

6. 拆除管形石膏时，应先从最薄弱部位纵向切开，再将切口逐渐扩大。

（曹惠贞）

第四节　骨牵引

一、定义

骨牵引是在骨折部位远端经骨插入克氏针，通过绳子连接牵引锤牵拉肢体并对齐骨折部位，直接作用于骨或关节的治疗技术，可对抗肌肉挛缩，纠正骨折重叠或关节脱位造成的畸形，常用于皮肤损伤、肿胀严重，以及创口感染或骨骼粉碎严重不宜行内固定的患者。骨牵引的类型主要有颅骨牵引、尺骨鹰嘴牵引、股骨髁上牵引、胫骨结节牵引、跟骨牵引等，常见的置针部位为尺骨鹰嘴突、桡（尺）骨下缘、指骨远端、股骨髁上、胫骨结节、胫骨下端、跟骨等。

二、操作

（一）操作目的

1. 对骨折、脱位进行有效的复位和固定。

2. 缓解疼痛，减少骨折部位出血，以及神经、血管并发症。

（二）护理措施

1. 护理评估：评估患者的病情、体重、局部皮肤状况（血运、皮温、感觉及有无肿胀）、脉搏、意识、配合程度及心理状况。牵引期间评估牵引强度是否合适，有无疼痛，牵引针孔处有无红肿、渗血、感染等，牵引针有无移位、变形。

2. 准备用物：准备牵引用物、软枕等。

3. 有效牵引：保持持续、有效的牵引，要使头、颈、躯干与牵引绳在一条直线上。骨牵引针的两端应套上胶盖小瓶，保持牵引针孔处清洁、干燥。

4. 确定牵引重量：上肢牵引重量为体重的 1/12，下肢牵引重量为体重的 1/9~1/7。在牵引开始后 1~2 周经常测量两侧肢体的长度并进行对比，或进行 X 线检查，以便医生及时调整牵引重量。定时巡视检查、调整牵引位置，保证牵引持续有效。

5. 检查牵引装置：查看牵引装置是否因松散而压迫血管，尤其是膝部的绷带是否卡在膝下周径较粗之处。牵引过程中指导患者进行功能锻炼，鼓励患者利用拉手架每日抬起上身、抬臀，做深呼吸等活动，以防出现压疮、肺部感染、尿路结石、肌肉萎缩及关节僵硬等并发症。

6. 预防并发症：保持肢体功能位，注意保暖，每日进行肢体功能锻炼，预防肌肉萎缩、关节僵硬、下肢静脉血栓形成及足下垂。注意预防压疮的发生，保持床单清洁干燥、无渣屑，保持皮肤清洁，定时翻身，同时注意增强营养，增强机体抵抗力。注意预防肺部感染，保持病室环境清洁，定时开窗通风，避免受凉，指导患者做深呼吸，协助患者有效排痰。注意预防泌尿系统感染，鼓励患者多饮水。指导患者多吃高蛋白质、高膳食纤维食物，如水果、蔬菜等，预防便秘。

（三）操作前准备

1. 评估病室环境和患者体位。
2. 监测患者的生命体征，评估患者的配合程度。
3. 评估牵引部位、针道、牵引重量及患者耐受情况。

（四）操作步骤

1. 推车携物品至床旁，向患者讲解操作的目的。
2. 观察牵引部位、针道的情况，检查牵引重量，询问患者的耐受情况，观察牵引远端肢体血运，以及感觉、运动功能情况。
3. 观察全身受压部位的皮肤情况，协助患者摆好舒适体位，向患者及其家属交代注意事项。
4. 洗手，记录。

（五）注意事项

1. 牵引期间每日检查患者的体位、皮肤情况，以及牵引装置是否正常。下肢一般保持外展中立位，牵引的重量根据病情调整，不可随意加减或移去砝码。
2. 注意检查牵引针出入口有无感染，保持针孔处清洁、干燥，如发现牵引针向一侧偏移，应立即报告医生，切不可随手将牵引针推送回去，以免带入细菌，导致感染。骨牵引肢体两侧裸露的钢针用无菌小瓶盖好，以免发生碰撞，引起疼痛，或划伤健侧皮肤及衣物。
3. 预防足下垂。腓总神经损伤和跟腱挛缩均可引起足下垂。关注患者的疼痛水平，做好解释工作，与医生探讨病情允许的关节活动部位和范围，指导患者进行功能锻炼，循序渐进，以不使患者感到疲劳、不加重患肢疼痛为原则。
4. 患者长期卧床，注意预防并发症。指导患者吃膳食纤维含量高的食物，如白菜等。每日做腹部按摩、肛提肌收缩锻炼，防止便秘。鼓励患者利用牵引床上的吊环做上身抬起练习，指导患者练习扩胸、深呼吸，以改善肺功能。

（曹惠贞）

第五节　下肢皮牵引

一、定义

皮牵引是利用包捆于患者皮肤上的牵引带与皮肤的摩擦力，通过滑轮和牵引锤牵拉肢体以固定患肢、复位骨折、矫正畸形的无创技术。

二、操作

（一）操作目的

通过沿肢体施加拉力来对齐和固定受伤的肢体，促进骨骼脱位和畸形的复位，以及恢复解剖学上可接受的骨折长度和骨排列。

（二）关注要点

1. 评估牵引装置的使用状态，检查装置有无损坏，滑轮有无松动，皮牵引带有无破损。

2. 评估患者的配合程度。

3. 评估患肢的感觉、运动、血运情况，以及皮温等局部皮肤情况。

4. 评估患者的病情、病变部位、体重，遵医嘱选择重量适宜的牵引锤。

（三）护理措施

1. 评估患者的病情、体重、局部皮肤状况、意识状态、配合程度及心理状态。在牵引期间评估牵引强度是否合适，有无疼痛，牵引部位皮肤是否有压疮、破损、感染等异常。

2. 准备3条日常使用的棉质毛巾，用两条毛巾裹住准备进行皮牵引的腿，将另外一条毛巾折叠后垫高脚跟。在毛巾表面套上海绵带套件，松紧以患者感觉舒适为宜。在床尾安装牵引架，挂上牵引绳、铁钩和秤砣，持续牵引。

3. 选择型号合适的牵引带，在过度消瘦患者的患肢处加用棉垫，牵引期间注意观察皮肤有无压疮，重视皮肤清洁，可使用温水擦拭，促进局部血液循环。

4.告知患者不可随意增减牵引重量和放松牵引绳，牵引绳不可脱离滑轮，要与患肢保持在一条轴线上，避免被衣服及用物阻挡、压迫牵引绳。牵引锤保持悬空，避免垂落于地面或旁靠床栏。若牵引带下滑、松散、脱落，或抵住床头、床尾，导致患肢青紫、肿胀、麻木、发冷、疼痛，以及足踝背伸无力等，应及时报告医生。

5.关注患者的舒适度。若牵引程度不够，患者可能感觉不到疼痛减轻；若过度牵引，可能导致皮肤破损、疼痛加重、过度拉长肢体等。患者体位改变时，应注意轴线翻身。

6.指导患者进行功能锻炼。活动踝关节、进行踝泵运动可预防足下垂；进行股四头肌等长收缩、腘绳肌拉伸练习可预防肌肉萎缩，增强肌力；进行抬臀练习可锻炼四肢肌力，预防骶尾部压疮，缓解腰部不适，帮助患者完成在床上使用便盆的动作；适度活动、放松膝关节，有助于预防关节挛缩；进行呼吸功能锻炼有助于预防坠积性肺炎。

（四）操作前准备

1.护士：规范着装，洗手，戴口罩。
2.用物：准备治疗车、牵引架、牵引绳、牵引锤、皮牵引带、绷带、毛巾等。
3.患者：向患者及其家属解释皮牵引的目的、方法及注意事项，取得配合。

（五）操作步骤

1.携物品至床旁，取得患者配合，协助患者取舒适体位。
2.将牵引架挂于床尾板上，用绷带固定，并调整滑轮角度。
3.用大毛巾包裹需要牵引的肢体，将患肢轻放于皮牵引带上，系好尼龙搭扣，松紧度以能伸进一指为宜，垫体位垫将患肢抬高20°~30°，牵引绳一端与皮牵引带连接，另一端穿过牵引架滑轮系于牵引锤上，使牵引锤悬离地面。若患者不能耐受牵引重力，遵医嘱将床尾抬高10~15cm。
4.检查患肢的感觉、皮温、血运情况，检查足踝关节背伸、跖屈运动等情况，协助患者取舒适体位，整理床单位，将呼叫器放置于患者随手可及处。
5.整理用物，洗手，记录。

（六）注意事项

1.在牵引期间每日检查患者的体位、皮肤状况及牵引装置是否正常。下肢一般保持外展中立位，牵引的重量根据病情调整，不可随意加减或移去砝码。

2.使用大毛巾包裹需牵引的肢体，骨隆突处加用垫棉垫或减压贴保护局部皮肤，皮牵引带松紧度以能伸进一指为宜。每2~4小时解开皮牵引带1次，放松30分钟后再固定，将患肢抬高20°~30°，避免腓总神经受压，预防垂足畸形、下肢深静脉血栓形成及压疮。

3.关注患者的疼痛水平，与医生探讨病情允许的关节活动部位和范围，指导患者活动，循序渐进，以不使患者感到疲劳、不加重患肢疼痛为原则。

4.为患者皮讲解牵引期间的注意事项及功能锻炼的方法，保证牵引效果，鼓励患者进行功能锻炼，告知患者皮牵引的意义，做好解释工作，取得患者的配合，这样能够帮助患者早日康复。

（曹惠贞）

第六节　胃肠减压

一、定义

胃肠减压是一种将胃管从口腔或鼻腔插入，连接一次性胃肠减压器，基于虹吸原理在负压的作用下将胃内容物引出体外的方法。

二、操作

（一）操作目的

1.解除或缓解肠梗阻引起的症状。

2.用于胃肠道手术的术前准备，减轻胃肠胀气。

3.吸出胃肠内气体和胃内容物，减轻腹胀，降低缝线张力，减轻切口疼痛，促进切口愈合，改善胃肠壁血液循环，促进消化功能恢复。

4.通过对胃肠减压吸出物的性质进行判断，可以了解病情变化和协助诊断。

（二）关注要点

1.注意了解患者腹胀、压痛和肠鸣音等的变化。

2.准确记录引流液物的性质、颜色、气味及量。

3.密切监测患者的生命体征，包括呼吸、心率、血压等。

（三）护理措施

1.胃肠减压期间应禁食、禁水，一般应停服药物。如需胃内注药，注药后应夹闭管路，暂停减压 0.5~1 小时。适当补液，加强营养，维持水电解质平衡。

2.保持胃管通畅：防止打折，避免脱出。搬动或翻动患者时应防止胃管脱出。定时冲洗胃管、抽吸胃液。

3.妥善固定好胃管，防止发生移位或脱出，尤其是外科手术后的胃肠减压，胃管一般置于胃肠吻合的远端，一旦发现胃管脱出应及时报告医生，切勿再次下管，以免损伤吻合口，进而引起吻合口瘘。

4.注意观察引流液的颜色、性状、量，并做好记录。正常空腹胃液呈无色透明状，引流量为 1500~2500mL/ 天，含有十二指肠回流的胆汁时可呈草绿色或淡黄色。

5.加强口腔护理，预防口腔和呼吸道感染，必要时给予雾化吸入，以保持口腔、呼吸道的湿润及通畅。

6.观察肠功能恢复情况，并于术后 12 小时即鼓励患者在床上翻身，这样有利于胃肠功能的恢复。

7.通常在术后 48~72 小时，肠鸣音恢复，且有肛门排气后可遵医嘱拔除胃管。

（四）操作前准备

1.评估患者的病情、年龄、意识状态、自理能力、心理反应及配合程度，了解患者的胃肠道功能状况。

2.检查患者的鼻腔黏膜有无肿胀、炎症，有无鼻中隔偏曲及鼻息肉等。

3.告知患者胃肠减压的操作目的、操作方法、注意事项，消除患者顾虑、取得患者合作。

4.操作护士洗手，戴口罩，准备用物。

5.保持环境整洁、安静。

（五）操作步骤

1.协助患者取半卧位或平卧位，在颌下铺治疗巾，将弯盘置于口角旁，清洁鼻孔。

2.戴手套，检查胃管是否通畅，测量插管长度（耳垂至鼻尖再至剑突下的长度），必要时用胶布做标记。

3.润滑胃管前端。

4. 左手用纱布托住胃管，右手持镊子夹住胃管前端，沿一侧鼻孔缓缓插入胃管，到咽部（约 15cm）时，嘱患者做吞咽动作，随后迅速将胃管插入所需长度。

5. 验证胃管是否在胃内，证实在胃内后，脱手套，用胶布固定胃管。

6. 检查、调节胃肠减压器的负压，将胃管与负压装置连接，妥善固定，贴好胃管标识。

7. 向患者交代注意事项，协助患者摆放舒适体位，整理床单位，将用物分类处理，洗手，做记录。

（六）注意事项

1. 插管至咽部（约 15cm）时，嘱患者做吞咽动作。对于昏迷患者，可托起患者头部使下颌靠近胸骨柄。

2. 如插管不畅，检查胃管是否盘曲在口腔内。

3. 如患者出现呛咳、呼吸困难等情况，应立即拔出胃管，让患者休息片刻后再试插。

4. 如患者出现恶心，须暂停片刻，嘱患者做深呼吸，恶心缓解后再重新试插。

5. 对于普通患者，可用回抽胃液的方法判断胃管是否在胃内；对于昏迷患者，需采用抽、听、看三种方法进行判断。

（宋晶彦）

第七节　腹腔引流

一、定义

腹腔引流是在腹腔内置入引流管，将腹腔内的渗液、脓液、血液、胆汁等引流到体外的一种治疗方法。通过放置引流管，可以有效地将腹腔内的积液、积血引流至体外，减轻腹腔内压力，防止腹腔感染扩散，促进伤口愈合，以及监测腹腔内的病情变化。

二、操作

（一）操作目的

1. 及时引流：及时将腹腔内的积液、脓液、血液等异常物质引流至体外。

2. 恢复功能：促进腹腔及肠道的正常循环与功能恢复。

3. 预防感染：降低发生腹腔内感染及其相关并发症的风险，尽早发现并处理潜在问题。

（二）关注要点

1. 引流管通畅性：检查引流管是否通畅，有无扭曲或阻塞。

2. 引流液性质：关注引流液的颜色、量、气味，记录引流液变化。

3. 引流管固定情况：确认引流管固定牢靠，无位移或脱落现象。

4. 腹部体征：定期评估患者的腹部状况，注意有无腹痛、腹胀，有无肠鸣音等。

5. 全身状况：监测患者的体温、脉搏、呼吸等生命体征，以提示可能存在的感染。

（三）护理措施

1. 妥善固定引流管：使用缝线将引流管妥善固定于皮肤上，并辅以胶布加强固定，确保引流管不会因患者活动而扭曲、受压或意外脱落。同时，预留适当长度的引流管，以保障患者在翻身或进行其他活动时有一定的空间，避免过度牵拉导致引流管移位。

2. 确保引流管通畅：定时从近端向远端挤压引流管，防止管腔内堵塞。若引流不畅，可先用生理盐水低压冲洗，但需严格遵循无菌操作原则，避免因操作不当引发逆行感染。

3. 严格进行无菌操作：在更换引流袋时，务必对引流管接头处及周围皮肤进行充分消毒，防止细菌经引流管逆行进入腹腔。一般情况下，每周更换引流袋1~2次，若引流液出现异常增多、浑浊等情况，应适当提高更换频率。

4. 精确记录引流情况：详细记录引流液的颜色、量、性质等信息，为医生判断病情、制定治疗方案提供准确依据。如发现引流液出现异常变化，应立即报告医生，以便及时进行相关检查与处理。

5. 关注病情变化：持续监测患者的生命体征，包括体温、脉搏、呼吸、血压等，同时密切关注患者的腹部症状与体征，比如有无腹痛、腹胀加剧，以及腹肌紧张度是否增加等，以便及时发现腹腔内的病情变化并及时处理。

6. 鼓励早期活动：在患者病情允许的前提下，积极鼓励患者尽早进行床上翻身、四肢活动等，待身体状况进一步稳定后，逐步尝试床边坐立、下床行走等。早期活动有助于恢复胃肠蠕动，改善腹腔内血液循环，促进腹腔内液体的引流与吸收，但需注意控制活动的强度与幅度，避免剧烈活动导致引流管脱出或其他意外情况发生。

7. 保证营养充足：根据患者的具体情况制定饮食方案，尽量鼓励患者摄入易消化、富含膳食纤维的食物。

8.加强心理护理：积极与患者沟通，讲解引流的目的和操作步骤，消除恐惧。患者家属也应被告知引流的重要性，这样有助于提高患者的配合度。

（四）操作前准备

1.患者准备：向患者及其家属详细讲解腹腔引流的目的、操作过程、可能出现的不适及注意事项，取得患者的充分理解与配合。协助患者取半卧位，这样有助于将腹腔内液体引流至盆腔，降低膈下积液与感染的发生风险。

2.物品准备：准备合适型号的引流管、引流袋、无菌纱布、碘伏、注射器、缝线、胶布、手套等物品，确保所有物品在有效期内且包装完整无破损。

3.环境准备：调节病房温度为22~24℃，湿度为50%~60%，保持病房环境安静、整洁、光线充足。操作前拉好床帘或关好病房门，保护患者隐私，为患者创造舒适、安全的治疗环境。

（五）操作步骤

1.医护人员准备：操作者洗手，戴口罩，严格遵循手卫生规范，戴手套，防止交叉感染。

2.物品检查与准备：检查引流管及引流袋的有效期及包装完整性，打开包装后将引流袋与引流管连接部位妥善放置，避免污染。

3.消毒与连接：充分暴露引流管接口部位，用碘伏以接口为中心，由内向外环形消毒引流管接口及周围皮肤，消毒范围的直径不小于5cm，然后迅速分离旧引流袋，将新引流袋与引流管紧密连接，确保连接牢固无漏气。

4.固定与整理：妥善固定引流袋，使其低于引流管口平面至少30cm，防止引流液逆流引发逆行感染。再次检查引流管固定情况及引流是否通畅，整理患者的衣物及床单位，协助患者取舒适体位。

（六）注意事项

1.清晰标识引流管刻度：在引流管上准确标记插入深度，以便随时观察引流管是否有脱出或移位的情况，确保引流管位置的准确性与安全性。

2.谨慎处理引流异常：若发现引流液突然减少或引流停止，首先应检查引流管是否受压、扭曲或堵塞，可通过挤压引流管、调整患者体位等方法尝试恢复引流。严禁在未明确原因的情况下盲目冲洗引流管，以免造成腹腔内组织损伤或感染扩散。

3. 正确应对引流管脱出：若发生腹腔引流管脱出，应立即用无菌纱布按压引流口，防止腹腔与外界相通导致空气进入腹腔引发严重并发症，迅速通知医生进行紧急处理，切不可自行将引流管回纳腹腔，以免造成腹腔内污染与感染。

4. 关注患者的心理状态：对于长期留置腹腔引流管的患者，由于存在身体不适、活动受限及对疾病恢复的担忧等因素，容易产生焦虑、抑郁等不良心理情绪。护理人员应加强与患者的沟通交流，及时了解患者的心理状态，给予心理支持与疏导，鼓励患者积极配合治疗与护理，增强患者战胜疾病的信心。

（石小莉）

第八节　T 管引流

一、定义

T 管是在胆道手术中放置的一种特殊引流管，因管形呈"T"形而得名。T 管一端通向肝管，另一端通向十二指肠，主要用于胆汁引流，以降低胆道内压力，预防胆汁渗漏、胆管狭窄及感染等并发症，同时也可作为观察胆道情况的重要途径，为术后的胆道恢复与进一步治疗提供依据。

二、操作

（一）操作目的

1. 引流胆汁，减轻胆道压力，促进胆道炎症消退及切口愈合。
2. 引流残余结石，达到治疗目的。
3. 支撑胆管，防止胆管狭窄（尤其是在胆管探查或修复术后）。
4. 便于观察胆汁的量、颜色和性质，及时发现胆道内的异常情况，如出血、胆漏、结石残留等。

（二）关注要点

1. 胆汁量：术后初期的胆汁分泌量一般较少，每日 200~300mL，随着肝功能的恢复，胆汁分泌量逐渐增加，每日 500~800mL，之后逐渐减少为每日 200mL 左右。若胆汁量突然减少或增多，应警惕管路堵塞、扭曲或脱落，以及是否存在肝功能异常等情况。

2.胆汁颜色：正常胆汁呈金黄色或棕黄色。若胆汁颜色过淡，可能提示肝功能不良或胆汁内胆红素含量降低；若胆汁颜色鲜红或呈血性，提示胆道内有出血；若胆汁浑浊，呈脓性或呈绿色，表明发生了胆道感染。

3.胆汁性质：正常胆汁较为清亮、无杂质。若胆汁中出现泥沙样沉淀，提示可能有结石残留；若胆汁中有絮状物，提示可能存在胆道炎症或感染。

4.观察 T 管周围皮肤：注意有无胆汁渗漏导致的皮肤红肿、瘙痒、破溃等，保持局部皮肤清洁、干燥，预防皮肤炎症及感染的发生。

（三）护理措施

1.妥善固定：将 T 管妥善固定于腹壁皮肤上，防止因患者活动而导致引流管脱出或移位。固定时注意预留一定的活动度，避免过度牵拉管路。可采用胶布交叉固定法或使用专用的引流管固定装置，确保固定良好且患者感觉舒适。

2.保持通畅：定时从近端向远端挤压 T 管，一般每 2~4 小时挤压 1 次，以防胆汁中的沉淀物或絮状物堵塞管路。若发现引流不畅，可先检查管路有无扭曲、受压，在严格无菌操作下，用生理盐水低压冲洗管路，但冲洗压力不宜过高，以免引起逆行感染或胆管破裂。

3.预防感染：严格遵循无菌操作原则，更换引流袋时，先消毒引流管接口及周围皮肤，再连接新的引流袋，每周更换引流袋 2~3 次。密切观察患者有无发热、腹痛、黄疸等感染表现，若出现异常，及时报告医生处理。

4.体位护理：术后患者平卧，待生命体征平稳后改为半卧，这样有利于胆汁引流和腹部切口张力的减轻。在患者翻身或活动时，指导其妥善保护 T 管，避免受压、扭曲或脱落。

5.饮食护理：术后禁食期间，通过静脉补充营养。待胃肠功能恢复、肛门排气后，可先给予低脂肪、高蛋白质、高维生素流食，然后逐渐过渡到半流食、软食和普食，避免高脂饮食引起胆汁分泌过多和胆管收缩，影响 T 管引流效果。

6.并发症观察与护理：密切观察有无胆漏、出血、胆管炎等并发症的发生。若患者出现腹痛加剧、腹肌紧张、发热、黄疸加重等情况，应立即报告医生并协助医生进行相关检查和处理。

（四）操作前准备

1.患者准备：向患者及其家属讲解 T 管引流的目的、过程及注意事项，缓解患者的紧张情绪，取得患者配合。协助患者清洁腹部皮肤，尤其是右上腹手术区域。

2.物品准备：准备引流袋、无菌纱布、无菌手套、碘伏、注射器、缝线、胶布等。检查物品的有效期及包装完整性，确保无菌物品无破损、未被污染。

3.环境准备：保持病房环境安静、整洁、光线充足，调节适宜的温度和湿度。操作前拉好床帘或关好病房门，保护患者隐私。

（五）操作步骤

1.洗手，戴口罩，准备好无菌换药包及相关物品。

2.戴手套，暴露T管与引流袋的连接处，在连接处下方铺治疗巾，用碘伏消毒连接处及周围皮肤，消毒直径为5~6cm。

3.用血管钳夹闭T管近端，防止胆汁流出，然后轻轻分离旧引流袋，将其丢弃于医疗废物袋中。

4.将新引流袋的连接管与T管紧密连接，松开血管钳，观察胆汁引流是否通畅，引流袋位置应低于T管出口平面，一般距离切口30~40cm，以防胆汁逆流，同时引流袋位置过高会造成胆汁引流不畅，引起胆道内压力过高，不利于肝功能的恢复。

5.再次检查T管的固定情况，用胶布或固定贴妥善二次固定引流管，整理患者的衣物及床单位，协助患者取舒适体位。

（六）注意事项

1.严格记录：准确记录每日引流胆汁的量、颜色、性质等信息，如发现异常，及时报告医生。记录引流管的护理情况，包括固定、更换引流袋等操作的时间和执行者。

2.避免牵拉：告知患者及其家属在活动时要注意保护T管，避免过度牵拉或扭曲。医护人员在进行各项护理操作时也要小心，防止误拔引流管。

3.夹管试验：一般在术后10~14天，患者无腹痛、发热、黄疸等不适时，可在医生指导下进行夹管试验。先夹闭T管1~2小时，观察患者有无不适，若无异常可逐渐延长夹管时间，一般持续夹管24~48小时，然后行胆道造影，如造影无异常可考虑拔管。拔管前需开放引流管1~2天，以确保造影剂排出。

4.拔管护理：拔管前应常规行胆道造影检查，证实胆道无狭窄、无结石残留、通畅良好后再拔管。拔管一般在早餐后进行，操作时先夹闭T管，然后缓慢拔管，完成拔管后局部切口用凡士林纱布堵塞，关注患者有无腹痛、腹胀、发热及胆汁渗漏等情况，如有异常，及时处理。

（石小莉）

第九节　经皮经肝胆管引流

一、定义

经皮经肝胆管引流是在 X 线或超声引导下，经皮穿刺肝脏内胆管，置入引流管，将胆汁引流至体外的一种介入性治疗技术，用于缓解胆道梗阻、减轻黄疸、控制胆道感染等。

二、操作

（一）操作目的

1. 引流胆汁，降低胆道压力，缓解胆道梗阻所致的黄疸、瘙痒等。
2. 控制胆道感染，引流脓性胆汁，利于炎症消退。
3. 为后续的胆道治疗，如胆道支架置入等创造条件，改善患者的全身状况，提高手术耐受性。

（二）关注要点

1. 胆汁引流情况：观察胆汁的量、颜色、性质。正常胆汁量为每日 800~1200mL，操作后早期量可偏多，呈金黄色或墨绿色，清亮、无杂质。若胆汁量突然减少或增多，颜色变淡、变红，或变浑浊，提示可能有管路堵塞、出血或感染等异常。

2. 生命体征：监测体温、脉搏、呼吸、血压，尤其是体温的变化，胆道感染时可出现高热、寒战。

3. 腹部症状：关注有无腹痛、腹胀加剧，有无腹膜刺激征等，警惕胆汁渗漏、腹腔内出血等并发症的出现。

4. 皮肤状况：注意穿刺部位周围皮肤有无红肿、渗液、压痛，保持局部清洁、干燥，预防皮肤感染。

（三）护理措施

1. 引流管护理：要点如下。

（1）妥善固定：将引流管用缝线及胶布双重固定于腹壁皮肤，防止发生移位或脱出。告知患者及其家属保护引流管的重要性，避免出现引流管牵拉、扭曲的情况。

（2）保持通畅：定时（每2~3小时）从近端向远端挤压引流管，防止引流管堵塞。若引流不畅，可基于严格的无菌操作，用生理盐水缓慢冲洗，压力不宜过高，以免损伤胆管。

（3）定期更换：每周更换引流袋1次，更换时严格执行无菌操作要求，消毒引流管接口及周围皮肤，预防逆行感染。

2. 并发症护理：具体内容如下。

（1）出血护理：观察引流液的性质、颜色和量，若引流液为血性且引流量逐渐增多，应立即让患者卧床休息，夹闭引流管，告知医生。监测患者的生命体征，必要时给予输血、止血治疗。

（2）胆漏护理：若患者出现腹痛、腹胀，伴有发热，引流液增多且性质类似于胆汁，则考虑胆漏可能，应保持引流通畅，加强抗感染治疗，密切关注病情变化，必要时给予腹腔引流等进一步处理。

（3）感染护理：观察患者有无高热、寒战、黄疸加重等情况，及时留取胆汁标本送检。遵医嘱应用抗生素，加强营养支持，提高患者的抵抗力。

3. 皮肤护理：保持穿刺部位皮肤清洁、干燥，每2~3天消毒局部并更换敷料，如有渗液应及时更换敷料。若胆汁渗漏致皮肤瘙痒，可涂抹氧化锌软膏保护皮肤，避免搔抓导致皮肤破损继发感染。

（四）操作前准备

1. 患者评估：了解患者的病情，包括胆道梗阻的原因、程度，以及全身状况。评估患者的心理状态，给予心理支持与疏导。

2. 用物准备：无菌引流管及引流袋、换药包、碘伏、75%乙醇、无菌纱布、胶布、手套、注射器、生理盐水，必要时备好肝素盐水。

3. 环境准备：调节病房温度及湿度（温度22~24℃，湿度50%~60%）。拉好床帘或关好病房门，保护患者隐私。

（五）操作步骤

1. 核对及讲解：核对患者信息，向患者说明操作的目的及过程，取得患者配合。

2. 摆放体位：协助患者取舒适卧位，一般为半卧位或平卧位，暴露引流管部位。

3. 进行局部消毒：戴手套，用碘伏棉签以引流管出口为中心，由内向外环形消毒周围皮肤，直径约15cm，消毒2~3遍。

4. 更换敷料：取无菌纱布覆盖于引流管出口处，用胶布或固定贴妥善固定。

5.进行引流管处理：先夹闭引流管，取下旧引流袋，将新引流袋与引流管连接紧密后松开夹闭，观察引流是否通畅，记录引流液的性状、颜色及量。

（六）注意事项

1.严格进行无菌操作：操作过程中严格遵循无菌原则，预防医源性感染。

2.妥善固定：确保引流管固定良好，避免剧烈运动及大幅体位变动，预防导管移位、脱出或受压。

3.细致观察：密切监测患者的生命体征，了解腹部症状及体征，持续观察引流液变化，若发现异常，如出现血性引流液、引流量突然减少或增多等，应及时报告医生。

4.进行健康教育：告知患者及其家属引流管护理的要点，如保持局部清洁、避免牵拉等。嘱患者若出现腹痛、发热、黄疸加重等情况，及时告知医护人员。

（石小莉）

第十节　胸腔闭式引流

一、定义

胸腔闭式引流是将胸腔引流管一端经胸壁置入胸膜腔，另一端连接胸腔引流装置，借助气压差或重力引流胸膜腔内积气、积液，重建胸膜腔内负压，保持纵隔位置正常，促进肺复张的技术。

二、操作

（一）操作目的

1.排出胸腔内的异常积液或积气：清出胸腔内积液（如脓液、血液、乳糜液等）或积气，减轻胸腔压力。

2.恢复胸腔负压：通过引流恢复胸腔负压，促进肺组织复张，改善呼吸功能。

3.缓解症状：减轻患者胸闷、气促、呼吸困难等症状，提高生活质量。

4.监测病情变化：通过观察引流液的性质、量及引流速度，监测病情变化，为临床治疗提供依据。

（二）关注要点

1.引流管通畅性：观察引流管是否通畅，有无扭曲、脱落或堵塞现象。

2.引流液的性质及量：关注引流液的颜色、性状（如血性、脓性、乳糜性等）及每日引流量，判断病情变化。

3.呼吸功能：监测患者的呼吸频率、呼吸节律及氧饱和度，观察有无呼吸困难或气促加重现象。

4.胸腔负压装置的运行情况：检查水封瓶内的液面波动是否正常，有无持续性气泡溢出（提示气胸未完全闭合）。

5.局部情况：观察引流管插入部位皮肤有无红肿、渗液或感染征象。

6.患者的全身状况：注意监测患者的生命体征，如血压、心率及体温等，警惕大出血、感染等并发症的出现。

（三）护理措施

1.呼吸功能护理：鼓励患者深呼吸、咳嗽、变换体位，促进肺复张和分泌物排出。根据缺氧严重程度选择适当的给氧方式，改善低氧血症。

2.引流管护理：具体措施如下。

（1）保持引流管固定、通畅，避免扭曲、受压或脱落。

（2）保持引流瓶直立，放置于低于患者胸壁引流口平面60~100cm的位置。

（3）每日检查置管部位有无渗血、渗液，有无皮肤过敏，引流口敷料有无松脱、污染等。

（4）引流管堵塞时，应查找原因，协助医生挤压或用无菌生理盐水冲洗管路。不能疏通时，应配合医生拔除并更换引流管。

（5）引流管脱出时，应嘱患者屏气，勿剧烈咳嗽，立即用无菌敷料覆盖引流口，并用胶带将敷料的三边封好，剩下一边提供单向阀功能，以保证胸膜腔内的气体溢出。

（6）引流管装置连接处断开时，应立即在患者近心端夹闭或反折引流管，消毒接口后重新连接，恢复引流，必要时更换引流装置。

（7）不应夹闭有气体溢出的胸腔引流管。

3.病情监测：具体措施如下。

（1）至少每4小时关注1次患者的生命体征，听诊呼吸音，观察患者的呼吸节律、频率、幅度。

（2）记录引流液的颜色、性状、量，记录引流速度，记录气体溢出情况及水封瓶内水柱的波动情况。

（3）发生以下情况时应立即通知医生处理：引流装置中出现大量鲜红色血性引流物，引流液浑浊或有沉淀、脓栓；术后引流血液量＞200mL/小时；乳糜胸患者引流量＞200mL/天；引流装置内大量气体突然溢出、气体溢出突然停止或气体持续溢出。

（4）对于一侧全肺切除术后患者，应遵医嘱全夹闭或半夹闭胸腔引流管，并定时开放引流。气管明显向健侧移位者，在排除肺不张后，应遵医嘱缓慢放出适量的气体或液体，每次放出的量＜100mL。

4. 心理护理：向患者讲解胸膜腔闭式引流的目的及重要性，缓解其紧张和焦虑情绪。

5. 感染预防：保持引流管插入部位清洁、干燥，定期更换敷料。严格进行无菌操作，防止逆行感染。当引流装置无菌密闭状态被打破（如连接处断开、装置损坏等）时，应立即更换引流装置。

6. 并发症预防：警惕皮下气肿、大量出血、引流管脱落等并发症的出现。发现异常时及时报告医生并处理。

7. 患者指导：具体内容如下。

（1）在进行床上翻身或坐起时，务必注意维护引流管的稳定，防止引流管滑脱、弯曲、扭曲、受压或脱出。患者应从胸腔闭式引流管一侧下床活动，切忌使引流管跨越病床，以防因管路过短而脱管。若引流管意外从胸腔滑落，应立即采取紧急措施，按压引流管周围的敷料或紧捏伤口处皮肤。若引流管不慎脱节，应迅速将靠近胸腔一端的引流管反折，并立即通知护士，以便护士协助医生进行进一步处理。

（2）在进行下床活动时，必须确保引流瓶处于垂直状态。引流瓶的放置位置应低于胸壁引流口平面60~100cm，利用重力促进引流，避免瓶内液体逆流入胸膜腔。务必注意，切勿将引流瓶位置提升或放置于床上，以免发生逆行感染。

（3）在进行外出检查时，护理人员必须使用两把止血钳夹持引流管，以防胸膜腔内液体逆流。同时，患者需双手固定引流瓶，确保其保持垂直状态，避免瓶内液体倒流，从而确保引流量的记录准确。

（四）操作前准备

1. 患者评估：了解患者的年龄、病情、过敏史、配合程度，评估患者的生命体征、凝血功能及心理状态。

2. 物品准备：根据医嘱准备置管用物和药物，如无菌引流管、引流瓶（或负压吸引装置）、水封瓶、局部麻醉药物、无菌手套、敷料、消毒液、注射器及缝合器材等，必要时准备镇痛药物及急救药品。

3.环境准备：调整病房温度，确保患者舒适。准备好吸氧设备、监护仪器及抢救设备。

4.患者宣教：向患者及其家属说明操作的目的、过程及注意事项，取得配合，签署知情同意书。

（五）操作步骤

1.摆放体位：协助患者摆放舒适体位（如半卧位或仰卧位），暴露操作部位。

2.确定穿刺部位：先选择叩诊实音明显的部位进行穿刺，用油性笔在皮肤上做穿刺点标记，或通过B超定位。穿刺点常选择肩胛下角线第7～第9肋间，或腋后线第7～第8肋间，或腋中线第6～第7肋间，或腋前线第5～第6肋间。

3.无菌操作：具体步骤如下。

（1）消毒：戴无菌手套后，使用碘伏对穿刺部位进行自内向外的皮肤消毒，确保消毒区域直径大约为15厘米，并铺设消毒孔巾。

（2）局部麻醉：使用注射器抽吸适量利多卡因，在穿刺部位，即肋骨上缘，从皮肤至胸膜壁层进行局部麻醉。在注射药物前需回抽，确保无气体、血液或胸腔积液后，方可推注麻醉药物。

（3）穿刺：先采用麻醉时使用的针管进行试穿，待抽出胸腔积液后，依据针头穿透皮肤的深度，利用穿刺针确定准确长度，随后参照麻醉时的定位，重新进行穿刺，直至胸腔积液流出。

（4）置管：缓慢插入导丝以避免刺入肺组织，随后撤出穿刺注射器。接着，使用扩皮器扩大置管通路的皮肤路径，通过导丝将胸腔置管管路引入胸腔，利用皮针缝合皮肤，以固定胸腔置管。

（5）连接引流装置：将引流管与水封瓶或负压吸引装置连接，确保密封良好。

（6）调节负压：根据病情需要调节负压吸引强度，避免强度过高或过低。

4.观察引流效果：检查引流管是否通畅，观察水封瓶液面波动情况。记录引流液的性质、量及变化。

5.固定与敷料更换：用无菌敷料覆盖引流管插入部位，固定引流管。每日更换敷料，保持局部清洁。

6.记录与报告：记录操作过程、引流液特征及患者反应，如有异常情况，及时报告医生。

（六）注意事项

1. 保持引流管通畅：确保引流管无扭曲、受压或堵塞等情况，避免引流管脱落，若发生脱落需立即用无菌纱布封闭胸腔插管口。

2. 观察水封瓶液面波动：正常情况下，水封瓶液面应随呼吸波动。若液面无波动，可能提示引流管堵塞或肺完全复张。

3. 监测引流液：首次抽液不超过 700mL，以后每次不超过 1000mL，过快、过多抽液可使胸腔压力骤降，发生复张后肺水肿或循环衰竭。引流量超过 200mL/小时或突然增多时，需警惕活动性出血，应立即报告医生。

4. 观察有无皮下气肿：若发现引流管周围、颈部、胸壁皮下气肿，提示引流管漏气或阻塞，应及时处理。

5. 进行体位管理：鼓励患者适当活动，但应避免剧烈运动或牵拉引流管。

6. 给予心理支持：关注患者的心理状态，及时安抚患者对引流管的恐惧或不适感。

7. 进行患者指导：指导患者掌握携带管路活动的方法。

8. 把握拔管时机：引流液明显减少至 50mL/24 小时以下，且引流液性质正常、肺完全复张时，可先夹闭引流管 24 小时，观察患者的全身情况，若无异常，即可拔管。拔管后 24 小时内，应密切观察患者的呼吸情况。对于血胸、脓胸引流的患者，待胸腔内出血停止、脓液引流干净、脓腔容量 < 10mL 时，方可拔管。拔管后，建议患者取健侧卧位，并注意观察是否出现呼吸困难、胸闷，以及局部渗血、漏气或皮下气肿等情况。一旦发现异常情况，应立即采取相应的处理措施。

（林玉英）

第五章 急危重症护理技术

第一节　心肺复苏

一、定义

心肺复苏（cardiopulmonary resuscitation，CPR）是通过胸外心脏按压、开通气道、人工呼吸，以及应用辅助设备、特殊技术等建立有效通气和血运循环，对呼吸骤停、心搏骤停的患者采取的一系列抢救措施，目的是促进心脏、呼吸及全身功能得到有效恢复。

心肺复苏的原理是通过用人工按压代替心脏射血和人工呼吸代替自主呼吸来维持患者的生命体征和血液循环，以保证重要脏器的血液供应并降低复苏后的脑组织损伤风险。当心搏骤停时，心脏无法正常射血，此时可以通过人工持续而有节律地按压心前区的方式，增加胸腔内的压力，将左右心室内的血液挤压至外周血管，从而人工维持心脏的搏动和血液循环，这样可以保证重要脏器，如心脏、大脑等的血液供应，减少复苏后可能出现的脑组织损伤，并促进自主循环的恢复。当自主呼吸停止时，人体会出现缺氧的状况，通过人工呼吸送气，可以代替自主呼吸，提高血液中的氧饱和度，保证身体各部位的氧气供应。心肺复苏适用于由外伤、疾病、中毒、意外低温、淹溺或电击等各种原因引起的心搏骤停和呼吸骤停。心肺骤停时间越长，全身组织，特别是脑组织因缺氧受到的损害越严重，维持生命的可能性就越小。因此，心搏骤停后应及早开始复苏，以提高抢救成功率，最好在发生心搏骤停4分钟之内进行，这段时间被称为挽救生命的"黄金4分钟"。

二、操作

（一）操作目的

1.通过按压胸骨建立血液循环，为冠状动脉、脑及其他重要器官提供血液灌注，为心脏自主节律的恢复创造条件。

2.通过人工呼吸使气体被动地进入和排出肺，保证机体氧气的供给和二氧化碳的排出，以保证身体重要器官的氧供应。

（二）操作要点

1.检查患者有无恢复自主心跳。

2.观察患者是否恢复自主呼吸。

3.观察患者是否恢复意识。

（三）操作前准备

1.操作护士：保持衣帽整洁，修剪指甲，洗手，戴口罩。

2.用物准备：准备治疗盘、纱布块、舌钳、开口器、手电筒、弯盘、心脏按压板（必要时）。

（四）操作评估

1.确认现场环境安全，携用物进入。

2.判断患者有无意识。轻拍患者双肩，靠近患者双侧耳旁大声呼叫，如确认患者意识丧失则立即呼救，启动应急反应系统。记录抢救时间。

3.判断患者有无颈动脉搏动、呼吸。用食指和中指指尖触及患者气管正中部（男性相当于喉结处），旁开两指，至胸锁乳突肌前缘凹陷处，触摸颈动脉搏动。扫视患者胸部，观察是否有胸廓起伏，同时判断有无脉搏及呼吸，判断时间为5~10秒。如患者无颈动脉搏动、无脉搏、无呼吸，或仅有叹息样呼吸，立即进行胸外按压。

（五）操作步骤

1.胸外按压：具体步骤如下。

（1）使患者仰卧于硬板床上，如身下为软床，需在患者背部垫心脏按压板。

（2）解开患者的衣物，暴露胸部，定位按压点，即胸骨中下1/3处（双乳头连线中点）。

（3）抢救者立于或跪于患者右侧，一手掌根部放于按压部位，另一手平行重叠放于此手背上，两手手指交叉紧扣，手指翘起不接触胸壁，只以掌根部接触按压部位，双肩位于患者胸骨的正上方，双肘关节伸直，利用上身重量垂直下压。

（4）按压时需使患者胸骨下陷至少 5cm，而后迅速放松，解除压力。反复按压，保证每次按压后胸廓完全回弹，胸骨自然复位。按压时需同时观察患者面色。

（5）按压时间：放松时间＝1：1，按压频率为 100~120 次/分。胸廓回弹时掌根不离开胸壁。

2. 开放气道：具体步骤如下。

（1）如果有明显的口腔、鼻腔分泌物及异物，需清理口腔、鼻腔，取下活动性假牙。

（2）开放气道的常用方法有仰头抬颏法和托颌法。

①仰头抬颏法：一只手的小鱼际置于患者前额，另一只手的食指与中指置于下颌骨或下颌角处，抬起下颌，使下颌角、耳郭连线与地面成 90°。

②托颌法：怀疑有头颈部损伤的患者，采用托颌法开放气道。操作者位于患者头侧，将双肘置于患者头部两侧，双手拇指置于患者口角旁，其余四指托住患者下颌角后部，用力将下颌向上、向后抬起，使下齿高于上齿。

3. 人工呼吸：具体步骤如下。

（1）口对口人工呼吸：送气时捏住患者的鼻子，用嘴将患者的口唇全部罩住，缓慢送气，吸气时松开捏着患者鼻子的手。送气时持续 1 秒，见胸廓抬起即可。

（2）球囊面罩通气：氧流量 10L/分。抢救者站于患者头颈处，托起患者下颌，使患者头后仰，将面罩紧贴口、鼻部，一手用 EC 手法固定面罩，另一手挤压球囊给予人工通气，并观察患者胸廓有无起伏。

4. 判断结果：确认复苏是否有效。

5. 其他：胸外按压次数：人工呼吸次数＝30：2，操作 5 个循环后再次判断颈动脉搏动、自主呼吸、瞳孔、意识、微循环情况。复苏成功后给予进一步生命支持。整理用物，洗手，记录时间。

（六）注意事项

1. 在院外进行心肺复苏的同时应大声呼救，请旁人帮忙拨打 120，并取来自动体外除颤器（以下称"AED"）。

2. 颈动脉搏动的检查时间应至少为 5 秒，但不超过 10 秒，同时检查脉搏和呼吸，以尽量避免延迟心肺复苏。

3.胸外按压要确保足够的频率及深度，尽可能不中断胸外按压或将中断时间控制在10秒之内，每次胸外按压后要让胸廓充分回弹，以保证心脏得到充分的血液回流。

4.胸外按压时肩、肘、腕应在一条直线上，并与患者的身体长轴垂直。按压时，手掌掌根不能离开胸壁。

5.开放气道要在5秒内完成，而且在心肺复苏过程中，自始至终要保持气道通畅。

6.进行人工呼吸时送气量不宜过大，应保持在500~600mL。口对口时正常吸气即可，不需要深呼吸；人工通气时挤压1L成人球囊的1/2~2/3量或2L成人球囊的1/3量即可，以免引起患者胃部胀气。通气频率为10~12次/分，每次给氧时间不少于1秒，避免过度通气。

7.心肺复苏效果的判断方法如下。

（1）检查大动脉搏动：如果停止按压后，触摸颈动脉有搏动，说明患者自主循环恢复。如果停止按压后，颈动脉搏动消失，则应继续进行胸外按压。按压期间，如果每按压一下即可摸到一次颈动脉搏动，说明按压有效。

（2）检查自主呼吸：如果复苏有效，自主呼吸可能恢复。

（3）观察瞳孔：复苏有效时，瞳孔由散大开始回缩。如果瞳孔由小变大、固定，则说明复苏无效。

（4）检查神经系统表现：如果复苏有效，可见患者有眼球活动，睫毛反射及瞳孔对光发射出现，甚至手脚开始抽动，肌张力增加。

（5）观察面色和口唇颜色：复苏有效时，可见面色由紫绀变为红润。若面色及口唇灰白，说明复苏无效。

8.心肺复苏终止的指征如下。

（1）患者恢复自主呼吸和心跳。

（2）存在明显不可逆性死亡的临床特征。

9.特殊情况处理方法如下。

（1）对于溺水人员，如有必要，可先进行2~5次人工呼吸后再进行30次胸外按压。

（2）若无法进行人工呼吸，至少要进行胸外按压操作。

（3）抢救小儿、溺水患者、触电患者时，适当延长抢救时间可提高抢救成功的概率。

（张世瑶）

第二节　电除颤

一、定义

电除颤（非同步电除颤）是以一定量的电流冲击心脏从而使室颤终止的方法。室颤是引起心搏骤停最常见的致死性心律失常，在发生心搏骤停的患者中，约80%是由室颤引起的。单纯胸外心脏按压并不能终止室颤，终止室颤最迅速、最有效的治疗方法是电除颤。除颤具有时间效应，其成功的可能性随着时间的流逝而降低，除颤每延误1分钟，复苏的成功率将下降7%~10%。因此，尽早快速除颤是生存链中非常关键的一环。

电除颤的原理是利用电除颤仪释放高能瞬时脉冲电流，使全部或大部分心肌在同一时间内完成除极，使心律失常的异常兴奋灶及折返环被完全"消灭"，全部心肌在瞬间处于心电静止状态，这样具有最高自律性的起搏点（通常为窦房结）就获得了重新主导心脏节律的机会，使异位性快速心律失常转复为窦性心律。室颤、心室扑动和无脉性室性心动过速是电除颤的绝对（紧急）适应证。有效的电除颤能及时进行心脏复律，解决严重的心律失常问题，恢复心脏的有效泵血，改善机体循环，帮助心脏恢复正常功能，从而挽救生命。

二、操作

（一）操作目的

纠正心律失常，恢复窦性心律。

（二）关注要点

（1）监测患者的生命体征，尤其是意识状况。
（2）观察患者的心电图变化。
（3）观察除颤区的皮肤情况。

（三）操作前准备

1.评估患者是否出现意识丧失，是否无法扪及颈动脉搏动，有无呼吸或是否仅有叹息样呼吸。检查心电图是否出现室颤波。

2.准备处于完好备用状态的电除颤仪，导电糊或生理盐水纱布，以及清洁纱布。

3.做好患者准备，使患者去枕平卧于硬板床或硬地面，检查并去除身上的所有导电物质，暴露患者胸部，检查有无起搏器植入，用清洁纱布擦拭除颤区皮肤，建立心电监护。

（四）操作步骤

1.电除颤仪：操作步骤如下。

（1）正确打开除颤仪，选择"非同步"模式。

（2）遵医嘱选择合适的电击能量，单相波 360J，双相波 120~200J。

（3）涂抹导电糊（或将生理盐水纱布放置在除颤区部位）。

（4）在"前 - 侧位"放置电极板，即将 S 电极板（sternum）放在心底部（即胸骨右缘、锁骨下第 2~ 第 3 肋间处），将 A 电极板（apex）放在心尖部（即左腋前线第 5 肋间处），确保电极板与皮肤紧密接触、无空隙。

（5）按下除颤仪上的充电按钮，等待设备充电至预设能量。

（6）再次确认心电监护显示室颤。环视四周，大声呼喊"旁边所有人离开"，同时操作者后退一小步不与患者接触。

（7）双手拇指同时按压放电按钮，并向电极板施以约 5kg 的压力进行电击。

（8）放电后随即观察患者反应及心电波形变化 10 秒，确认是否恢复有效心律。如未复律成功，应立即给予 5 个循环的高质量胸外按压，然后评估是否需要再次除颤。

（9）操作完毕，关机。

（10）清洁并观察患者皮肤情况，整理床单位。

（11）洗手，记录。将除颤仪恢复至备用状态。

2.AED：操作步骤如下。

（1）确保患者处于安全的环境中，远离任何可能导电的物体。

（2）按下 AED 上的电源按钮，开机并开始自检。

（3）根据 AED 的语音提示或屏幕显示，将电极片贴在患者胸部的指定位置。

（4）如果电极片上有导线，确保它们正确连接在 AED 上。

（5）AED 会自动分析患者的心电图，此时不要触碰患者。

（6）如果 AED 建议进行电击治疗，操作者应确保所有人员都已经远离患者。按下 AED 上的电击按钮，AED 会自动释放电击能量。

（7）如果 AED 建议进行心肺复苏，则按照标准的心肺复苏步骤进行操作，直到专业救援人员到达或患者恢复自主心律。

（8）持续使用 AED 监测患者的心电图，并根据 AED 的指示进行操作。

（9）当不再需要使用 AED 时，按下关机按钮关闭设备。

（五）注意事项

1. 电除颤技术分为单相波除颤和双相波除颤。美国心脏协会与欧洲复苏委员会建议使用单相波除颤仪对成人进行首次除颤时电击能量采用 360J，使用双相波除颤仪时电击能量采用 120~200J。

2. 在使用除颤仪前，需要确保患者和操作者本人的安全。确保患者周围没有水或其他液体，去除患者的假牙、项链、金属拉链、皮带、手表等金属物品，以免发生触电和漏电事故。

3. 均匀涂抹导电糊，可采用"C"字形或"Z"字形涂抹方式，不可用超声耦合剂代替导电糊。禁用酒精，以免造成灼伤。

4. 保持电极板把手干燥，不被导电糊或生理盐水污染。禁止湿手操作，可戴橡胶手套绝缘。

5. 电极板与患者皮肤应紧密接触，如果患者消瘦，肋骨间隙明显凹陷，导致电极板与皮肤接触不良，宜使用生理盐水纱布代替导电糊，并可多加几层，以改善皮肤与电极板的接触情况。

6. 两块电极板之间的距离应超过 10cm，如果患者体内有植入型起搏器，应避开起搏器部位至少 10cm。

7. 电极板的放置位置除常用的"前–侧位"外，还有"前–后位"，即将 A 电极板置于左侧心前区标准位置，将 S 电极板置于左侧或右侧背部肩胛下区。

8. 手持电极板时，两极通电后不能相对，不能朝向自己，不能对空。放置电极板时应避开瘢痕、伤口等部位。

9. 手持电极板放电前，确定周围人员均未直接或间接与患者接触，操作者身体不能与患者接触，不能与金属类物品接触。

10. 操作后保留并标记除颤时自动描记的心电图。

11. 除颤仪使用完毕后，应注意清洁电极板上的导电糊。将除颤仪消毒晾干后充电备用。

（张世瑶）

第三节　简易呼吸器的使用

一、定义

简易呼吸器是一种便携式、手动操作的正压通气装置，通过手动挤压球囊将空气或氧气送入患者肺部，维持呼吸功能，其组成包括球囊、单向阀、压力安全阀、面罩、氧气储气袋及导管等。简易呼吸器是一种常用的急救设备，广泛应用于呼吸骤停、心肺复苏及术中辅助通气等场景。

二、操作

（一）操作目的

1. 提供人工通气支持：在患者自主呼吸停止或不足时，提供有效的人工通气支持，维持气体交换。

2. 改善氧合指数：提供高浓度氧气吸入，纠正低氧血症，改善动脉血氧分压。

3. 辅助心肺复苏：在心肺复苏过程中，与胸外按压配合，为患者提供有效通气。

4. 术中或转运辅助通气：在麻醉、气管插管前后或转运过程中，临时提供呼吸支持。

5. 防止窒息：维持气道通畅，防止因气道阻塞导致窒息。

（二）关注要点

1. 患者的呼吸状况：关注患者呼吸的频率、深度及节律，判断呼吸支持的必要性。

2. 患者的其他生命体征：密切监测血氧饱和度、心率及血压，评估通气效果。

3. 患者胸廓的起伏：观察患者的胸廓是否随球囊挤压而起伏，评估通气是否有效。

4. 气道通畅性：注意有无气道阻塞，比如是否有分泌物、异物，是否有舌后坠等情况。

5. 氧气供应情况：确保氧气流量充足（一般为 8~10L/ 分），观察储气袋是否充盈。

6. 患者的反应：观察患者是否出现气促、紫绀或烦躁等异常表现，评估通气效果。

（三）护理措施

1. 呼吸道护理：清理患者的口腔及气道分泌物，确保气道通畅，必要时协助开放气道，如使用仰头抬颏法或下颌前推法等。

2.心理护理：对清醒的患者做好解释工作，缓解其紧张和恐惧情绪，增强配合度。

3.氧气供应管理：连接氧气装置，调节氧气流量为 8~10L/ 分，确保储气袋充盈。

4.面罩密闭性：协助调整面罩位置，确保与患者面部贴合良好，避免漏气。

5.通气节律控制：根据患者的情况调整通气频率和潮气量，避免过度通气或通气不足。

6.并发症预防：警惕误吸、气胸或胃胀气等并发症，注意避免压力过高，以免导致气道损伤。

7.设备维护：定期检查简易呼吸器是否完好，使用后及时清洁和消毒，预防交叉感染。

（四）操作前准备

1.患者评估：评估患者的意识状态、呼吸状况及气道通畅性；明确呼吸支持的指征，如呼吸暂停、低氧血症等。

2.物品准备：具体如下。

（1）简易呼吸器（包括面罩、球囊、储气袋及氧气导管），日常简易呼吸器应处于完好、备用状态，需定期检查。

（2）吸痰装置、开口器、气道通气辅助工具（如口咽通气道、鼻咽通气道等）。

（3）氧气装置及监护仪器。

3.环境准备：保证操作空间宽敞，调节病床高度，确保护理人员操作方便。

4.患者宣教：向清醒的患者讲解操作的目的及过程，取得患者配合。

（五）操作步骤

1.开放气道：患者取仰卧位，对意识丧失的患者采用仰头抬颏法或仰头抬颈法或双手抬颌法开放气道，必要时使用口咽通气道或鼻咽通气道辅助开放气道。

2.连接氧气：将简易呼吸器与氧气装置连接，调节氧气流量为 8~10L/ 分，确保储气袋充盈。

3.固定面罩：具体步骤如下。

（1）选择大小合适的面罩，确保面罩与患者面部贴合良好。

（2）扣紧面罩，一手以 EC 手法（拇指和食指按压面罩，其余三指提起下颌）固定面罩，另一手有规律地捏放呼吸球囊。

4. 手动通气：具体步骤如下。

（1）挤压球囊使其下陷 1/2~2/3，潮气量一般为 400~600mL。成人潮气量 8~10mL/kg，儿童潮气量 10mL/kg。

（2）呼吸频率为成人 1 次 /6 秒（10~12 次 / 分），儿童 1 次 /2~3 秒（20~30 次 / 分），新生儿 40~60 次 / 分。

（3）吸呼时间比（I：E）为 1：（1.5~2），送气时间不少于 2 秒。

5. 观察通气效果的方法：具体如下。

（1）观察胸廓起伏是否对称，判断气道是否通畅。

（2）观察口唇、甲床变化，观察面罩上是否有雾气。

（3）监测血氧饱和度等生命体征，评估氧合指数和通气效果。

6. 调整操作：根据患者的情况调整面罩位置、通气频率及潮气量，确保操作有效。

7. 记录与反馈：记录操作时间、通气频率、氧气浓度及患者反应，及时向医生反馈。

（六）注意事项

1. 确保气道通畅：操作前清理口腔及气道分泌物，必要时使用气道辅助工具，预防气道阻塞。

2. 避免漏气：调整面罩与面部的贴合情况，确保密闭性，防止漏气影响通气效果。

3. 防止误吸：对于有呕吐风险的患者，操作前应做好吸痰准备，避免潮气量或压力过高引起胃内容物反流。

4. 控制通气频率和压力：避免过快或过强通气，预防气胸或胃胀气；根据患者的情况调整通气参数，确保通气安全有效。

5. 观察患者的反应：密切监测患者的生命体征，观察胸廓起伏情况，发现异常后应及时处理。

6. 设备检查与维护注意事项：具体如下。

（1）操作前检查简易呼吸器是否完好，确保球囊弹性及单向阀功能正常。

（2）使用后及时清洁、消毒，预防交叉感染。

7. 配合团队抢救：在心肺复苏或抢救过程中，应与其他医护人员密切配合，确保抢救效率。

（林玉英）

第四节　气管插管的配合

一、定义

气管插管是一种通过口腔或鼻腔将专用导管插入气管内，以建立人工气道、维持呼吸道通畅的临床技术，常用于急救、全身麻醉及机械通气治疗。

二、操作

（一）操作目的

1. 建立人工气道：为患者建立通畅的人工气道，保障呼吸功能，防止因气道阻塞导致窒息。

2. 改善通气及氧合指数：通过机械通气支持，纠正缺氧和二氧化碳潴留，维持正常气体交换。

3. 便于抢救和治疗：为危重患者提供气道管理手段，便于进行吸痰、给药及机械通气等治疗。

4. 降低误吸风险：通过气管导管气囊的封闭作用，防止胃内容物反流引发误吸。

5. 辅助麻醉管理：在全身麻醉过程中维持气道通畅，确保麻醉气体的有效输送。

（二）关注要点

1. 生命体征：密切监测患者的呼吸频率、心率、血压及血氧饱和度，及时发现异常并进行处理。

2. 气道通畅性：观察气管导管是否通畅，有无分泌物阻塞、脱落或移位。

3. 插管位置：确认导管位置是否正确，可通过使用便携式支气管镜进行判断，或通过听诊双肺呼吸音、观察胸廓的起伏及进行二氧化碳监测进行判断。

4. 患者反应：关注患者有无烦躁、缺氧、气道痉挛或误吸等不良反应。

5. 导管固定情况：检查气管导管是否牢固，预防滑脱或移位。

6. 气囊压力：定期监测导管气囊压力，压力应维持在 $25\sim30cmH_2O$，防止出现气道损伤或误吸。

（三）护理措施

1. 呼吸道护理：具体措施如下。

（1）保持气道通畅，及时吸痰，清除分泌物。

（2）协助调整机械通气参数，确保通气效果。

2. 心理护理：对清醒的患者做好心理疏导，缓解患者的紧张、恐惧情绪，提高患者的配合度。

3. 气囊管理：定期检查气囊压力，防止压力过高导致气管壁损伤，或压力过低引起误吸。

4. 感染预防：严格执行无菌操作，定期清洁、更换导管及吸痰装置，预防呼吸机相关性肺炎。

5. 并发症预防：具体措施如下。

（1）警惕气管插管引起的气胸、气管损伤等并发症。

（2）及时发现插管滑脱、误吸或气道痉挛等情况并进行处理。

6. 患者体位管理：具体措施如下。

（1）患者取半坐卧位，抬高床头 30°~45°，保持患者头部稍后仰、颈部居中，便于进行气道管理和分泌物引流。

（2）每日进行口腔护理，保持口腔湿润，预防感染。

（四）操作前准备

1. 患者评估：具体内容如下。

（1）评估患者的病情及气道情况，明确气管插管指征。

（2）了解患者的过敏史及既往史，规避相关风险。

2. 物品准备：具体内容如下。

（1）气管插管所需物品：纤维支气管镜或喉镜（检查光源是否正常）、气管导管（多种型号）、牙垫、吸痰管、注射器、固定带。

（2）辅助设备：呼吸球囊、供氧设备、监护仪、呼气末二氧化碳监测装置。

（3）急救药品：如肾上腺素、阿托品，以及镇静剂、肌松药等。

3. 环境准备：具体内容如下。

（1）调整病床高度，确保操作空间充足。

（2）准备吸氧设备及负压吸引装置。

4. 患者宣教：向清醒的患者讲解操作的目的及过程，取得患者配合。

（五）操作步骤

1. 摆放体位：协助患者仰卧，头部稍后仰，颈部居中，暴露气道。

2. 预充吸氧：插管前给予患者高流量吸氧（100% 氧气），提高氧储备，防止缺氧。

3. 协助插管：具体操作如下。

（1）递送纤维支气管镜或喉镜，并协助操作者暴露患者的声门。

（2）根据患者的情况选择型号合适的气管导管，递送导管并协助插入。

（3）插管后迅速撤出支气管镜或喉镜，连接呼吸球囊或机械通气设备。

4. 确认导管位置：具体操作如下。

（1）通过听诊双肺呼吸音、观察胸廓起伏及二氧化碳监测确认导管是否在气管内。

（2）若导管位置异常，应及时调整。

5. 固定导管：妥善固定导管，通常使用专用固定带进行外固定，同时确保气囊充气适当（既保证封闭气道，又避免过度充气压迫气管壁）。确保固定牢固且不影响患者舒适度。

6. 连接呼吸支持设备：根据治疗需要连接机械通气设备，调整参数，确保通气效果。

7. 记录与反馈：记录插管时间、导管型号、插管深度及患者反应，及时向医生进行反馈。

（六）注意事项

1. 注意无菌操作：严格遵守无菌要求，防止气道感染。

2. 控制插管时间：单次插管时间不超过 30 秒，如插管失败需充分吸氧后再尝试。

3. 防止误吸：操作前清理口腔及气道分泌物，防止误吸导致吸入性肺炎。

4. 监测气囊压力：定期监测气囊压力，避免压力过高或过低引发并发症。

5. 保障患者安全：具体注意事项如下。

（1）防止在插管过程中出现鼻腔损伤、牙齿损伤或口腔黏膜损伤。

（2）操作时密切监测患者的生命体征，及时处理异常情况。

6. 预防并发症：具体注意事项如下。

（1）警惕插管引起的相关并发症，如气胸、气道损伤、喉痉挛等。

（2）发现插管滑脱或阻塞时，及时处理。

7. 进行拔管评估：在插管后定期评估患者的自主呼吸及病情恢复情况，适时拔管，避免长时间插管导致气道损伤。

（林玉英）

第五节　呼吸机管路的连接

一、定义

呼吸机管路的连接是指将呼吸机主机与患者气道（气管插管、气管切开导管或面罩）通过呼吸机管路系统连接，建立有效的机械通气通道，确保呼吸机正常运行并为患者提供通气支持的操作。

二、操作

（一）操作目的

1. 建立机械通气通道：通过连接呼吸机管路，为患者提供持续、有效的机械通气支持。

2. 保障气体交换：提供适当的氧气浓度和潮气量，改善患者的氧合指数和通气功能。

3. 维持气道通畅：确保呼吸机与患者气道连接的密闭性，防止漏气及气道阻塞。

4. 辅助治疗：便于进行吸痰、湿化及药物雾化治疗。

5. 减少并发症：正确连接管路可降低呼吸机相关性肺炎及气道损伤的发生风险。

（二）关注要点

1. 管路连接情况：检查管路与呼吸机接口、湿化器及患者气道的连接是否牢固，有无漏气或脱落。

2. 气道通畅性：关注气道是否通畅，有无分泌物阻塞，管路是否扭曲或折叠。

3. 呼吸机运行状态：监测呼吸机报警情况，检查呼吸机参数（如潮气量、分钟通气量、呼吸频率、氧浓度）是否正常。

4. 湿化器工作状态：检查湿化器水位及温度是否适宜，防止气道干燥或冷凝水积聚。

5. 患者呼吸状况：关注患者的呼吸频率、呼吸节律、胸廓起伏及血氧饱和度，正确抽取动脉血，根据血气分析结果评估通气效果。

6. 感染风险：注意管路及接口有无分泌物污染，评估感染风险。

（三）护理措施

1. 保持气道通畅：具体措施如下。

（1）按需吸痰，清除气道分泌物。

（2）避免管路扭曲、折叠或堵塞。

2. 湿化管理：具体措施如下。

（1）根据患者的情况调节湿化器温度，保证湿化效果。

（2）定期检查湿化器水位，及时补充灭菌注射用水，避免湿化器干烧。

3. 管路固定：具体措施如下。

（1）确保管路与气道连接牢固，防止脱落或漏气。

（2）妥善固定管路，避免患者活动导致管路移位。

4. 感染预防：具体措施如下。

（1）每日擦拭呼吸机表面，如显示屏、触摸按键（或旋转按键）、支撑臂等。

（2）定期更换呼吸机管路（一般每7天更换1次，特殊情况下据患者的感染风险调整）。

（3）每日更换呼气阀细菌过滤装置。

（4）加强对管路接口的清洁，避免分泌物污染。

（5）每周更换呼吸机主机上的过滤膜或过滤网。

5. 心理护理：向患者及其家属解释呼吸机使用的目的及注意事项，缓解焦虑情绪，提高配合度，做好安全护理，防止患者意外拔管。根据患者的具体情况给予镇痛、镇静治疗，并在合适的时间启动每日唤醒计划。

6. 并发症预防：具体措施如下。

（1）警惕气胸、气道损伤及呼吸机相关性肺炎等并发症的发生。

（2）定期检查气囊压力，预防气道损伤或误吸。

（四）操作前准备

1. 患者评估：具体内容如下。

（1）评估患者的呼吸功能、气道通畅性及病情变化。

（2）了解患者是否存在气道分泌物增多、气道狭窄等特殊情况。

2. 物品准备：具体内容如下。

（1）准备呼吸机主机、呼吸机管路、湿化器及相应的配件。

（2）准备氧气装置、吸痰装置及必要的急救物品。

（3）准备无菌水、固定带及必要的管路连接接头。

3.设备检查：具体内容如下。

（1）操作前进行呼吸机自检或快速自检，确保呼吸机运行正常，确认参数设置是否符合医嘱。

（2）检查管路及接口是否完好无损，湿化器是否安装妥当。

4.患者宣教：向患者及其家属说明呼吸机管路连接的目的及注意事项，取得配合。

（五）操作步骤

1.组装管路：具体操作如下。

（1）将呼吸机管路与呼吸机主机连接，确认接口牢固。

（2）将湿化器连接至管路系统，并注入适量灭菌注射用水。

2.调节湿化器：根据患者需求设置湿化器温度，确保气体湿润。

3.调节呼吸机参数：根据患者病情变化调整呼吸机的模式，设置呼吸频率、控制压力、支持压力、呼气末正压、给氧浓度等参数。

4.连接患者气道：具体操作如下。

（1）将管路另一端连接至患者气道（气管插管、气管切开导管或面罩）。

（2）确保接口密闭性良好，无漏气现象。

5.检查连接情况：具体操作如下。

（1）检查管路是否通畅，有无扭曲或折叠。

（2）观察湿化器水位及管路内有无冷凝水积聚。

6.启动呼吸机：检查呼吸机参数是否正常，确认通气支持有效。

7.固定管路：使用支撑臂将管路妥善固定，避免患者活动导致管路脱落或移位。

8.关注患者状态：关注患者的胸廓起伏、呼吸频率及血氧饱和度；监测呼吸机报警情况，及时处理异常情况。

9.记录与反馈：记录管路连接时间、呼吸机参数及患者反应，及时向医生反馈。

（六）注意事项

1.确保管路通畅：避免管路扭曲、折叠或被分泌物堵塞；按需吸痰，保持气道通畅。

2.检查连接牢固性：确保管路与各接口连接牢固，防止管路漏气或脱落。

3.湿化管理：具体注意事项如下。

（1）定期检查湿化器水位，保持水位在标记范围内，防止干燥或冷凝水积聚。

（2）避免湿化器温度过高或过低，预防气道损伤或干燥。

4.感染预防：具体注意事项如下。

（1）严格执行无菌操作，定期更换管路及过滤装置。

（2）加强口腔护理，减少分泌物污染。

（3）调整气囊压力，防止上呼吸道分泌物反流。

5.并发症预防：具体注意事项如下。

（1）警惕气胸、气道损伤及误吸等并发症的发生。

（2）定期监测气囊压力，预防气道损伤或误吸。

6.处理冷凝水：定期清理管路内的冷凝水，防止其进入气道导致误吸。

7.保障患者安全：具体注意事项如下。

（1）密切监测患者的呼吸状况等生命体征，及时发现异常。

（2）给予合适的镇痛、镇静治疗，适当约束，防止患者意外拔管。

（3）确保管路固定良好，避免患者活动导致管路脱落。

（林玉英）

第六节　气管插管拔除技术

一、定义

气管插管拔除术是指将插入患者气管内的气管插管从患者气道中移除的操作过程及技术。

该技术适用于已恢复自主呼吸且频率稳定、意识清楚、能够遵医嘱活动、血流动力学稳定、不需要继续使用呼吸机辅助通气的患者。拔除气管导管是治疗过程中的重要步骤，有助于恢复患者的自主呼吸，减少对呼吸机的依赖，维持正常的呼吸功能。该技术能减少长期留置气管导管可能导致的各种并发症，如感染、呼吸道损伤等，并有助于患者恢复语言交流、进食等功能，提高患者的生活质量。但是，在拔管过程中可并发缺氧、呼吸困难、喉痉挛等，如果管理不当，将造成严重后果，甚至导致死亡。

二、操作

（一）操作目的

1.恢复患者的自主呼吸，维持正常呼吸功能。

2. 避免气道并发症发生，保证患者安全。

（二）关注要点

1. 监测患者的生命体征，特别是呼吸及血氧饱和度的情况。

2. 关注是否出现喉头水肿、误吸等气道阻塞情况。

3. 注意有无声嘶、咽喉疼痛等不适情况。

（三）护理措施

1. 气管拔管危险因素的评估：具体内容如下。

（1）困难气道：包括已预料和未预料的困难气道，比如肥胖、阻塞性睡眠呼吸暂停综合征患者的气道。

（2）围手术期气道恶化：包括解剖结构的改变、出血、血肿、手术或创伤导致的水肿，以及非手术因素导致的气道恶化。

（3）气道操作受限制：受各种固定装置的影响，气道操作困难或无法进行，比如与外科共用气道、下颌骨金属丝固定、植入物固定、头部或颈部活动受限等。

（4）药物残留：比如镇静、镇痛及肌松药物的残留作用。

（5）人为因素：工具准备不充分、操作者缺乏经验、与患者的沟通存在障碍等。

（6）一般危险因素：包括呼吸功能受损、循环系统不稳定、神经功能受损、低温（或高温）、凝血功能障碍、酸碱失衡及电解质紊乱等。

2. 拔管的分类：根据拔管危险因素的评估结果，可将拔管分为"低风险"拔管和"高风险"拔管。

（1）"低风险"拔管：指常规拔管操作，患者的气道在插管前无特殊，插管过程中无气道相关风险增加，再次气管插管较容易，患者常规禁食且不存在一般危险因素。

（2）"高风险"拔管：指存在困难气道、插管过程中气道管理风险增加、"饱胃"、合并一项或多项拔管危险因素、拔管后可能需要再次插管且再次插管困难的情况。

3. 拔管准备：具体措施如下。

（1）评价并优化气道情况：检查上呼吸道有无水肿、出血、血凝块、外伤，有无气道扭曲等，评估发生呼吸道梗阻的风险；通过套囊放气试验评估气道有无水肿，以套囊放气后可听到明显的漏气声为标准，如果在应用合适型号的导管的情况下听不到漏气的声音，常常需要延迟拔管；使用经鼻或经口胃管减压，减少胃胀气。

（2）评估并优化患者的一般情况：应在患者的气道保护性反射完全恢复后拔管，并拮抗肌肉松弛药，维持血流动力学稳定及适当的有效循环血量，调节患者的体温、凝血功能，以及电解质平衡、酸碱平衡至正常范围，提供良好的术后镇痛治疗，预防不良反应的发生。

（3）评估并优化拔管的物品准备：拔管操作与插管操作具有同样的风险，所以在拔管时应配置与插管时相同级别的人员及设备。与团队的充分沟通也是保障拔管安全的重要措施。

（四）操作前准备

1. 准备负压吸引装置、吸痰管、手套、氧气湿化瓶、鼻导管（或面罩）、简易呼吸皮囊、5~10mL 注射器（或气囊测压仪）、口腔护理包、备用气管插管（切开）包等物品。

2. 评估患者的生命体征、肌力、咳痰能力、吞咽反射及合作程度。记录呼吸道分泌物的量、黏稠度。

3. 告知患者操作的目的、方法、注意事项，消除患者顾虑、取得患者合作。

4. 操作护士洗手、戴口罩。

5. 保持环境整洁、安静。

（五）操作步骤

1. 如无禁忌，将患者的床头抬高，使患者的头部偏向一侧，利于分泌物引流和气道管理。

2. 连接氧气湿化瓶，提高氧流量，降低拔管过程中发生缺氧的风险。

3. 连接负压吸引器，吸净口腔、鼻腔、咽喉及气道内的分泌物。

4. 用 5mL 注射器将气囊内的气体抽出。

5. 一人松开胶布及系带并妥善固定导管，另一人清理口腔分泌物。

6. 将吸痰管插入气管导管底部，嘱患者张嘴，在患者吸气末带负压与气管导管同时拔出。

7. 导管拔除后嘱患者咳嗽（或继续吸引口咽部）以排净口咽部的残余分泌物，并将分泌物清理干净。

8. 立即给予氧气吸入，嘱患者深呼吸。

9. 进行口腔护理、健康宣教。

（六）注意事项

1. 拔管前需建立充分的氧储备。

2.拔管时建议取头高脚低位（半卧位）或半侧卧位。

3.拔管前必须保证充分吸净口腔、鼻腔分泌物。

4.在拔管的整个过程中，需时刻关注患者的生命体征，如有异常，及时告知医生。

5.拔管后若发生喉痉挛或呼吸不畅，可用简易呼吸皮囊加压给氧，必要时再次行气管插管。

（张世瑶）

参考文献

［1］中华医学会麻醉学分会.气管导管拔除的专家共识（2020版）［EB/OL］.［2024-11-04］. https://mp.weixin.qq.com/s?__biz=MjM5MjY5ODEzNA==&mid=2653770696&idx=3&sn=5755e84d603f13214b07a6ac7bc3ae0a&chksm=bd7ba9b18a0c20a7b7dfc6086e9976a23d2ade350d4b42f810aee234576d0376e3297e55f048&scene=27.

第七节　吸痰术

一、定义

吸痰术是指通过负压吸引装置经口、鼻或人工气道将呼吸道的分泌物或其他异物吸出，以保证呼吸道通畅，改善肺通气功能，预防吸入性肺炎、肺不张、窒息等并发症出现的技术。

吸痰术是一种常见的医疗操作，这一操作在多种医疗场景中都非常重要，尤其是在重症监护病房、麻醉科、呼吸科等科室中使用频繁。吸痰术适用于因无力咳嗽、排痰而出现呼吸困难的患者，如昏迷患者、新生儿、危重症患者、麻醉后患者等，可用于窒息（如溺水、吸入羊水等）时的急救，还可用于机械通气患者的气道管理。通过吸痰术将痰液等分泌物从呼吸道中清出，可避免分泌物积聚导致呼吸道堵塞，确保患者的呼吸道保持开放状态，减轻呼吸困难的症状。清理呼吸道后，患者的呼吸功能可以得到显著改善，包括肺通气量、氧合指数提高等。及时清除呼吸道分泌物，还可以减少细菌等病原体的滋生与扩散，降低感染风险。在某些情况下，吸痰术还可以作为其他治疗手段的辅助措施，比如在雾化吸入治疗后进行吸痰，可以更好地发挥药物的疗效，在留取痰液标本进行化验时，吸痰操作也是常见步骤之一。

二、操作

（一）操作目的

1.清除呼吸道分泌物，保持气道通畅。

2.改善呼吸功能。

3.预防肺部并发症。

（二）关注要点

1.监测患者的生命体征，注意有无呼吸困难。

2.观察吸出物的颜色、性质、量，以及是否伴有异味等。

（三）护理措施

1.操作前护理：具体措施如下。

（1）手部卫生：在进行吸痰操作之前，护士应使用洗手液和流动水彻底清洁双手，或者使用洗手液和戴无菌手套，预防交叉感染。

（2）患者准备：确保患者处于适当的位置，通常推荐取半卧位或侧卧位，利于痰液排出。对于昏迷或无法配合的患者，应提前摆放适当的体位和采取固定措施。

（3）物品准备：备好必要的吸痰物品，如吸痰管、吸引器、无菌手套、生理盐水等。

2.操作中护理：具体措施如下。

（1）吸痰前吸氧：吸痰前必须让患者吸氧，使体内获得充足的氧储备，以防在吸痰过程中因气道刺激或气道狭窄引起缺氧。

（2）选择合适的吸痰方式：根据患者的具体情况选择合适的吸痰途径，如经口腔、经鼻腔、经气管导管或经气管切开导管等。

（3）动作轻柔：在吸痰过程中，动作应轻柔且迅速，避免过度刺激气道或损伤呼吸道黏膜，同时注意无菌操作，避免交叉感染。

（4）控制吸痰时间：每次吸痰的时间应控制在15秒以内，连续吸痰总时间不超过3分钟。如果痰液未吸净，可暂停片刻后再次进行。

（5）监测患者的生命体征：在吸痰过程中，应密切监测患者的生命体征变化，如果出现异常，应立即停止吸痰并给予相应处理。

3.操作后护理：具体措施如下。

（1）清理呼吸道：吸痰结束后，应立即拔除吸痰管，并用生理盐水冲洗吸引器以防堵塞。查看痰液的性状，同时帮助患者清理呼吸道，保持呼吸通畅。

（2）观察呼吸情况：继续观察患者的呼吸情况，确保呼吸平稳且无明显异常。如有需要，可给予进一步的处理或治疗。

（3）记录与报告：详细记录吸痰过程中的观测结果和患者的反应，并及时向医生报告，以便调整后续治疗方案。

（4）环境清洁与消毒：清理操作场所，消毒双手和所使用的物品，预防交叉感染。

（四）操作前准备

1. 评估患者的生命体征，评估吸氧流量，评估呼吸道分泌物的量、黏稠度、气味，以及排出呼吸道分泌物的能力。

2. 告知患者操作的目的、方法、注意事项，消除患者顾虑，取得患者配合。

3. 操作护士着装整洁、仪表端庄。洗手，戴口罩。

4. 保持环境整洁、安静。

（五）操作步骤

1. 协助患者取合适体位，检查患者的口腔、鼻腔，如有活动性义齿应取下。

2. 颌下垫治疗巾，适当调高氧流量（8~10L/分）。

3. 安装负压吸引表、储液瓶及连接管。检查吸引器的各处连接是否紧密，打开负压吸引表开关，反折连接管前段，调节至合适的负压。

4. 右手戴无菌手套，将吸痰管抽出并盘绕于无菌手中，左手连接吸痰管，打开吸引器开关，试吸并润滑吸痰管。

5. 经口腔吸痰、经鼻腔吸痰、经气管插管（气管切开）吸痰的操作分别如下。

（1）经口腔吸痰：具体操作如下。

①阻断负压，经口腔插入吸痰管至口咽部，开放负压，先吸口咽部分泌物，再吸气管内分泌物。吸痰时应轻柔旋转吸提。

②左手分离吸痰管与负压吸引管，反脱手套将吸痰管包裹，弃于医疗垃圾桶内。吸引生理盐水冲洗连接管。更换吸痰管，右手戴手套，将吸痰管抽出并盘绕于无菌手中，连接负压吸引管，试吸并润滑吸痰管。取下吸氧管。

（2）经鼻腔吸痰：具体操作如下。

①阻断负压，将吸痰管经患者鼻腔插至气道，开放负压，自深部向上分别吸尽气道深部、口咽部、鼻腔的痰液。吸痰时应轻柔旋转提吸。

②吸痰完毕，给予氧气吸入。

③左手分离吸痰管与负压吸引管，反脱手套将吸痰管包裹，弃于医疗垃圾桶。吸引生理盐水冲洗连接管。清洁患者口鼻，观察口腔、鼻腔黏膜有无损伤，观察痰液情况。

（3）经气管插管（气管切开）吸痰：具体操作如下。

①按下呼吸机上的吸痰按钮，给予患者纯氧吸入 30~60 秒。右手戴无菌手套，将吸痰管抽出并盘绕于无菌手中，连接负压吸引管，试吸并润滑吸痰管。左手断开气管导管与呼吸机的连接，将呼吸机接头放在无菌治疗巾上。左手阻断负压，右手将吸痰管插入气管导管内，过程中感觉有阻力或患者因受到刺激咳嗽时，将吸痰管退出 1~2cm，开放负压，然后轻柔旋转提吸。

②吸痰完毕后立即接呼吸机通气，给予患者纯氧吸入。左手分离吸痰管与负压吸引管，反脱手套将吸痰管包裹，弃于医疗垃圾桶。吸引生理盐水冲洗连接管。待患者血氧饱和度升至正常水平后再将氧浓度调至原来的水平。如需再次吸痰应更换吸痰管。

6. 洗手，摘口罩。核对患者姓名，签字。

7. 协助患者取舒适体位，整理床单位及用物。

（六）注意事项

1. 严格遵循无菌操作原则，遵守手卫生规定，避免交叉感染。

2. 吸痰动作应轻柔、准确、快速，不要粗暴操作，以免损伤气道黏膜。

3. 选择型号合适的吸痰管，成人和儿童使用的吸痰管直径不宜超过气管导管内径的 1/2。

4. 吸引负压一般为成人 40~53.3kPa（300~400mmHg），儿童 < 40kPa（约 300mmHg）。

5. 吸痰过程中应严密关注患者的血氧饱和度、心率、呼吸、血压等生命体征的变化情况。当患者出现紫绀、心率下降等缺氧表现时，应立即停止吸痰，待缺氧缓解后再吸。

6. 对于颅底骨折患者，禁止经鼻吸痰。

（张世瑶）

参考文献

［1］中华护理学会.成人有创机械通气气道内吸引技术操作：T/CNAS 10—2020［S/OL］.［2024-11-04］. http://hltb.kxj.org.cn/index/tuanti/standard.html?team_standard_id=10.

第八节　中心静脉压监测

一、定义

中心静脉压监测是通过特定方法连续或间断地测量并观察中心静脉压的技术。中心静脉压（central venous pressure）是上腔静脉、下腔静脉进入右心房处的压力，通过上腔静脉、下腔静脉或右心房内置管测得，反映右心房压，是临床监测血流动力学的主要指标之一。中心静脉压的正常值是 5~10cmH$_2$O。

中心静脉压可在一定条件下正确反映心脏前负荷情况，受心功能、循环血容量及血管张力 3 个因素的影响。当血容量增加、静脉血管张力升高或右心功能减弱时，中心静脉压会相应地升高；反之，则中心静脉压降低。中心静脉压监测适用于需要判断和监测循环功能状态，特别是血管容量状态的患者，如严重创伤、休克、急性心肺功能衰竭、大手术患者等。中心静脉压监测有助于评估患者的液体状态、心功能及静脉血管张力，为临床补液、输血、调节心功能等提供重要依据。同时，中心静脉压是监测外周循环与心脏泵血功能状态的重要指标，对处理休克等危重病情具有重要指导意义。

二、操作

（一）操作目的

了解患者的血容量、心功能与血管张力的综合情况。

（二）关注要点

1. 保持导管通畅，回血良好。

2. 测量过程中协助患者保持平卧位、保持情绪稳定。

（三）护理措施

1. 测压前准备：具体如下。

（1）选择合适的测压液体：通常选择无菌、无刺激的生理盐水进行测压。

（2）检查管路与装置：确保测压装置与导管接头连接紧密，固定妥善，以防滑脱，同时检查各管路是否通畅，有无气泡，连接是否紧密。

（3）摆放体位与零点校准：协助患者取平卧位，确保测压装置的高度与右心房在同一平面上（通常位于腋中线与第4肋间的交叉点），并进行零点校准。

（4）无菌操作：在进行测压前，操作者应洗手，戴口罩和无菌手套，确保无菌操作，降低感染风险。

2.测压：具体过程如下。

（1）抽吸回血：每次测压前要先抽吸测压管，观察是否有回血。如果回血不畅或无回血，应考虑导管滑出、导管紧贴静脉壁或为静脉瓣所堵塞的可能，此时及时调整导管位置后方可继续测定。

（2）持续监测与记录：使用专门的测压装置进行持续监测，记录中心静脉压数值及其变化趋势。

（3）排除干扰因素：机械通气患者若吸气压＞25cmH$_2$O，胸膜腔内压增高，会影响中心静脉压，此时可暂时脱开呼吸机进行测压。患者咳嗽、咳痰、呕吐、躁动不安时也会影响中心静脉压的测量，应待患者安静10~15分钟再进行测量。

3.导管护理：具体措施如下。

（1）保持导管通畅：导管通畅的标志是回血好，测压管内液面随呼吸有波动，可定期用生理盐水冲洗导管，以确定管路的通畅性。若导管不通畅，会影响测压的结果。

（2）固定导管：妥善固定导管，防止滑脱。导管出皮肤处可用缝线固定、用无菌敷贴覆盖，敷贴外导管可在合适的位置进行二次固定，固定时避开关节及凹陷处。

（3）预防感染：保持穿刺部位清洁、干燥，定期使用碘伏消毒并更换敷料。最好选用透气性良好的无菌薄膜敷贴。输液器与三通接头等使用24小时后即应更换，接头处消毒后用无菌敷料包裹。

（4）避免药物干扰：测压通路应尽量避免使用升压药或其他血管活性药物，以免测压时药液输入中断，引起病情波动。若必须使用，应在测压前用生理盐水冲洗测压管路。

4.测压后处理：具体如下。

（1）调整液体滴速：测压后要及时调整液体滴速，以维持患者稳定的血流动力学状态。

（2）关注病情变化：持续观察患者的病情变化，包括中心静脉压、血压、尿量等指标，以及有无感染、出血等并发症的发生。

（3）及时拔管：若患者病情稳定，不再需要监测中心静脉压，应及时拔除导管，降低感染风险。先用注射器抽吸后再拔管，以防尖端附着的血栓脱落而形成栓塞。拔管后要压迫4~5分钟，局部严格消毒后用无菌敷料覆盖24小时左右即可。

（四）操作前准备

1. 评估患者的生命体征、血容量状况、心功能等；了解是否使用血管活性药物或其他可能影响中心静脉压的药物。

2. 告知患者操作的目的、方法等，以消除患者顾虑、取得患者合作。

3. 准备中心静脉导管、压力传感器、三通接头、连接管路、加压袋、无菌手套、消毒棉签、碘伏、生理盐水、输液器、输液架等。

4. 操作护士注意衣着整洁，洗手，戴无菌手套。如有需要，可安排一名助手协助操作。

5. 保持环境整洁、安静。

（五）操作步骤

1. 电子测量法：具体操作如下。

（1）选择测压管路：通常选择锁骨下静脉、颈内静脉导管或前段开口无瓣膜的经外周静脉穿刺的中心静脉导管。

（2）连接测压装置：用压力导线连接压力传感器套件和多功能监护仪，设置中心静脉压监测的数据和波形参数。

（3）连接压力套件和中心静脉导管：如为多腔导管，应与最远端的一腔（标有"distal"）相连。

（4）方波试验：校零前应进行方波试验，若波形正常，方可校零。

（5）零点校准：患者取平卧位，将压力传感器放置于患者右心房水平位置。调节三通接头使压力传感器与大气相通，进行校零。

（6）测量与记录：校零结束后，调节三通接头使压力感受器与中心静脉导管相通，监护仪将自动显示压力波形及数值。通过监护仪的显示结果判断中心静脉压是否正常，并记录测量值。

2. 水柱测量法：具体操作如下。

（1）准备工具与材料：准备无菌输液器、测压计及标尺，并确保都已被固定在输液架上。准备生理盐水和连接管路。

（2）摆放体位与零点校准：患者取平卧位，将测压计的"0"点与患者的右心房水平线对齐。

（3）连接管路与注入盐水：将输液器与生理盐水连接，排出空气。将输液器与中心静脉管路相连。打开输液器和测压计的夹子，让生理盐水进入测压计。

（4）观察与记录：待生理盐水进入测压计后，关闭输液器的夹子。观察测压计中的液体下降情况，当液体下降到一定水平且不再继续下降时，读取测压计上的数字。该数字即为测得的中心静脉压值。

（六）注意事项

1. 在整个操作过程中，应严格遵循无菌操作原则，降低感染风险。

2. 定期检查中心静脉导管是否通畅，避免扭曲、受压、堵塞，保持测压管路通畅。

3. 若重新连接或更换监护仪、测压装置，或患者体位发生变化，或传感器位置改变，均应重新进行零点校准，以确保测量结果的准确性。

4. 应用电子测量法时，应持续加压冲洗压力传感器管路，维持加压袋的压力在300mmHg左右，加压袋内软包装液体不少于1/4。

5. 测量中心静脉压时，应暂停测量管腔的输液治疗，多腔静脉导管其余管腔的液体输注速度宜 ≤ 300mL/h。

6. 进行方波试验时，对压力监测系统进行快速冲洗，监护仪显示的波形会快速上升到顶端形成方波，继而出现衰减波直至返回基线。该试验用于评估测量管路的动态反应性，也称快速冲洗试验。

（张世瑶）

第九节　动脉穿刺置管术

一、定义

动脉穿刺置管术是指在动脉内（通常选择桡动脉、尺动脉、肱动脉、腋动脉、股动脉及足背动脉等相对表浅的动脉）插入导管或导管系统，以便进行血液采样、监测血压、输注药物或其他治疗性液体的操作。本节以桡动脉穿刺置管为例进行讲解。

桡动脉穿刺置管是指通过将套管针穿刺入桡动脉内，将套管留置在血管内，从而建立一个通向动脉的通道，以便进行实时监测和治疗，适用于接受复杂、重大手术的患者，比如接受体外循环下心脏直视手术或肝移植手术，需持续监测血压变化的患者；手术中需进行血液稀释、控制性降压的患者；因大面积烧伤无法测量无创血压的患者；需指导血管活性药物使用及进行持续血药浓度监测的患者；需反复抽取动脉血进行血气分析等检查的患者；等等。有效的桡动脉穿刺置管在临床实践中具有多方面优势，比如创伤小，恢复快，出血与并发症少，可实时监测与精准治疗，可减轻患者心理负担，术后护理简便，安全性高，等等。

二、操作

（一）操作目的

1. 提供持续、准确的血压监测。
2. 为诊断和治疗提供宝贵的血气分析数据。
3. 为紧急治疗和心血管手术提供有效的治疗通道。

（二）关注要点

1. 关注患者在穿刺过程中是否有疼痛或出血等。
2. 关注置管是否顺利，是否有阻力或卡顿。
3. 观察管路是否固定良好，避免脱出或移位。

（三）护理措施

1. 术前护理：具体措施如下。

（1）患者评估与准备：评估患者的生命体征，以及是否有出血倾向、凝血功能障碍等。检查患者的皮肤有无破损、感染或炎症。行艾伦试验评估桡动脉的通畅性。

（2）皮肤准备：对穿刺部位及操作者的手部进行严格的皮肤消毒，确保无菌操作。剃除穿刺部位的毛发（如有需要），降低感染风险。

2. 术中护理：具体措施如下。

（1）协助穿刺：协助患者摆好体位，确保穿刺部位充分暴露。在穿刺过程中密切关注患者的情况，如是否有疼痛、出血等，并及时告知医生。

（2）无菌操作：严格遵循无菌操作原则，避免交叉感染。在穿刺成功后，及时覆盖无菌纱布，并固定好穿刺针和导管。

3. 术后护理：具体措施如下。

（1）观察与监测：密切观察穿刺部位有无出血、渗血、红肿、疼痛等异常情况。定期监测患者的血压、心率等生命体征，确保置管的安全性和有效性。

（2）止血与包扎：拔除穿刺针后，立即用无菌纱布压迫止血，并根据情况加压包扎。止血后，用绷带固定穿刺部位，避免脱出或移位。

（3）预防感染：保持穿刺部位的清洁、干燥，避免与水接触，以防感染。定期更换敷料，如有渗血、渗液或被污染，应及时更换。

4. 患者教育与指导：具体措施如下。

（1）告知患者穿刺部位的保护措施，如避免剧烈运动、重体力劳动等。

（2）嘱咐患者注意观察穿刺部位的变化，如有异常，及时就医。

5. 并发症的预防与处理：密切观察患者有无血栓形成、感染及肢端循环障碍等并发症的征象。如果出现并发症，应立即通知医生并采取相应的处理措施。

（四）操作前准备

1. 评估患者的生命体征、凝血功能及桡动脉搏动情况。

2. 告知患者操作的目的、过程及可能存在的风险，取得患者的配合。

3. 准备穿刺针或留置针（通常选择 18G~20G 的针头）、无菌手套、消毒液、肝素盐水、无菌纱布、绷带等物品。

4. 操作护士洗手，戴口罩。

5. 保持环境整洁、安静。

（五）操作步骤

1. 患者取仰卧位，左上肢外展于托手架上，手掌朝上，手指指向操作者。在手腕下方放置纱布卷，使腕关节抬高 5~8cm，并保持腕关节处于轻度过伸状态。

2. 进行艾伦试验，评估患者尺动脉的侧支循环情况。

3. 对患者腕部，以及操作者左手食指、中指进行常规皮肤消毒。

4. 操作者左手食指、中指并拢，定位到桡动脉搏动最强处（通常在第二腕横纹上方 1~2cm，距外侧 0.5cm 处，或以桡骨茎突为基点向尺侧移动 1cm，再向肘部方向移动 0.5cm）。用指腹感受动脉搏动，判断桡动脉的具体位置。

5. 在动脉旁皮内与皮下注射局部麻醉药（可选）。

6. 沿桡动脉走向将食指、中指轻轻分开 2~3cm，固定血管。右手持穿刺针，在两指间成 45°~90° 进针。当见到回血后，再向前推进 1~2mm（确保外套管也进入动脉内），然后撤出针芯。

7. 一手固定内针，另一手将外套管继续向前推进（与皮肤形成的角度 < 15°，捻转推进），在无阻力的情况下将外套管送入动脉腔内。拔除内针后，确认有搏动性血流自导管喷出，证实导管位置良好。

8. 连接测压装置，使用敷贴和胶布妥善固定导管和测压装置。用肝素盐水冲洗导管，保持导管通畅。

9.记录穿刺置管的时间、部位、型号，以及患者的生命体征等信息。

（六）注意事项

1.穿刺前必须对患者进行艾伦试验，评估尺动脉的侧支循环情况，确保穿刺后手掌部血液供应不受影响。

2.严格进行无菌操作，预防感染。

3.穿刺时动作应轻柔、准确，避免反复穿刺，以防损伤血管。

4.若抽出暗红色血液，表示误入静脉，应立即拔除穿刺针，并压迫穿刺点止血。

5.穿刺结束后妥善压迫止血，预防局部血肿形成。

6.对于有明显出血倾向或穿刺部位皮肤有炎症的患者，应谨慎进行穿刺。

7.艾伦试验是用于测试桡动脉和尺动脉对掌供血是否顺畅的方法。操作者用双手同时压迫穿刺侧的桡动脉和尺动脉，让患者用力做握拳和完全松开拳头的动作，直至手掌变白，随后继续压迫桡动脉，松开尺动脉，观察手掌血流恢复情况。若手掌颜色在10秒内迅速变红或恢复正常，表明尺动脉和桡动脉间存在良好的侧支循环；相反，若10秒内手掌仍苍白，则表明手掌侧支循环不良，禁止进行桡动脉穿刺置管。

（张世瑶）

第十节　有创动脉血压监测

一、定义

有创动脉血压监测是将穿刺管直接插入动脉内，通过测压管连接换能器直接测压的血压监测方法，能够连续对患者的收缩压、舒张压及平均动脉压进行监测，并且在一定程度上避免了一些操作因素的影响。

有创动脉血压监测利用传感器与动脉内血液的相互作用，将动脉内的压力转化为电信号，进而在监护仪上显示出连续的血压数值和波形。这种方法能够准确、连续地反映患者的动脉血压变化，适用于各类危重症治疗、复杂大手术，以及因严重低血压、休克需要反复采集动脉血标本或应用血管活性药物等而需要密切监测血压变化的患者，或难以监测无创血压者。准确的有创动脉血压监测提高了诊疗的精确性，是抢救、监护危重患者不可或缺的重要措施。

二、操作

（一）操作目的

1. 获取精确、连续的血压数据。

2. 根据动脉波形变化，判断心肌的收缩能力。

（二）关注要点

1. 监测患者的生命体征，尤其是血压数值和波形变化。

2. 注意有无远端肢体缺血、空气栓塞、感染等并发症发生。

（三）护理措施

1. 患者护理：向患者讲解有创动脉血压监测的目的和重要性，减轻患者的焦虑和恐惧情绪。在变换体位时，应始终保持换能器与患者心脏水平一致，以保证测定的数值准确。确保穿刺点局部麻醉充分，减轻患者疼痛。

2. 保持测压管路通畅：穿刺针、延长管、测压肢体需妥善固定，防止测压管受压、扭曲或脱落。确保各个接头连接处旋紧，防止脱开或渗漏。为保证动脉测压管的通畅，应使用冲洗液定时冲洗，加压袋的压力需＞300mmHg。密切关注监护仪上的动脉波形变化，波形异常时应检查管路是否折叠、堵塞，管路内有无气泡。

3. 定期校准：定期校准监测设备，确保测量准确。

4. 预防并发症：每次经测压管抽取动脉血后，应立即用肝素盐水进行快速冲洗，以防凝血。若管路内有血块堵塞，应及时予以抽出，切勿将血块推进，以防发生动脉血栓栓塞。在调试零点、取血等操作过程中，应严防气体进入动脉内造成栓塞。

5. 预防感染：每次抽取血标本或进行其他操作时，应严格遵循无菌原则，预防感染。穿刺部位需定时消毒，更换敷料，保持局部清洁、干燥。尽量减少测压管的置管时间，当循环功能及呼吸功能相对稳定时，应尽早拔管，缩短置管时间，减少感染机会。

（四）操作前准备

1. 评估患者的病情、自理能力及合作程度。

2. 告知患者操作的目的、方法、注意事项，消除患者顾虑、取得患者合作。

3. 操作护士洗手，戴口罩。

4. 保持环境整洁、安静。

（五）操作步骤

1. 准备含 0~10U/mL 肝素的生理盐水冲洗液 500mL。

2. 将压力传感器套件与冲洗液连接并排气，将冲洗液装入充气加压袋中加压至 300mmHg。

3. 将压力监测电缆线的两端与监护仪和压力传感器相连。

4. 协助患者取舒适体位，暴露穿刺部位，在无菌操作下进行动脉穿刺置管。

5. 动脉穿刺置管成功后立即与压力传感器套件相连，回抽血液通畅，并冲洗管路系统至无血液。

6. 将压力传感器固定于患者心脏水平，转动三通使压力传感器与大气相通，进行校零。监护仪上显示校零成功后，转回三通使压力传感器与动脉相通。

7. 调节监护仪参数，观察压力波形，读取动脉血压值。

（六）注意事项

1. 若穿刺部位或其附近存在感染，或患者有凝血功能障碍，或患有周围血管疾病，或手术操作涉及同一部位，或艾伦试验阳性，禁止进行桡动脉穿刺测压。

2. 在进行有创动脉血压监测时，需严格遵循无菌操作原则，避免感染的发生。

3. 定期冲洗测压管路，避免血栓形成和堵塞。同时，需确保加压袋的压力保持在适当范围内。

4. 需妥善固定测压管路，避免牵拉和脱落。同时，需保持环境安静和舒适，避免患者过度活动，以免影响监测结果。

5. 当患者病情平稳或不需要继续监测时，应及时拔除测压管路，以减少患者的痛苦，预防并发症的发生。

6. 警惕血栓形成、远端肢体缺血、空气栓塞等并发症的发生。一旦发现并发症的征兆，应立即采取相应措施进行处理。

（张世瑶）

第十一节 亚低温治疗

一、定义

亚低温治疗是指采用物理降温的方法，使患者的体核温度维持在 30~35℃，以达到治疗目的。新生儿缺氧缺血性脑病（hypoxic-ischemic encephalopathy，HIE）的亚低温治疗是指采用主动降温的方法，使体核温度降低为 33~34℃，并维持 72 小时，然后缓慢复温，以达到神经保护的目的。亚低温治疗已经成为新生儿缺氧缺血性脑病的常规治疗手段。

二、操作

（一）操作目的

亚低温治疗的目的是通过降低脑细胞代谢率、减少脑耗氧量、改善脑细胞能量代谢等，减轻脑水肿和降低颅内压，从而保护脑细胞的结构、功能，减轻脑损伤，促进脑细胞结构及功能的修复。

（二）总体标准

1. 全身亚低温，使直肠温度维持在 33.5~34℃（目标温度），可接受温度为 33~34.5℃。

2. 亚低温治疗最适合在新生儿出生后 6 小时内进行，越早越好。

3. 亚低温治疗的时间为 72 小时。

4. 亚低温治疗复温后至少严密临床观察 24 小时。

（三）选择标准

1. 胎龄≥ 36 周，出生体重≥ 2500g，并且同时存在下列情况。

2. 有胎儿宫内窘迫的证据。

3. 有新生儿窒息的证据。

4. 有新生儿缺氧缺血性脑病或动态脑电图监测结果异常的证据。

（四）禁忌证

1.出生 12 小时以后。

2.缺乏缺氧缺血性脑病临床症状和体征，且初始动态脑电图监测结果正常。

3.存在严重的先天畸形，特别是复杂青紫型先天性心脏病、复杂神经系统发育畸形，以及 21 三体综合征、13- 三体综合征或 18- 三体综合征等染色体异常。

4.有颅脑损伤，或中度、重度颅内出血。

5.全身性先天性病毒或细菌感染。

6.临床上有自发性出血倾向或血小板 $< 50 \times 10^9/L$。

（五）操作步骤

1.将患儿放置于辐射台或暖箱，关闭辐射台或暖箱的电源。

2.评估患儿全身皮肤的情况，将头部毛发剃干净，贴泡沫敷料（有边型）保护患儿头部皮肤（将自制水枕垫于患儿枕部）。

3.暴露患儿皮肤，除去患儿身体上的一切加温设施。

4.监测心率、血氧饱和度、血压（动脉有创血压）、体温、脑功能；密切观察患儿的意识、瞳孔、反应、四肢肌张力及有无抽搐等，做好详细记录和对症处理；遵医嘱建立静脉通道。

5.完善治疗前检查，如血常规、C 反应蛋白（CRP）、血气分析、电解质、肝肾功能、凝血功能、心电图、头颅 B 超等。

6.将直肠温度探头插入肛门 4~5cm。

7.将患儿放置在水毯正中央，头颈部禁止睡在水毯上。

8.观察患儿有无出血征象，及时进行凝血功能测定。为消化道出血患儿留置胃管，观察胃液及大便的颜色。

9.准确记录患儿的出入量。

（六）退出标准

出现下列情况之一者不再适合进行亚低温治疗，应尽快开始复温。

1.存在持续低氧血症（进行积极的呼吸支持治疗后，血氧饱和度仍低于 80% 且持续超过 2 小时）。

2.平均动脉压 $< 35mmHg$，给予血管活性药物治疗和扩容等处理后，平均动脉压仍然 $< 35mmHg$，且持续 4 小时以上。

3. 心率持续＜80 次 / 分或出现心律失常；连续 12 小时尿量＜ 1mL/（kg·h）。

4. 存在明显出血倾向且凝血功能异常，经积极支持治疗仍没有缓解。

（七）护理措施

1. 体温监测及护理：具体措施如下。

（1）将患儿放置在远红外辐射式抢救台上或暖箱中，关闭加热装置。

（2）尽量暴露患儿皮肤，除去患儿身体上的一切加温设施。用冰毯覆盖患儿的躯干和大腿，不能覆盖患儿的颈部。

（3）将直肠温度探头插入肛门后标记好位置，观察温度传感器有无脱落、控温仪运转是否正常。放置皮肤温度探头于腹部，监测皮肤温度。

（4）连续监测皮温及肛温，开始时每 15 分钟记录 1 次，达到目标温度后每 1 小时记录 1 次，若无异常情况可每 2 小时记录 1 次，复温期间每小时记录 1 次。

（5）若监测到患儿体温低于或高于目标温度 1℃以上，或患儿出现烦躁、颤抖等情况，应通知医生。

（6）若患儿体温没有达到可接受的温度范围，可进行诱导亚低温治疗，经过 1~2 小时达到亚低温治疗的目标温度（33.5~34℃）。

2. 其他生命体征监护：具体措施如下。

（1）密切观察患儿意识、瞳孔、反应、四肢肌张力等的变化及有无抽搐等，做好详细记录和对症处理。

（2）持续心电监护，密切监测患儿的心率、呼吸、血氧饱和度、末梢循环等的变化，一般心率＞ 100 次 / 分，平均动脉血压≥ 40mmHg。当患儿存在持续低氧血症或持续低血压时，应及时通知医生并处理。

（3）严格控制液体入量，准确记录 24 小时出入量，尤其注意监测尿量的变化，保持尿量＞ 1mL/（kg·h）。

（4）观察患儿的皮肤颜色，每 4 小时检查患儿皮肤 1 次，每 2 小时变换体位 1 次，防止发生皮肤压力性损伤。

3. 其他护理：具体措施如下。

（1）冰毯应保持干燥。

（2）测定血气的化验单应标注测定时患儿的体温。

（3）在亚低温治疗期间，患儿的皮肤可能发暗或呈灰色，若血氧饱和度正常，则无须特殊处理。

（4）在亚低温治疗期间，应使患儿保持安静，减少搬动，换尿布时切忌过度抬高臀部，以免影响颅内压。

（八）注意事项

在亚低温治疗过程中，应严密监测可能出现的不良反应。

1. 心血管系统：严重的心律失常、低血压、肺动脉高压等。

2. 血液系统：凝血功能异常等。

3. 呼吸系统：低氧血症、高碳酸血症等。

4. 代谢问题：低（高）血糖、低钙血症、低（高）钠血症等。

5. 重要器官功能损害：肝肾功能损害等。

6. 皮肤问题：皮肤破溃、坏死或硬肿等。

（九）结束方法

1. 自然复温法：按下亚低温治疗关闭按钮，关闭远红外辐射式抢救台电源或暖箱电源，逐渐开始复温。

2. 人工复温法：设定直肠温度为每 2 小时升高 0.5℃。复温期间每小时记录 1 次直肠温度，直至温度升至 36.5℃。

3. 注意事项：复温宜缓慢，避免快速复温引起低血容量性休克、反跳性高钾血症、凝血功能障碍等。通常复温的时间 ≥ 5 小时，体温上升速度 ≤ 0.5℃ / 小时，室温 25～26℃，湿度 55%～60%。复温过程中仍需监测肛温，肛温恢复正常后每 4 小时测 1 次肛温。患儿出现惊厥时应暂停复温，维持原来的温度至少 4 小时，然后恢复复温治疗。

（李谨轩）

参考文献

[1] 肖昕，陈超，母得志.实用新生儿重症医学 [M].北京：人民卫生出版社，2024.

[2] 单媛媛，程国强.亚低温治疗时代的新思考——生后 6 小时内轻度缺氧缺血性脑病新生儿亚低温治疗 [J].中华新生儿科杂志，2022，37（4）：373-376.

[3] 中华医学会儿科学分会新生儿学组，中华儿科杂志编辑委员会.亚低温治疗新生儿缺氧缺血性脑病专家共识（2022）[J].中华儿科杂志，2022，60（10）：983-989.

[4] 邵肖梅，叶鸿瑁，丘小汕.实用新生儿学 [M].5 版.北京：人民卫生出版社，2019：393-413.

[5] 张玉侠.实用新生儿护理学 [M].北京：人民卫生出版社，2015：479-483.

第六章 眼科护理技术

第一节 视力检查

一、定义

视力（visual acuity，VA）主要反映黄斑区的视功能。视力检查是对视敏锐度的检查，是人眼能辨明最小物象的能力，反映的是黄斑中心凹的视功能，又称中心视力。临床诊断及视残等级的评定一般是以矫正视力为标准，临床上≥ 1.0（5.0）的视力为正常视力，发达国家通常将视力< 0.5（4.7）称为视力损伤，并据此评估能否驾车。

二、操作

（一）操作目的

了解视网膜黄斑中心凹处的视觉敏锐度，辅助诊断眼科疾病。

（二）操作前准备

准备好标准对数视力表、标准近视力表或耶格近视力表（Jaeger chart），以及遮眼板、灯箱、指示杆等。

（三）操作步骤

1.远视力检查：具体步骤如下。

（1）视力表检查法：具体步骤如下。

①将视力表挂于距受检者5m处。若置平面反光镜，则视力表距离镜面2.5m，视力表的1.0一行与受检眼平行。

②双眼分别进行检查，顺序一般为先右后左、先健眼后患眼。检查时用遮眼板或手掌遮盖非检查眼，但不要压迫眼球。如受检者戴镜，应先查裸眼视力，再查戴镜视力。

③嘱受检者辨认 E 字符缺口方向，用手势表示该视标的方向，从最大视标开始，自上而下逐行检查，找出受检者的最佳辨认行，将能辨出的最小视标记录为该眼的远视力。例如，如果到第 7 行时不能辨认，则受检者的视力为 0.6；如果辨认出第 7 行中的 2 个，则记为 0.6^{+2}。

④如果受检者无法看清第 1 行（即视力低于 0.1），让受检者向前走近视力表，直至看清第 1 行，再根据"V = d/D"（"V"指视力，"d"指能看清第 1 行的距离，"D"指设计距离）的公式计算受检者的视力。例如，受检者在 3m 处才能看清 0.1 行（设计距离 50m）的视标，其实际视力 V = 3m/50m = 0.06。

⑤如果受检者在距视力表 1m 处仍不能辨认 0.1 行视标的开口方向，则改用指数（CF）视力检查法。

（2）指数视力检查法：嘱受检者背光而坐，护士伸出手指，嘱受检者说出手指数目，记录能辨清手指数目的最远距离。例如，受检者在距护士手指 50cm 处能正确数出手指数目，则该受检者的视力记为"指数 /50cm"。

如果受检者在距护士手指 5cm 处仍不能辨清手指数目，则进行手动视力检查。

（3）手动（HM）视力检查法：检查时，护士用手在受检者的眼前晃动，记录受检者能辨认手动的最远距离。例如，受检者在距手 20cm 处能正确分辨手的摆动，则记录视力为"手动 /20cm"。

对于不能辨认手动的受检者，应在暗室内进一步检查光感（LP）及光定位（光投射）。

（4）光感、光定位检查法：检查在暗室内进行。护士将手电筒或点燃的蜡烛放在 5m 外，让受检者用一只眼辨认光源，另一只眼严密遮盖不透光，记录能看见光源的最远距离。例如，受检者在距蜡烛 4m 处能辨认出有亮光，则记录视力为"光感 /4m"；将蜡烛放在眼前时受检者也不能辨认出有亮光，则记录视力为无光感。对于有光感的受检者，还需要进行光定位检查。嘱受检者注视正前方不动，护士在距受检眼 1m 处分别将灯光移向左上、左中、左下、正上、正中、正下、右上、右中、右下 9 个方向，并不断询问受检者能否看见灯光，能辨认亮光处记为"+"，不能辨认处记为"-"。

2. 近视力检查：具体步骤如下。

（1）核对受检者的姓名、性别。

（2）评估受检者的全身一般情况及眼部情况，了解受检者的配合程度。

（3）向受检者解释操作的目的、方法、注意事项，取得受检者的配合。

（4）洗手，戴口罩。

（5）测量可以正确辨认近用视力表上最小一行的字符开口方向，或改变检查距离，以能看清最小字母为结果，采用小数法记录视力。例如，如果将视力表放到受检者眼前10cm，方能使受检者看清近用视力表上最小一行字符的开口方向，则将视力记录为"1.0/10cm"。

（四）注意事项

1. 在检查视力之前，应先教会受检者如何辨认和做手势。

2. 供婴幼儿及学龄前儿童检查的视力表可使用简单的图形、玩具，或采用手指检查法，结果仅供参考。

3. 检查时须双眼分别进行，一般先右后左，每个视标的辨认时间为2~3秒。

4. 检查视力时，遮眼板应确实、可靠地遮盖检查眼且不压迫非检查眼。受检者头位要正，不能仰头、歪头或用另一只眼偷看，也不能眯眼。

5. 若受检者佩戴矫正眼镜，应先查裸眼视力，再查戴镜视力。

6. 遮眼板应严格消毒，一人一用一消毒，避免交叉感染。

7. 视力表须有充足的光线照明，检查视力的室内灯光要求为采用自然光或500Lux（勒克斯）左右的人工照明，避免眩光。

8. 国际标准视力表远视力检查的初始距离为5m，近视力检查距离为30cm。

9. 视力检查应逐行进行，找出受检者的最佳辨认行。

（杨鑫）

第二节　眼压测量

一、定义

眼压（intraocular pressure）是眼球内容物作用于眼球内壁的压力，是单位面积眼球壁受到的眼内容物压力高于大气压的部分。眼压测量是青光眼诊治的重要项目之一。眼压的正常范围为10~21mmHg（1.3~2.8kPa）。眼压的测量方法包括指测法及眼压计测量法。

二、操作

（一）操作目的

了解眼压情况，协助青光眼的诊断，观察疾病的治疗效果。

（二）关注要点

测量眼压时需注意观察受检者的精神状态，评估受检者的配合程度，注意确定受检者是否正确注视并充分暴露眼球，了解受检者有无与高眼压相关的头痛等症状。

（三）操作前准备

准备好眼压计、0.5% 奥布卡因滴眼液、75% 乙醇棉片、棉签、荧光素钠染色条、裂隙灯、抗生素滴眼液等物品。

（四）操作步骤

1. 指测法：指测法是最简单的定性估计眼压方法，检查者需要有一定的临床实践经验。测量时嘱受检者两眼向下注视，检查者将两手食指尖放在受检者上眼睑皮肤表面，两指交替轻压眼球，像检查波动感那样感觉眼球的张力，估计眼球的硬度。初学者可通过触压自己的前额、鼻尖及嘴唇来感受高、中、低 3 种眼压。记录时用 "Tn" 表示眼压正常，用 "T+1~T+3" 表示眼压增高的程度，用 "T–1~T–3" 表示眼压降低的程度，在无条件准确测量眼压的情况下，此法既简便又实用。例如，对于有角膜穿通伤的患者，常用指触法来初步判断眼球的受伤程度。

2. 压陷式眼压计测量法：操作时用有一定重量的眼压测杆将角膜压出凹陷，在眼压计重量不变的条件下，压陷越深，眼压越低，其测量值受眼球壁硬度的影响。目前临床上广泛使用的是希厄茨眼压计。

压陷式眼压计测量法检查步骤如下。

（1）受检者仰卧于检查床上。

（2）用 0.5% 奥布卡因滴眼液滴双眼，每隔 5 分钟滴 1 次，共滴 3 次。

（3）将眼压计用 75% 乙醇棉片消毒后置于校对试板上校 0 点。

（4）嘱受检者睁开双眼向上固视某一目标，检查者用左手食指和拇指轻轻分开上下眼睑并固定上下眶缘，右手持眼压计将活动针的足板垂直放在角膜中央，观察指针的度数。先用 5.5g 砝码测量，若指针小于 3，则换用 7.5g 或 10g 砝码。

（5）根据读数在换算表中查出相应的眼压值。

3. 压平式眼压计测量法：用一定力量将角膜凸面压平而不下陷，这样眼球容积的改变很小，测量值受眼球壁硬度的影响相对较小。根据角膜压平的面积或压力大小可将该法分为两种。一种为固定压平面积，测压平该面积所需力的大小；另一种为固定压力（眼压计重量不变），测压平面积。临床上常用的是戈德曼（Goldmann）压平眼压计。

压平式眼压计测量法检查步骤如下。

（1）用 75% 乙醇棉片消毒测压头，待其干燥。

（2）受检眼滴 0.5% 奥布卡因滴眼液，每隔 3 分钟滴 1 次，共滴 3 次。

（3）结膜囊内滴 0.5% 荧光素钠或用消毒荧光素染色条

（4）指导受检者将下颌置于裂隙灯颌托上，额部贴紧额带。

（5）将测压头 0~180° 经线置于水平方向，如受检眼有 > 3° 的散光，将上下棱镜的水平交界线转至 43° 子午线上，以使压平角膜尽量保持圆形。

（6）将测压旋扭转至 1g 刻度方位，将裂隙灯缓慢向前推进，先在镜外观察，使测压头刚刚接触角膜中央，再通过显微镜观察，见到一环形蓝紫色的角巩膜区的分光带时再向前推测压头，这时可从目镜中观察到视野中央出现了两个黄绿色荧光半环，若两个半环不在中央，可上下移动显微镜并转动加压旋钮，直到观察到上下两个大小相等且内圆正好相切的半圆。

（7）记录加压旋钮上的刻度数，即所加压力的克数，乘以 10 就是测得的眼压数值。

4. 非接触眼压计测量法：检查时，仪器与眼球不直接接触，检查原理是利用仪器中可控的空气气流快速将角膜中央 3.6mm^2 的面积压平，测定压平该面积所需的时间，然后将其换算为眼压。仪器对脉冲气流、时间、角膜受压面的监测、眼球与仪器的位置等都有严格的限定标准，按正确操作程序执行后，仪器会自动显示眼压数值并打印出来。由于测量的是瞬间眼压，因此应多次测量后取平均值，以减少误差。非接触眼压计测量 40mmHg（5.3kPa）以上或 8mmHg（1.0kPa）以下眼压时误差较大，因此该法多用于青光眼的普查。

（五）注意事项

1. 指测法：具体注意事项如下。

（1）指测法是对眼压的粗略测量，测量结果存在一定误差。

（2）有眼球破裂伤时禁止使用该法。

（3）眼睑充血、水肿、痉挛或瘢痕形成时，可能会影响结果的准确性。

（4）压迫眼球时，不可用力过大。

2.压陷式眼压计测量法：具体注意事项如下。

（1）在测量眼压的过程中，不能对眼球施加除眼压计砝码外的任何压力。

（2）测量结束应立即滴抗生素滴眼液以免引起感染，并嘱受检者半小时内勿揉眼，以免造成角膜擦伤。

（3）用本法测出的眼压受眼球壁硬度的影响较大，可用5.5g与10g的砝码各测1次，根据使用不同砝码测得的读数，通过查表得出校正眼压数值。

（4）注意"mmHg"与"kPa"的单位换算关系：1mmHg=0.133kPa，1kPa=7.5mmHg。

3.压平式眼压计测量法：具体注意事项如下。

（1）角膜表面染色的泪液过多时，应吸除过多的泪液。

（2）测量前嘱受检者瞬目以免角膜干燥影响测量结果。

（3）可重复测量3次，然后取均值。

（4）若受检眼的眼压超过80mmHg（10.7kPa），需将平衡杆的长端指向检查者一侧，根据需要置于2g或6g重量压力刻度位置以测量较高状态眼压。

4.非接触眼压计测量法：具体注意事项如下。

（1）非接触眼压计与戈德曼压平眼压计相比，在正常眼压范围内的测量值是可靠的，但在测量高眼压时可能会出现偏差，测量角膜异常或注视困难受检者的眼压时可能会出现较大误差。

（2）由于测压时非接触眼压计不直接接触眼球，因此减少了应用其他眼压计测压时可能引起的并发症，如角膜擦伤、对表面麻醉剂过敏和播散感染等。对角膜异常者应慎用非接触眼压计，因为不但测量值可能不准确，而且可能会引起角膜上皮下气泡。由测压头前表面污染引起感染扩散的案例已有报道。

（杨鑫）

第三节　屈光状态检查

一、定义

当光从一种介质进入另一种折射率不同的介质时，光线将在界面发生偏折现象，该现象在眼球光学中称为屈光（refraction）。人眼的屈光状态受到多种因素的影响，包括遗传因素和环境因素等。正常情况下，大部分婴幼儿都处于远视状态，随着生长发育，逐渐趋于正视，至学龄前基本达到正视，该过程称为"正视化"。

二、操作

（一）操作目的

屈光状态检查是使用不同的方法确定眼屈光不正的性质及程度，以了解眼屈光状态的方法。

（二）操作前准备

准备好镜片箱、投影视力表、综合验光仪、电脑验光仪、检影镜等物品。

（三）操作步骤

1. 客观验光：客观验光包括检影验光和电脑验光。

（1）检影验光是一种客观检测眼球屈光状态的方法，其原理是检查者利用检影镜将眼球内部照亮，光线从视网膜反射回来，这些反射光线经过眼球的屈光成分后发生了改变，通过观察反射光线的变化可以判断眼球的屈光状态。

（2）电脑验光是屈光检查技术与电子计算机技术相结合的产物，是电子化的客观验光设备，测量时无须检查者和受检者进行主观判断，通过事先设定的标准即可客观地评估屈光参数。由于电脑验光简单、快速，适用于快速获取客观屈光度并将其设为验光的起点，或用于日常眼保健筛查。电脑验光测量结果只能作为验光的初始数据，而不能作为最后的结果，最终需结合主觉验光和试戴情况确定验光结果。检查时应注意让受检者保持头、眼位相对不动，尽量处于松弛状态。验光时每眼连续测3次。检查者要熟练掌握操作技术，操作时力求迅速，尽量缩短测试时间，不要使受检者感到极度疲劳，以免影响测量的准确性。电脑验光的准确性会受受检者的配合程度、眼调节作用及仪器精确度等因素的影响。

2. 主觉验光：主觉验光是对以客观验光（比如检影或电脑验光）为主的初始阶段所获得的预测资料进行检验的方法，是规范验光的精确阶段，是确定受检者眼屈光状态的主观方法。

（1）初次单眼在最高正屈光度下获得的最佳视力（以下称"MPMVA"）：MPMVA意为对受检眼使用尽可能高的正度数镜片或尽可能低的负度数镜片而使受检眼获得最佳视力。

①测定单眼 MPMVA 的主要目的就是控制受检眼的调节，最常用的方法是将视力"雾视"，其作用实际上是利用"过多的正度数"。比较理想的雾视度数为 +0.75D～+1.00D（依受检者的具体度数而定），将受检者的视力雾视至 0.3～0.5。

②在受检眼前逐渐减少正镜片的度数（增加负镜片度数），按照每次减少 1 个 +0.25D（增加 1 个 –0.25D）的频率进行。

③每减少 1 个 +0.25D（增加 1 个 –0.25D）检查 1 次受检者的视力，直到受检者能辨认出最小视标行，再减少 1 个 +0.25D（增加 1 个 –0.25D），以此类推。

④逐渐调整度数，直到受检者获得最佳矫正视力，即减少正镜片度数（增加负镜片度数）已不能提高受检者的视力。

⑤终点的确定方法如下。

第一，清晰度测试。如果受检者配合而且可靠，可在改变镜片度数时进行简单的提问，比如问视标是"更清晰"还是"更小或更黑"，因为在过负时，视标看起来是"变小或变黑"的，而不是"更清晰"的，造成这种现象的原因是增加的负球镜或减少的正球镜使视力表上的视标缩小了。

第二，双色试验（红绿试验）。选择有红绿背景视标的投影视力表。让受检者注视 0.8 视标行或者选择其最好视力行上面一行的视标。让受检者先看绿色背景视标，然后看红色背景视标，再看绿色背景视标，比较哪个更清楚。若红色背景视标更清楚，说明负镜片欠矫（正镜片过矫），则增加 –0.25D（减去 +0.25D）；若绿色背景视标更清楚，说明正镜片欠矫（负镜片过矫），则减去 –0.25D（增加 +0.25D）。重复上述步骤，直至红绿背景视标一样清楚。若无法一样清楚，则当红色背景视标更清楚时加 1 个 –0.25D（减 1 个 +0.25D），以变成绿色背景视标清楚为终点。

（2）用交叉柱镜确定散光情况：具体步骤如下。

①用交叉柱镜精准确定散光轴向：使用交叉柱镜的第一步就是精准确定需矫正柱镜的轴向。注视视标选择初次测定 MPMVA 后的最佳矫正视力的上一行，交叉柱镜手轮位置同柱镜轴向一致，翻转交叉柱镜，精确矫正柱镜的轴向。检查时 A 对负轴，翻转两面比较清晰度，追红点，进十退五（散光度小于 –1.00D）或进五退二（散光度大于 –1.00D）。

②用交叉柱镜精准确定散光度数：注视视标选择同上，红点或白点位置同柱镜轴向一致，翻转交叉柱镜，精确矫正柱镜的度数，注意需考虑等效球镜。检查时 P 对负轴，翻转两面比较清晰度，红点对 P 清楚加 –0.25DS（球镜度数，以下称"DS"），白点对 P 清楚减 –0.25DC（散光度数），连续增加 2 次负柱镜时相应地增加 1 个 +0.25 球镜，连续减少 2 次负柱镜时相应地增加 1 个 –0.25 球镜。

（3）再次测定 MPMVA：如果在交叉柱镜过程中没有改变散光柱镜的轴向和度数或起始读数中没有发现散光，则可以只进行初次 MPMVA 测定。再次测定 MPMVA 的步骤及终点确定的标准与初次测定 MPMVA 的步骤及终点确定的标准相同，此时已精准确定散光度数和轴向。

（4）换眼验光：右眼完成单眼主觉验光后，遮盖右眼，左眼去遮盖，左眼的验光步骤与右眼的验光步骤相同。

（5）双眼调节平衡：双眼调节平衡的目的是将"双眼调节刺激等同起来"，试图通过双眼的视觉均衡进一步将调节反应降为零。

①将双眼去遮盖，双眼同时雾视 +0.75DS，必要时可增加度数，一定要将视力雾视在 0.5~0.8。

②选择此时最佳视力行上一行的单行视标，用垂直棱镜将双眼分离，即打破融像功能，受检者能用双眼分别看到一个像。使用综合验光仪中的里斯利（Risley）棱镜时，在右眼前放上 $3^\triangle$~$4^\triangle$BU（底朝上），在左眼前放上 $3^\triangle$~$4^\triangle$BD（底朝下），这时让受检者注视雾视的最佳视力行的上一行，受检者将看到上下两行相同的视标。

③询问受检者上下两行视标哪一行更清晰或较模糊，如果上行清晰，则在左眼前加 +0.25D（该眼看到的是上行）。

④重复提问，在较清晰的那一眼前加 +0.25D，直至双眼同样模糊。

⑤双眼平衡的终点是双眼看视标具有同样的清晰度，此时调节为零且雾视相同。若双眼不能达到同样的清晰度，应将保持其优势眼清晰作为终点。

⑥双眼平衡的整个过程中必须一直保持两种状态，即双眼均能看到视标、双眼一直处于雾视状态。

（6）测定双眼 MPMVA：双眼调节平衡达到终点后，移去棱镜，进行双眼 MPMVA 测定，即双眼同时去雾视镜直至验光终点，其步骤基本上与单眼 MPMVA 的测定相同，只是此时是双眼同步测定的；双眼 MPMVA 终点的判断基本上与单眼 MPMVA 终点的判断相同，只是在红绿试验不能达到一样清楚时，也就是当红色背景视标较清楚时加 1 个 –0.25D（减 1 个 +0.25D），以变为绿色背景视标清楚为终点，目的是防止负镜片过矫。

（四）注意事项

1. 主观屈光检查是高度个性化的检查，要结合多方面因素给予最合适的矫正度数。

2. 主观检查法易受调节作用的影响，不够准确，但 40 岁以上受检者的调节力已减退，可采用主觉插片法。

3.进行主观屈光检查之前，一般先进行眼底常规检查。

4.小孔检查是一种粗试检查，主要用于鉴别视力低下的原因。

5.自动验光仪要求操作环境安静、整洁，避免对受检者产生干扰，需在白天正常自然光线下测试。

6.自动验光仪检测时要求受检者能保持坐位，精神状态正常，能配合检查，未患会明显影响测量结果的眼病。

（杨鑫）

第四节　裂隙灯显微镜检查

一、定义

裂隙灯显微镜（slit-lamp microscope），简称裂隙灯，由照明系统和双目显微镜系统组成，是眼科最常用的检查设备。裂隙灯用集中光源照亮检查部位，同周围部的黑暗形成强烈对比，不仅能观察到表浅病变，还能利用裂隙光带通过眼屈光介质形成的一系列"光学切面"，使角膜、房水、虹膜、晶状体、玻璃体等部位的正常结构及微小病变均被清楚地显示出来。在双目显微镜的放大下，目标更具有立体感，提高了检查的精确性。

二、操作

（一）操作目的

裂隙灯主要用于检查眼前段，如结膜、巩膜、角膜、前房、虹膜、晶状体和前部玻璃体的改变，还可以通过附加前房角镜、前置镜、三面镜，来检查前房角、后部玻璃体和眼底的情况，在眼内激光治疗中也是重要的辅助设备。

（二）操作前准备

准备好半暗室、裂隙灯、前房角镜、前置镜、三面镜等。

（三）操作步骤

根据检查部位及病变所在位置和病变性质的不同，临床上常通过以下 6 种照明方法进行检查。

1. 弥散照明法：弥散照明法是将光源斜向投射并充分开大裂隙，使眼表处于一种弥漫性照明状态的方法。该法利用集合光线、低倍放大，可以快速地对眼前部组织，如眼睑、结膜、角膜、虹膜、晶状体等进行全面的观察。

2. 直接焦点照明法：直接焦点照明法是最常用的检查方法，也是裂隙灯检查法的基础，其基本特点是裂隙灯光焦点与显微镜焦点重合。光源从右侧或左侧成45°～65°投射到角膜组织上，将裂隙调到很细的宽度形成"光刀"，可以观察角膜的弯曲度及厚度，有无异物、角膜后沉着物（KP），以及浸润、溃疡等病变的层次和形态。焦点向后推时，可观察到晶体的混浊部分及玻璃体前面1/3的病变情况。如用圆锥光线，可检查房水内浮游的微粒。

3. 后部照明法：后部照明法是将显微镜聚焦到检查部位，再将裂隙灯光线照射到要观察的组织的后方，借助后方形成的反光屏将光线反射回来，利用反射回来的光线检查透明或半透明组织。该法适用于观察角膜后沉着物、角膜深层异物、角膜深层血管及角膜血管翳等。

4. 角膜缘分光照明法：角膜缘分光照明法利用角膜的透明性，先将裂隙灯光源投射到角膜缘上，此时光线可以在角膜组织内形成全反射，角膜周围会出现明亮的光晕，同时将显微镜焦点调到角膜上，这样可以清晰地显示角膜组织的透明度情况。该法适用于检查角膜的云翳、水肿、血管、浸润和瘢痕等病变。

5. 镜面反射照射法：镜面反射照射法是利用角膜和晶状体前后表面都非常光滑并具有镜面性质、可以反射光线的特点来进行检查的方法。该法要求受检者注视正前方，将裂隙灯光源从角膜颞侧照射，裂隙灯光线的宽度把握在0.3mm左右，将裂隙灯的焦点调到要观察的目标上。可以仔细观察角膜前后及晶体前后囊的细微变化，如泪膜上的脱落细胞、角膜内皮的花纹、晶体前后囊及成人核上的花纹等。

6. 间接焦点照明法：间接焦点照明法将裂隙灯光线聚焦在观察目标的旁边，而将显微镜的焦点调到目标上，如此便可以清晰地观察目标。该法可用于观察角膜血管翳及角膜病变的深度。裂隙灯还可以附加前置镜、接触镜及三面镜等，配合检查视网膜周边部、前房角及后部玻璃体，经双目观察更可呈现立体视觉效果。

（四）注意事项

1. 检查时要求室内昏暗，最好在半暗室内进行。

2. 检查者用消毒棉片对额靠和颌托进行消毒，调整裂隙灯升降台和座椅的高度，使检查者和受检者处于相对舒适的位置。

3.嘱受检者将额头和下颌分别放在额靠和颌托上，调整好高度，使受检者外眦位于眼位线水平。

4.将放大倍率调整到6倍或10倍，检查者一手握调焦柄，另一手调整裂隙宽度并调整照明角度。

5.根据患者疾病类型的不同选择合适的照明方法进行眼部检查。

6.注意定期清洁仪器，一用一消毒，预防交叉感染。

（杨鑫）

第七章 内科常见疾病护理

第一节　脑出血

脑出血（intracerebral hemorrhage，ICH）是指原发性非外伤性脑实质内出血，也称自发性脑出血，占急性脑血管病的 20%~30%。脑卒中高危人群筛查和干预项目的数据显示，2020 年我国 40 岁以上居民出血性脑卒中的发病率为 119.6/10 万，年龄标化发病率为 91.9/10 万，急性期病死率为 30%~40%，是急性脑血管病中病死率最高的疾病。脑出血最常见的病因为高血压合并细小动脉硬化，常发生于 50 岁以上有高血压病史者，男性较女性多见，冬季发病率较高。

一、脑出血的基本知识

（一）临床表现

脑出血多在活动中或情绪激动时发病，起病较急，症状于数分钟至数小时内达到高峰。患者一般无前驱症状，少数可有头晕、头痛及肢体无力等症状。发病时血压常明显升高，并可出现头痛、呕吐、肢体瘫痪、意识障碍、脑膜刺激征、癫痫发作等。临床表现的轻重主要取决于出血量和出血部位。

（二）辅助检查

1. 实验室检查：对脑出血患者进行常规的实验室检查，可了解基本状况和排除相关系统疾病。常规实验室检查包括血常规、血糖、肝肾功能、电解质、心肌缺血标志物（结合心电图结果）、凝血酶原时间等项目。

2. 影像学检查：具体项目如下。

（1）头颅 CT 检查：该检查是确诊脑出血的首选检查方法，可清晰显示出血部位、出血量大小、血肿形态、脑水肿情况及是否破入脑室等，有助于指导治疗、护理和判断预后。

（2）头颅磁共振成像（以下称"MRI"）检查：在检出脑干、小脑的出血灶和监测脑出血的演进过程方面，头颅 MRI 优于 CT，比 CT 更易发现脑血管畸形，以及血管瘤等肿瘤。

（3）脑血管检查：该检查有助于了解导致脑出血病变的血管及病因，指导治疗方案的选择。常用检查包括 CT 血管成像（以下称"CTA"）、磁共振血管成像（MRA）、CT 静脉成像（CTV）、磁共振静脉成像（MRV）、经颅多普勒超声和数字减影血管造影（以下称"DSA"）等。

（三）治疗方法

脑出血总的治疗原则为脱水降颅内压，减轻脑水肿，调整血压，防止继续出血，减轻血肿造成的继发性损害，促进神经功能恢复，防治并发症。

1. 一般治疗：卧床休息 2~4 周，密切监测生命体征，保持呼吸道通畅，吸氧，保持肢体功能位，保证营养供给，预防感染，等等。

2. 血压管理：脑出血患者常在多种因素作用下出现血压明显升高，比如应激、疼痛、高颅压等均可使血压升高，且血压升高（> 180mmHg）与血肿扩大和预后不良相关。临床上应综合管理脑出血患者的血压，分析血压升高的原因，再根据血压情况决定是否进行降压治疗。对于收缩压 150~220mmHg 的住院患者，在没有急性降压禁忌证的情况下，数小时内将血压降为 130~140mmHg 是安全的，该治疗在改善患者神经功能方面的有效性尚待进一步验证。对于收缩压 > 220mmHg 的脑出血患者，在密切监测血压的前提下，持续静脉输注药物控制血压可能是合理的，收缩压目标值为 160mmHg。在降压治疗期间应严密监测患者血压水平的变化，每隔 5~15 分钟进行 1 次血压监测。

3. 脱水降颅内压：脑出血后 48 小时脑水肿达到高峰，一般维持 3~5 天，然后逐渐减轻，也可持续 2~3 周或更长。脑水肿可使颅内压增高，并导致脑疝形成，这是导致患者死亡的直接原因，也是影响患者功能恢复的主要因素。控制脑水肿、降低颅内压是脑出血急性期治疗的重要环节，常用方案如下。

（1）20% 甘露醇 125~250mL，快速静滴，每 6~8 小时 1 次，疗程 7~10 天。

（2）呋塞米 20~40mg 静脉注射，每天 2~4 次。

（3）甘油果糖 500mL 静滴，3~6 小时滴完，每天 1~2 次。甘油果糖的脱水降颅压作用较甘露醇更为温和，适用于轻症患者、肾功能不全者。

（4）白蛋白、高渗盐水可酌情个体化应用。

4.止血和凝血治疗：该治疗方法仅用于患者并发消化道出血或有凝血功能障碍时，对高血压脑出血无效。常用的药物有氨基己酸、氨甲苯酸等。应激性溃疡导致的消化道出血可用奥美拉唑等药物治疗。

5.亚低温治疗：亚低温治疗是在应用肌松药和控制呼吸的基础上，采用降温毯、降温仪等进行全身和头部局部降温，将温度控制在32~35℃的治疗方法，可减轻脑水肿，减少自由基生成，促进神经功能缺损恢复，改善预后。

6.外科治疗：对于壳核出血≥30mL，丘脑出血≥15mL，小脑出血≥10mL或直径≥3cm或合并明显脑积水，重症脑室出血，脑出血合并脑血管畸形、动脉瘤等血管病变的患者，可考虑进行颅内血肿清除、脑室穿刺引流等手术治疗。

7.血糖管理：无论患者既往是否有糖尿病史，入院时高血糖均提示脑出血患者的死亡和不良转归风险增高，目前认为应对脑出血后高血糖进行控制。低血糖可导致脑缺血损伤及脑水肿，严重时导致不可逆损害。因此，临床上需密切监测患者的血糖，尽早发现血糖异常，及时纠正。

二、脑出血的护理

（一）护理评估

1.病史评估：具体内容如下。

（1）病因和危险因素：了解患者有无高血压、糖尿病、高脂血症病史，有无脑卒中家族史等；了解患者既往用药、治疗情况；了解患者的生活习惯及饮食结构，有无烟酒嗜好等。

（2）起病情况：了解患者在安静状态下还是活动中起病；了解有无情绪激动、用力排便等诱因；了解患者有无头晕、头痛、肢体麻木等前驱症状；了解患者的发病时间及病情发展的速度；了解患者是否存在剧烈头痛、意识障碍、喷射性呕吐等颅内压增高的表现及其严重程度。

（3）了解患者及其家属的心理–社会状况。

2.身体评估：具体内容如下。

（1）基本生命体征评估：具体内容如下。

①血压升高程度。

②有无中枢性高热。

③有无呼吸节律、频率和深度的异常。

④有无脉率及脉律异常。

（2）神经系统症状和体征评估：具体内容如下。

①有无意识障碍及意识障碍的程度。

②有无瞳孔大小及对光反射异常。

③有无运动障碍及其类型、性质与程度。

④有无言语障碍、感觉障碍及其类型。

⑤有无吞咽困难和饮水呛咳。

⑥有无病理反射。

（3）其他症状和体征评估：具体内容如下。

①有无腹胀、腹痛、呃逆及呕吐咖啡色胃内容物。

②有无排便障碍、排尿障碍。

③观察大便的颜色、性状，对于昏迷患者应早期置入胃管，监测胃液性状。

3. 辅助检查评估：具体内容如下。

（1）血糖、血脂、血液流变学等血液检查结果。

（2）头部 CT、头部 MRI、脑血管造影等影像学检查结果。

（二）护理要点及措施

1. 一般护理：急性期患者应绝对卧床休息 2~4 周，保持环境安静、安全，严格限制探视，避免各种刺激。做好口腔护理、皮肤护理和大小便护理。保持肢体功能位，指导和协助肢体被动运动，预防关节僵硬和肢体挛缩畸形。对于谵妄、躁动患者应加用保护性床栏，必要时进行适当约束。

2. 饮食护理：给予低盐、低脂肪、高蛋白质、高维生素饮食。自发性脑出血患者在经口进食前应该进行吞咽困难筛查，以降低误吸和肺炎发生的风险。对于意识障碍或吞咽障碍的患者，应给予鼻饲流质饮食。

3. 呼吸道护理：在患者卧床期间，定时给予翻身、叩背，预防肺部感染，必要时给予吸痰，保持呼吸道通畅。

4. 并发症的观察及护理：具体内容如下。

（1）潜在并发症——脑疝：密切关注患者有无剧烈头痛、喷射状呕吐、烦躁不安、血压升高、脉搏减慢、意识障碍进行性加重、双侧瞳孔不等大、呼吸不规则等脑疝的先兆表现。配合医生抢救，如给予吸氧，保持呼吸道通畅，建立静脉通道，遵医嘱快速静脉滴注甘露醇或静脉注射呋塞米。备好气管插管包、气管切开包、呼吸机等抢救物品和药品。

（2）潜在并发症——上消化道出血：了解患者有无上腹部疼痛、饱胀、呕血、黑便等上消化道出血的征象。每次鼻饲前先抽吸胃液，观察其颜色和性质，如为咖啡色或血性，则提示发生了出血。关注患者有无面色苍白、皮肤湿冷、尿量减少、血压下降等失血性休克表现。上消化道出血者应遵医嘱禁食，出血停止后给予清淡、易消化的温凉流质饮食。遵医嘱使用 H_2 受体拮抗剂（H_2RI）等药物，注意观察是否有不良反应。患者出现休克时，护理人员应积极配合医生进行抢救。

（3）深静脉血栓形成：卧床患者应注意预防深静脉血栓形成，如患者疑似有深静脉血栓形成，可进行 D- 二聚体检测及多普勒超声检查。鼓励患者尽早活动，将腿抬高，尽可能避免下肢静脉输液，特别是瘫痪侧肢体的静脉输液。自患者住院开始即应给予间歇充气加压治疗以预防深静脉血栓形成。

5.康复护理：根据患者的具体情况，尽早开始进行适合、安全性强的康复治疗，适度采取强化康复治疗措施并逐步合理地提高幅度。建议进行多学科综合性康复治疗。

（三）健康教育

1.疾病预防指导：指导高血压患者避免会使血压骤然升高的各种因素，建立健康的生活方式，低盐、低脂肪、高蛋白质、高维生素饮食，戒烟限酒，养成定时排便的习惯，保持大便通畅。

2.用药指导与病情监测：告知患者及其家属脑出血的基本知识，注意进行血压的测量与疾病的早期识别，如有异常，尽快就医。

3.康复指导：教会患者及其家属自我护理及康复技巧。

（梅畅）

参考文献

［1］尤黎明，吴瑛 . 内科护理学［M］. 7 版 . 北京：人民卫生出版社，2022.

［2］中华医学会神经病学分会，中华医学会神经病学分会脑血管病学组 . 中国脑出血诊治指南（2019）［J］. 中华神经科杂志，2019，52（12）：994–1005.

第二节　帕金森病

帕金森病（Parkinson disease，PD）因 1817 年英国医生詹姆斯·帕金森（James

Parkinson）首次描述而命名，是一种与年龄相关，以运动迟缓为核心症状，伴有震颤、肌强直及多种非运动症状，损害黑质纹状体通路中心，病理上表现为黑质细胞减少、神经元细胞内路易小体生成的慢性神经系统变性疾病。全球约有 600 万帕金森病患者，随着人口老龄化的加快，预计 2030 年全球帕金森病患者人数将达 900 万。我国 65 岁以上人群的帕金森病发病率为 1.7%，现有帕金森病患者约 270 万，预计 2030 年将达 500 万。帕金森病的病因迄今尚未明确，临床普遍认为该病与年龄因素、环境因素和遗传因素之间的相互作用有关。

一、帕金森病的基本知识

（一）临床表现

患者常可出现运动症状和非运动症状，运动症状常始于一侧上肢，逐渐累及同侧下肢，再波及对侧上下肢，呈 "N" 形进展，同时出现相应的体征。

1. 静止性震颤：多始于一侧上肢远端，呈有规律的拇指对掌和手指屈曲的不自主震颤，做 "搓丸样" 动作，具有静止时震颤明显、做动作时减轻、入睡后消失等特征。改变姿势、体位时震颤可暂时消失一段时间，然后重新出现，具有再现性特点，可与姿势性震颤合并出现。约半数帕金森病患者以震颤为首发表现，15% 的帕金森病患者从未出现震颤。

2. 肌强直：若屈肌和伸肌肌张力均增高，被动做伸屈运动时遇到相同且均匀的阻力，如同扳动铅管，故称铅管样强直。在关节做被动运动时，如合并震颤，则在屈伸肢体时可感到在均匀的阻力上出现断续停顿，故称齿轮样强直。

3. 运动迟缓：指运动缓慢和在持续运动中运动幅度或速度下降（或逐渐出现迟缓、犹豫、暂停），常表现为运动启动困难和执行困难。患者可出现瞬目减少、"面具脸"、手部精细活动困难、"小写征"、流涎、吞咽困难、构音不全，以及起床、翻身、变换方向等动作困难。

4. 姿势步态障碍：早期走路时患侧上肢摆臂幅度减小或消失，下肢拖拽。随着病情进展，步伐逐渐变小、变慢，启动、转弯时步态障碍尤为明显。

5. 非运动症状：表现为感觉障碍、自主神经功能障碍，以及精神障碍、认知障碍。

（二）辅助检查

1. 头部 MRI+ 磁敏感加权成像（SWI）：可观察黑质及鉴别其他帕金森样表现，如多系统萎缩等。

2. 多巴胺能正电子发射断层显像（以下称"PET"）：结果正常是帕金森病的绝对排除标准。

3. 嗅觉检查：嗅觉减退可以是帕金森病的早期临床症状，是早期诊断帕金森病的有效生物学支持指标之一。

4. 黑质超声：帕金森病黑质回声增强区面积＞20mm²，这是帕金森病诊断的支持标准之一。

（三）治疗方法

1. 综合治疗：包括针对运动症状和非运动症状的治疗。

2. 多学科协作：涉及药物治疗、手术治疗、肉毒素治疗、运动疗法、心理干预、照料护理等，需要多学科参与。

3. 全程管理：帕金森病是慢性疾病，要立足当前、长期管理、长期获益。

二、帕金森病的护理

（一）护理评估

1. 病史评估：具体内容如下。

（1）病因和危险因素：评估是否有帕金森病家族史、是否有与疾病相关的环境因素及神经系统老化等因素。

（2）起病情况：评估震颤、肌强直等出现的时间，以及症状及体征的进展情况。

（3）患者及其家属的心理-社会状况：评估患者及其家属的心理-社会状态，是否因生活自理能力下降而焦虑、抑郁等。

2. 身体评估：具体内容如下。

（1）神经系统症状和体征：评估震颤、肌强直、运动减少、姿势体位不稳的程度，观察有无颤抖及颤抖的程度；评估患者的智能情况及语言沟通能力，观察患者是否出现精神症状。

（2）其他症状和体征：评估患者的营养状况，关注有无吞咽困难、疼痛、便秘、多汗、流涎等。

3. 辅助检查：具体内容如下。

（1）评估血液、唾液、脑脊液检查结果。

（2）评估头部MRI、PET等影像学检查结果。

（二）护理要点及措施

1.饮食护理：给予高能量、高维生素、高膳食纤维、低盐、低脂肪、含适量优质蛋白质的易消化饮食，监测营养状况。观察患者有无吞咽困难、饮水呛咳，嘱其缓慢进食，以防引起吸入性肺炎，必要时给予鼻饲。

2.用药护理：该病需要长期或终身服药治疗，护士应了解用药原则，常用药物的种类、名称、用法、服用注意事项、疗效，注意对药物不良反应的观察与处理等。

（1）用药原则：从小剂量开始，逐步缓慢增加剂量，直至有效维持。

（2）疗效观察：在患者服药的过程中密切观察震颤、肌强直，以及其他运动功能、语言功能的改善程度，观察患者的步行姿态，以及能否顺利写字、梳头等，以确认药物疗效。

（3）症状波动的关注要点及措施：具体如下。

①"开关现象"是指症状在突然缓解与加重两种状态之间波动，一般"关期"表现为严重的帕金森症状，持续数秒或数分钟后突然转为"开期"。"开关现象"多见于病情严重者，可应用长效多巴胺受体激动剂治疗。

②疗效减退或剂末现象是指每次服药后药物作用时间逐渐缩短，表现为症状随血药浓度变化发生规律性波动，可适当增加每天服药的次数或增加每次服药的剂量。

（4）关注有无异动症，常表现为舞蹈症，或手足徐动样不自主运动，或肌强直，或肌阵挛。

（5）观察并处理常见的药物不良反应。

3.运动护理：指导患者及其家属制订和实施锻炼计划，预防或延迟关节强直和肢体挛缩的出现。

4.日常护理：主动了解患者需求，指导患者自我护理，做自己力所能及的事情，为患者提供生活便利，将物品放在患者易于取用的地方。

5.安全护理：保持环境整洁、无障碍物、警示标识明显，嘱患者穿平底防滑鞋，预防跌倒。对于上肢震颤未能控制、日常活动困难的患者，应谨防烫伤、烧伤；对于精神智能障碍的患者，应安排专人陪护，避免自伤、走失等意外发生。

6.皮肤护理：对于出汗多的患者，应经常清洁皮肤，勤换衣、勤洗澡、勤擦浴，长期卧床患者应使用气垫床或按摩床，保持床单平整干燥，定时翻身、拍背，预防压力性损伤。

7.便秘护理：指导患者吃膳食纤维含量高的食物，多吃新鲜蔬菜和水果，多喝水、按摩腹部，必要时给予缓泻剂。

8. 语言沟通护理：耐心倾听，指导患者使用手势、纸笔、画板等与他人交流，沟通过程中注意尊重患者，不可随意打断患者。

9. 预防并发症：协助卧床患者翻身，做主动、被动运动，预防关节僵硬、挛缩、压力性损伤及坠积性肺炎等。

10. 睡眠护理：采取个体化治疗方案及心理疗法，如音乐放松疗法、想象导引法等，促进患者入睡，同时需要为患者创造舒适、稳定的睡眠环境以改善睡眠状态。

11. 心理护理：向患者及其家属介绍疾病相关知识，使其了解该病的病程及预后；多关心患者，鼓励患者表达并倾听他们的心理感受；鼓励患者培养兴趣爱好，保持良好心态。

（三）健康教育

1. 疾病知识指导：告知患者及其家属该病病程长、进展缓慢、治疗周期长，而治疗效果常与精神情绪有关，指导患者保持良好心态，嘱咐照顾者应关心患者，避免患者出现情绪紧张、激动。

2. 用药指导与病情监测：嘱咐患者及其家属遵医嘱正确用药，掌握药物不良反应、禁忌证，不得擅自增减药量或改变用药时间，以免影响疗效。

3. 安全指导：注意安全，防走失、防跌伤，避免登高、操作高速运转的器械等，外出时需有人陪护。有精神智能障碍者应随身携带写有患者姓名、住址和联系电话的安全卡片。

4. 康复指导：进行适当的运动和锻炼，提高日常生活能力，增强平衡和语言功能的训练。运动量由小到大，循序渐进，避免劳累和进行抗阻运动，充分利用视觉、听觉反馈，让患者积极主动地参与治疗性运动训练，提高生存质量。

（梅畅）

参考文献

［1］贾建平，陈生第. 神经病学［M］. 8版. 北京：人民卫生出版社，2018：328.

［2］中华医学会，中华医学会杂志社，中华医学会全科医学分会，等. 帕金森病基层诊疗指南（2019年）［J］. 中华全科医师杂志，2020，19（1）：5-17.

第三节　脑梗死

脑梗死（cerebral infarction）又称缺血性脑卒中，是指各种脑血管病变所致的脑部血液供应障碍，导致局部脑组织缺血、缺氧性坏死，进而迅速出现相应神经功能缺损的一类临床综合征，是脑血管病中最常见的类型，占脑血管病的70%~80%，包括脑血栓形成和脑栓塞。相关数据显示，2020年我国40岁以上居民脑梗死的发病率为538.1/10万，年龄标化发病率为413.3/10万；2021年脑梗死的患病率为2.30%。2010~2020年，农村居民脑卒中粗死亡率明显高于城市居民脑卒中粗死亡率，且呈波动性上升趋势，城市居民脑卒中粗死亡率基本无变化。

一、脑梗死的基本知识

（一）临床表现

1. 脑血栓形成：即动脉粥样硬化性血栓性脑梗死，在动脉粥样硬化等原因引起的血管壁病变的基础上，管腔狭窄、闭塞，或有血栓形成，造成局部脑组织因血液供应中断而发生缺血、缺氧性坏死，引起相应的神经系统症状和体征，多见于50岁以上有动脉粥样硬化、高血压、高脂血症等危险因素的人群，常在安静或睡眠状态下发病，部分患者在发病前有肢体麻木、无力等前驱症状，或短暂性脑缺血发作。该病起病缓慢，症状多在发病后10小时或1~2天达到高峰。该病的临床表现主要取决于梗死的部位、病灶的大小及侧支循环状况等，以偏瘫、失语、偏身感觉障碍、共济失调等局灶性定位症状为主，部分患者可有头痛、呕吐、意识障碍等全脑症状。

2. 脑栓塞（cerebral embolism）：指各种栓子（如心脏内的附壁血栓、动脉粥样硬化斑块、脂肪、肿瘤细胞、纤维软骨或空气等）随血流进入脑动脉，使血管急性闭塞或严重狭窄，导致局部脑组织缺血、缺氧性坏死，迅速出现相应神经功能缺损表现的一组临床综合征。其中，心源性脑栓塞约占全部脑梗死的20%，是急性脑血管病中发病速度最快的类型，临床症状常在起病后数秒至数分钟达到高峰。任何年龄均可发病，患者多有房颤或风湿性心脏病等病史。

（二）辅助检查

1. 实验室检查：进行血常规、凝血功能、血脂、血糖、糖化血红蛋白、传染病筛查等检查，可以发现脑梗死的危险因素，帮助判断预后。

2. 影像学检查：具体项目如下。

（1）头颅 CT：头颅 CT 是最常用的检查，在发病后早期（24 小时内）CT 图像可无明显密度变化，24 小时后梗死区呈低密度影。进行头颅 CT 检查有助于排除颅内占位、脑出血等病变。

（2）头颅 MRI：进行头颅 MRI 检查可以明确脑梗死灶的部位和大小，可以判断是否为脑卒中、是否有新发病灶。

（3）DSA：DSA 是诊断脑血管疾病的金标准，可显示血管狭窄、血管闭塞，以及血管炎、动脉夹层等情况。

（4）经颅多普勒超声和颈动脉超声：进行超声检查有助于评估颅内外血管狭窄、闭塞，以及侧支循环的情况，有助于评估再灌注治疗的效果、判断预后等。

（5）心电图、超声心动图：心电图检查可作为确定心律失常的依据并协助诊断心肌梗死；进行超声心动图检查有助于证实是否存在心源性栓子。

（三）治疗方法

1. 治疗原则：治疗应遵循超早期、个体化和整体化的原则。

（1）超早期治疗：发病后力争于治疗时间窗内选用最佳的治疗方案。

（2）个体化治疗：根据年龄、病情程度、临床类型、基础疾病采取最适当的治疗。

（3）整体化治疗：采取病因治疗、对症治疗、支持治疗、康复治疗等综合措施。

2. 治疗方法：具体如下。

（1）静脉溶栓：目前，对急性脑梗死最有效的药物治疗仍是超早期内（发病后 4.5 小时）给予重组组织型纤溶酶原激活剂（recombinant tissue-type plasminogen activator，rt-PA）和（发病后 4.5~6 小时）给予尿激酶静脉溶栓。

①对于发病 4.5 小时内的患者，遵医嘱尽快给予阿替普酶静脉溶栓治疗，标准剂量为 0.9mg/kg，最大剂量为 90mg，首剂取 10% 在 1 分钟内静脉推注，剩余 90% 在 60 分钟内持续静脉滴注。

②对于发病 4.5~6 小时的患者，遵医嘱给予尿激酶静脉溶栓治疗，输注方法为取 100 万 ~150 万单位尿激酶溶于 100~200mL 生理盐水，持续静脉滴注 30 分钟。

（2）血管内治疗：对于发病 24 小时内的患者，不管是否进行急性静脉溶栓治疗，都应尽快进行血管影像检查，明确有无颅内大血管闭塞。常见的血管内介入治疗包括动脉溶栓、机械取栓、血管成形和支架置入术等。

（3）抗血小板聚集治疗：常用的抗血小板聚集药物包括阿司匹林和氯吡格雷等。

对于不符合静脉溶栓或血管内机械取栓适应证且无禁忌证的脑梗死患者，应在发病后尽早给予口服阿司匹林 150~300mg/d 治疗，急性期过后可改用预防剂量 50~300mg/d。对于不耐受阿司匹林者，可考虑选用氯吡格雷。对于静脉溶栓治疗的患者，通常将抗血小板聚集药物的给药时间推迟至发病 24 小时后。

（4）抗凝治疗：常用药物包括低分子肝素和华法林等。一般不推荐早期进行抗凝治疗。使用抗凝药物有助于预防脑卒中复发、阻止病情恶化或改善预后。

（5）调脂治疗：对于年龄 ≤ 75 岁且无他汀禁忌证的患者，应及早启动高强度他汀类药物治疗。常用药物包括瑞舒伐他汀（20mg）、阿托伐他汀（40~80mg）等。他汀治疗应遵循个体化原则。

（6）血压管理：脑梗死急性期的血压调控遵循个体化原则。建议将患者的血压维持在较平时稍高的水平，以保证脑部灌注，预防脑梗死面积扩大。

（7）血糖管理：入院后血糖较高与预后不良有关，一般应将血糖控制在 7.8~10mmol/L，同时要避免低血糖的发生。

二、脑梗死的护理

（一）护理评估

1. 一般情况评估：具体内容如下。

（1）病因和危险因素：了解患者有无高血压、糖尿病、高脂血症、短暂性脑缺血发作等病史，以及既往用药、治疗情况；有无脑梗死家族史；有无房颤、风湿性心脏病、感染性心内膜炎、心肌梗死等可引起心源性脑栓塞的心脏疾病病史。了解患者的生活习惯及饮食结构，有无烟酒嗜好等。

（2）起病情况：了解患者发病的时间，有无明显的前驱症状和伴发症状。

（3）了解患者及其家属的心理 - 社会状况。

2. 全身情况评估：具体内容如下。

（1）生命体征：监测血压、脉搏、呼吸及体温，对于有心脏疾病的患者，注意关注其心率及心律的变化。

（2）神经系统症状和体征：评估患者有无意识障碍及意识障碍的程度，有无肢体运动障碍和感觉障碍，有无言语障碍及其类型。

（3）脑神经检查：检查患者双侧瞳孔大小及对光反射是否正常，检查视力及视野，观察有无面部表情异常、口角㖞斜和鼻唇沟变浅，了解有无吞咽困难和饮水呛咳等。

（4）其他：了解有无排便、排尿障碍；注意评估脑栓塞患者有无皮肤栓塞导致的瘀点或瘀斑，以及有无胸痛、发绀、咯血、呼吸急促等肺栓塞表现。

3. 辅助检查评估：具体内容如下。

（1）了解血常规、血糖、血脂、凝血功能等血液检查，以及心电图、超声心动图等检查的结果。

（2）了解头颅 CT、MRI、脑血管造影等影像学检查的结果。

（二）护理要点及措施

1. 一般护理：急性期大面积脑梗死与生命体征不稳定的患者应绝对卧床休息，恢复期可取自主卧位，进行适度活动。密切关注患者的意识状态、瞳孔大小及对光反射是否正常，预防不同部位血管栓塞导致的血管闭塞综合征等。保持呼吸道通畅，预防肺部感染，必要时遵医嘱给予吸氧。

2. 饮食护理：低盐低脂饮食，注意维持水电解质平衡，选择安全、利于进食的体位，防止误吸、窒息。对于不能自主进食或有吞咽障碍的患者，遵医嘱予以鼻饲饮食。

3. 用药护理：治疗脑梗死时常联合应用溶栓、抗凝等药物治疗，护理人员应遵医嘱正确用药，熟悉药物的作用、不良反应和临床关注要点。

（1）溶栓：患者在溶栓过程中如果出现严重头痛、血压升高、恶心、呕吐，或神经功能症状加重，或新增体征，应立即询问医生是否停止溶栓，并行头颅 CT 检查。密切关注有无牙龈出血、皮肤黏膜瘀斑、鼻出血、血尿、黑便等情况。如非必要，应延迟放置鼻胃管、留置导尿管或留置动脉内压力导管等。

（2）20% 甘露醇：选择粗大的静脉给药，保证 125~250mL 药物在 15~30 分钟内滴完，关注患者用药后的尿量和尿液颜色，准确记录 24 小时出入量。定时复查肾功能等指标，注意有无少尿、血尿等急性肾损伤的表现。

4. 吞咽护理：入院后运用洼田饮水试验等多种方法进行吞咽障碍的筛查和评估，以评估患者的吞咽功能，合理选择进食的种类及方式，防止误吸、窒息等并发症的发生。对于严重吞咽困难且预计持续超过 7 天的患者，或需进行机械通气伴随意识水平下降的患者，应尽早开始肠内营养。急性经口摄入不足者可采用经鼻胃管喂养，经口摄入不足伴有上消化道功能障碍者，或不耐受经鼻胃管喂养者，或反流和误吸高风险者，可采用经鼻肠管给予营养支持，必要时采用经皮内镜胃造瘘术。

5. 康复护理：患者病情稳定、生命体征平稳后，应进行相应的康复训练。康复是一个长期训练过程，贯穿治疗始终，发病后早期康复治疗不仅能减轻患者的功能残疾，还能预防下肢静脉血栓形成、坠积性肺炎等并发症。

6. 心理护理：关心、尊重患者，鼓励患者及其家属主动参与治疗和护理。

（三）健康教育

1.疾病预防指导：具体内容如下。

（1）指导患者及其家属了解脑梗死的基本病因、主要危险因素，掌握该病的康复治疗知识与自我护理方法。

（2）指导患者改变不良的饮食习惯，多吃新鲜蔬菜、水果、谷类、鱼类、豆类；戒烟、限酒；适当运动，避免过度劳累；起床、起坐或低（转）头等体位变换时避免过快、过急；洗澡时间不宜过长；外出时需有人陪伴，预防跌倒；注意保暖，预防感冒。

2.疾病知识指导：具体内容如下。

（1）告知患者及其家属脑梗死的主要病因和危险因素，出现头晕、头痛及一侧肢体麻木无力等情况时应及时就医。

（2）房颤患者大多遵医嘱长期接受抗凝治疗，在服用抗凝药物期间应定期复查凝血功能，并注意自我监测有无牙龈、皮肤等部位的出血，如有异常，应及时复诊，禁止自行停药或调整药物剂量。

3.康复指导：告知患者及其家属康复治疗的知识和功能锻炼的方法，落实康复计划，及时调整康复治疗方案。

（梅畅）

参考文献

［1］中华护理学会内科专业委员会，首都医科大学宣武医院.急性缺血性脑卒中静脉溶栓护理指南［J］.中华护理杂志，2023，58（1）：10-15.

［2］《中国卒中中心报告2022》编写组，王陇德.《中国卒中中心报告2022》概要［J］.中国脑血管病杂志，2024，21（8）：565-576.

第四节　蛛网膜下腔出血

蛛网膜下腔出血（subarachnoid hemorrhage，SAH）是指脑底部或脑表面血管破裂后，血液流入蛛网膜下腔，引起相应临床症状的一种脑卒中，占所有脑卒中的5%~10%。该病在不同地区的发病率不同，在我国，该病的发病率为（1~27）/10万人年，女性发病率高于男性发病率，发病率随年龄的增长而增加。相关数据显示，2021 年我国 40 岁以上人群蛛网膜下腔出血的标化患病率为 0.04%。蛛网膜下腔出血的病死率较高，相关研究显示，蛛网膜下腔出血发病后 24 小时、48 小时、7 天和 28 天的病死率分别约为 37%、60%、75% 和 41.7%。蛛网膜下腔出血的常见病因是颅内动脉瘤，其次是脑血管畸形。

一、蛛网膜下腔出血的基本知识

（一）临床表现

蛛网膜下腔出血患者最突出的临床症状是头痛，无论是在进行重体力活动时或情绪激动状态下，还是在正常活动期间，均可发病，发病时还可伴有恶心、呕吐、意识障碍、局灶性神经功能缺损、癫痫发作和脑膜刺激征阳性等，部分患者可出现玻璃体膜下片状出血、视盘水肿或视网膜出血。老年患者头痛、脑膜刺激征等临床表现不典型，精神症状较明显，应注意鉴别。蛛网膜下腔出血常见的并发症为再出血、脑血管痉挛和脑积水。

（二）辅助检查

1. 影像学检查：具体项目如下。

（1）头颅 CT：头颅 CT 是蛛网膜下腔出血诊断的首选检查，在发病后 6 小时内，CT 诊断蛛网膜下腔出血的敏感度为 100%，发病 6 小时后的敏感度为 85.7%。

（2）CTA：若患者病情许可，蛛网膜下腔出血患者均需行病因学检查。CTA 诊断动脉瘤的整体敏感度约为 98%，特异度为 100%。

（3）DSA：DSA 是对明确蛛网膜下腔出血病因，特别是对明确是否有颅内动脉瘤最有价值的检查方法。DSA 可清晰地显示动脉瘤的位置、大小，以及有无血管痉挛等。

2. 实验室检查：具体项目如下。

（1）血液检查：完善血常规、凝血功能、血糖、肌钙蛋白、心肌酶谱等检查。

（2）心电图：异常心电图（如 P 波高尖、QT 间期延长和 T 波增高等）常提示蛛网膜下腔出血合并心肌损伤。

3. 腰椎穿刺：对于疑诊蛛网膜下腔出血但 CT 结果阴性的患者，需要进一步行腰椎穿刺检查。如果脑脊液正常，无色透明，可以排除最近 2~3 周蛛网膜下腔出血发病的可能；如果脑脊液呈均匀血性，可支持蛛网膜下腔出血的诊断，但需注意排除穿刺过程中损伤出血的可能。

（三）治疗方法

治疗目的是防治再出血、血管痉挛及脑积水等并发症，降低病死率和致残率。

1. 一般治疗：脱水降颅压，控制脑水肿，调节血压，维持水电解质平衡和酸碱平衡，预防感染。

2. 防治再出血：具体方法如下。

（1）安静休息：绝对卧床休息 4~6 周，避免一切可能引起血压和颅内压增高的因素。

（2）调控血压：持续监测血压，确保收缩压维持在 160mmHg 以下，动脉压维持在 90mmHg 以上，并保持平稳。

（3）应用抗纤溶药物：常见药物包括氨基己酸、氨甲苯酸等，此类药物有引起脑缺血性病变的可能，多与尼莫地平联合应用。

3. 防治脑血管痉挛：具体方法如下。

（1）维持血容量和血压：避免过度脱水。

（2）应用钙通道阻滞剂：尼莫地平片 40~60mg，每天 4~6 次，必要时静脉给药。

4. 防治脑积水：具体方法如下。

（1）轻度的急（慢）性脑积水可给予乙酰唑胺口服，以及 20% 甘露醇、呋塞米等药物治疗。

（2）若药物治疗无效可行脑室穿刺脑脊液引流术。

5. 手术治疗：采用血管内介入治疗或动脉瘤切除术消除动脉瘤。

二、蛛网膜下腔出血的护理

（一）护理评估

1. 一般情况评估：具体内容如下。

（1）了解有无吸烟、酗酒史，了解饮食、睡眠及排便情况，有无便秘。

（2）了解有无高血压、糖尿病、动脉瘤等病史。

（3）评估症状出现的时间，是否有剧烈运动、过度疲劳、用力排便等诱发因素，有无先兆症状及伴发症状。

（4）评估患者及其家属的心理 – 社会状况。

2. 整体情况评估：具体内容如下。

（1）评估意识、瞳孔、体温、心率、呼吸和血压等情况。

（2）评估头痛的发作性质、发作频率、发作时间、持续时间及诱发因素。

（3）评估头痛的部位、性质和程度，有无呕吐及呕吐的性质，有无颈强直等脑膜刺激征。

（4）并发症的评估内容如下。

①再出血：多见于起病4周内，表现为在症状及体征好转的情况下，再次出现剧烈头痛、恶心、呕吐、意识障碍加重、原有局灶症状和体征重新出现等情况。

②脑血管痉挛：多于出血后3~5天开始出现，出血后5~14天为高峰期，常出现局灶神经系统体征，如轻偏瘫和失语等。

③脑积水：急性梗阻性脑积水多发生于出血后1周内，轻者表现为嗜睡、思维缓慢，重者出现头痛、呕吐、意识障碍等。

3.辅助检查评估：具体内容如下。

（1）了解血糖、血脂、肌钙蛋白等血液检查结果。

（2）了解脑脊液、头部CT、CTA、脑血管造影等影像学检查结果。

（二）护理要点及措施

1.一般护理：具体内容如下。

（1）患者应绝对卧床休息4~6周，避免搬动物品和过早下床活动，避免一切可引起血压和颅内压增高的因素，如情绪激动、剧烈咳嗽、用力排便等。对于躁动者，应加用床栏，遵医嘱适当给予镇静剂。

（2）保持呼吸道通畅，必要时遵医嘱给予吸氧。对于呼吸衰竭的患者，必要时行气管插管或气管切开术后辅助通气。

（3）监测血压，保持在收缩压＜160mmHg和平均动脉压＞90mmHg的水平。

（4）饮食宜清淡，给予高蛋白质、高维生素、易消化的半流质饮食或软饭。

（5）保持大便通畅，避免用力排便引起腹内压及颅内压增高，有便秘问题者，应尽早使用缓泻剂。

（6）空腹血糖应控制在10mmol/L以下，注意避免低血糖。

（7）发热时予以对症处理。

（8）维持水电解质平衡，注意监测出入量，及时诊治低钠血症。

（9）预防尿路感染、压力性损伤和吸入性肺炎等。

2.头痛护理：具体内容如下。

（1）保持病室环境清洁、安静，光线柔和，通风良好，尽量避免在夜间进行护理操作。

（2）适当给予心理治疗，如暗示、听音乐、分散注意力等，缓解血管痉挛所致的头痛，减轻患者的心理负担。

（3）遵医嘱给予药物治疗。甘露醇应快速静滴，关注患者的尿量，记录24小时出入量，定期复查电解质。尼莫地平可导致皮肤发红、多汗、心动过缓（或心动过速）、胃肠不适、血压下降等，应注意控制输液速度，观察有无不良反应。必要时遵医嘱给予镇痛、镇静药物治疗。

3.心理护理：蛛网膜下腔出血往往起病突然，患者常有剧烈头痛，易产生紧张、恐惧心理，护理人员要做好心理护理及沟通解释工作。

4.病情观察：密切关注患者意识、瞳孔等的变化，避免因情绪激动、剧烈咳嗽、用力排便等诱发再出血，做好再出血的预防及抢救工作。

5.检查前准备及术前准备：协助医生做好脑血管造影、血管内介入治疗、动脉瘤手术等的检查前或术前准备。

（三）健康教育

1.疾病预防指导：具体内容如下。

（1）预防再出血，指导患者绝对卧床休息，引导家属关心患者，减轻患者焦虑、恐惧不安等不良心理反应。女性患者应避孕1~2年。

（2）保持病室环境安静，以利患者休息，限制探视。

2.日常生活指导：具体内容如下。

（1）以易消化、高膳食纤维、高蛋白质、低脂肪、低盐饮食为主，维持水电解质平衡和酸碱平衡。

（2）对于便秘者，遵医嘱规律使用大便软化剂或缓泻剂，保持大便通畅。

3.嘱患者出院后遵医嘱定期随访，了解神经功能情况、康复效果、用药情况，复查血生化、头颅CT等。

（梅畅）

参考文献

［1］中华医学会神经病学分会，中华医学会神经病学分会脑血管病学组，中华医学会神经病学分会神经血管介入协作组.中国蛛网膜下腔出血诊治指南2019［J］.中华神经科杂志，2019，52（12）：1006-1021.

第五节　短暂性脑缺血发作

短暂性脑缺血发作（transient ischemic attack，TIA）是由局部脑或视网膜缺血引起的突发短暂性、可逆性神经功能障碍，发作症状可持续数分钟，一般不超过 1 小时，最长不超过 24 小时，发作后症状消失，不遗留神经系统受损的体征，无责任病灶的证据。短暂性脑缺血发作的发病率随年龄的增长而显著增加，男性的发病率高于女性的发病率。相关流行病学调查结果显示，2010 年我国成人短暂性脑缺血发作的标化患病率约为 2.27%。20%~25% 的脑梗死患者曾有短暂性脑缺血发作，故应尽早识别短暂性脑缺血发作，为早期发现脑梗死和针对病因治疗提供机会，并尽早干预，以防严重的脑卒中发生。如未针对短暂性脑缺血发作进行治疗，3 个月后脑卒中的发病率可高达 20%。

一、短暂性脑缺血发作的基本知识

（一）临床表现

1. 一般特点：短暂性脑缺血发作好发于 60 岁以上的老年人，男性患者多于女性患者，常合并高血压、糖尿病、高脂血症、动脉粥样硬化、吸烟、饮酒等脑血管病危险因素。一般来说，血流动力学改变导致的短暂性脑缺血发作因每次发作时缺血的部位相同，故其临床表现相似或刻板，而微血栓导致的短暂性脑缺血发作因每次发作时微栓子累及的血管部位不同，故其临床表现多样。

2. 颈内动脉系统的短暂性脑缺血发作：临床表现与受累血管的分布有关。颈内动脉眼支供血区的短暂性脑缺血发作主要表现为视物模糊、单眼一过性黑蒙或失明；大脑中动脉系统的短暂性脑缺血发作可表现为病灶对侧肢体偏瘫、单瘫、感觉障碍，以及对侧的同向性偏盲，若优势半球受累可出现失语或失用。

3. 椎基底动脉系统的短暂性脑缺血发作：主要出现脑干、小脑、枕叶、颞叶缺血的神经损伤症状，常见临床表现为眩晕、恶心、呕吐、步态不稳、饮水呛咳、吞咽困难、交叉性瘫痪、耳鸣、听力下降等。

4. 短暂性脑缺血发作的特殊表现：具体如下。

（1）跌倒发作：表现为转头或仰头时双下肢突然无力，导致跌倒，无意识丧失，能迅速自行恢复。

（2）短暂性全面遗忘综合征：患者在发作时可出现短时间记忆丧失，对发作时的时间和地点存在定向障碍，但言语、书写和计算能力正常，无意识障碍，症状可持续数分钟或数小时，不遗留记忆损害。

（二）辅助检查

1. 影像学检查：具体项目如下。

（1）头颅 CT：头颅 CT 是排除颅内出血、占位或其他脑部病变可能的最重要的检查。

（2）头颅 MRI：MRI 的弥散加权成像（DWI）是目前针对由短暂性脑缺血发作进展而来的急性脑梗死的重要检查方法。

（3）DSA：对明确颅内外血管的形态、狭窄程度及侧支循环开放情况有较高的指导意义。

（4）经颅多普勒超声和颈动脉超声：评估颅内动脉的血流速度和状况，了解颈动脉斑块的形态特点等。

2. 其他检查：完善血常规、凝血功能、血生化、血同型半胱氨酸、心电图等检查项目，有助于发现短暂性脑缺血发作的危险因素及判断病因。

（三）治疗方法

短暂性脑缺血发作是脑卒中的高危因素，需积极治疗。该病的治疗目的是消除病因，减少和预防复发，保护脑功能。

1. 急性期溶栓治疗：对于短暂性脑缺血发作，应首先评估从发病至到达急诊的时间，如果症状持续不少于 30 分钟，应遵照急性脑梗死的临床路径开始评估。

2. 抗血小板聚集治疗：对于非心源性短暂性脑缺血发作患者，若无用药禁忌证，一般应尽早给予抗血小板聚集治疗，常用药物有阿司匹林、氯吡格雷等。对于脑卒中高风险和伴有症状性颅内动脉狭窄的短暂性脑缺血发作患者，尽早给予阿司匹林联合氯吡格雷治疗。

3. 抗凝治疗：对于考虑心源性脑栓塞导致短暂性脑缺血发作的患者，可通过使用适当剂量的华法林或口服新型抗凝剂进行抗凝治疗。

4. 调脂治疗：对于考虑动脉粥样硬化性短暂性脑缺血发作的患者，建议启用他汀类药物治疗。

5. 手术治疗：对于适合进行颈动脉内膜切除术、颈动脉血管成形和支架置入术的患者，应考虑进行血管内介入等手术治疗。

二、短暂性脑缺血发作的护理

（一）护理评估

1. 一般情况评估：具体内容如下。

（1）评估病因和危险因素，了解患者既往是否有高血压、心脏病、高脂血症、动脉粥样硬化、高同型半胱氨酸血症及糖尿病等病史，了解既往和目前的用药情况，了解有无吸烟、饮酒史。

（2）了解患者的起病形式与发作情况。

（3）评估患者及其家属的心理－社会状况。

2. 整体情况评估：评估有无神经功能缺失，有无运动及感觉异常，有无视力障碍、头晕、偏瘫等伴随症状，有无跌倒发作与意识丧失，了解记忆力、定向力、理解力是否正常，有无颅神经病变的表现，观察患者有无步态不稳的情况。

3. 辅助检查评估：具体内容如下。

（1）了解血常规、血糖、血脂、凝血功能等血液检查，以及心电图、超声心动图等检查的结果。

（2）了解头颅 CT、MRI、脑血管造影等影像学检查的结果。

（二）护理要点及措施

1. 一般护理：发作时卧床休息，枕头以与水平面成 15°~25° 为宜。转动头部时动作宜轻柔、缓慢。适当运动，注意劳逸结合，保证睡眠充足。

2. 饮食护理：指导患者吃低盐低脂、清淡、易消化、富含蛋白质和维生素的食物，多吃蔬菜、水果，戒烟酒，忌辛辣、油炸食品，不要暴饮暴食。

3. 用药护理：告知患者药物的用法、用量，以及常见的不良反应和用药注意事项，并关注药物疗效。在抗凝治疗过程中应注意观察有无出血倾向，有无皮肤瘀点、瘀斑或牙龈出血等。

4. 病情观察：对于频繁发作的患者，应观察和记录发作的持续时间、间隔时间及伴随症状。

5. 心理护理：帮助患者了解短暂性脑缺血发作的治疗与预后，消除患者的紧张、恐惧心理，帮助患者保持乐观的心态，积极配合治疗，并自觉改变不良生活习惯，养成良好的生活习惯。

（三）健康教育

1.疾病预防指导：具体内容如下。

（1）向患者及其家属说明肥胖、吸烟、酗酒及不合理饮食与疾病发作的关系。

（2）指导患者选择低盐低脂、含有足量蛋白质和维生素饮食，避免暴饮暴食，戒烟、限酒。

（3）告知患者心理因素与疾病的关系。

（4）告知患者注意劳逸结合，保持心态平和，鼓励患者培养兴趣爱好，参加有益身心的社交活动。

2.疾病知识指导：具体内容如下。

（1）告知患者及其家属短暂性脑缺血发作是脑卒中的一种先兆表现或警示。

（2）评估患者及其家属对疾病的认知程度，向他们讲解疾病发生的基本原因、主要危险因素，以及疾病的防治知识、早期症状和体征，告知及时就诊和治疗与预后的关系，向患者讲解自我护理的方法。

（3）告知患者积极治疗高血压、高脂血症、糖尿病、脑动脉硬化等。

（4）嘱患者定期门诊复查，如果出现肢体麻木无力、头晕、头痛、复视或突然跌倒，应及时就医。

（5）发作间隔时间缩短、发作持续时间延长、发作间歇期症状未完全缓解、临床症状逐渐加重等表现是进展性短暂性脑缺血发作进展为急性脑梗死的强烈预警信号。

（6）告知患者及其家属遵医嘱服药和在医护人员指导下调整用药的意义，以及在用药期应关注的指征和定期复查的重要性。

（梅畅）

参考文献

［1］中华医学会神经病学分会，中华医学会神经病学分会脑血管病学组.中国缺血性卒中和短暂性脑缺血发作二级预防指南2022［J］.中华神经科杂志，2022，55（10）：1071–1110.

第六节　胃炎

胃炎指胃黏膜的炎症，是一种常见的消化系统疾病，其特征是胃黏膜的急性或慢性炎症反应。胃炎可以是短期或长期（慢性）的，可以根据其病因和病变部位进一步分类。胃炎的治疗通常需要针对其具体病因进行，同时配合适当的饮食和生活方式调整。

一、胃炎的基本知识

（一）病因

胃炎的病因多种多样，包括但不限于以下因素。

1. 幽门螺杆菌（helicobacter pylori，以下称"Hp"）感染：Hp 可以长期生活在胃黏膜中，引起慢性胃炎，并可能导致胃溃疡或胃癌。

2. 药物因素：特别是非甾体抗炎药（NSAIDs），如阿司匹林、布洛芬等，可刺激胃黏膜，导致炎症和溃疡。

3. 酒精和烟草：长期饮酒和吸烟可能损伤胃黏膜，增加患胃炎的风险。

4. 自身免疫性疾病：若患有自身免疫性疾病，如自身免疫性胃炎等，免疫系统可能会错误地攻击胃黏膜细胞。

5. 饮食因素：长期饮食不规律、过度饥饿、暴饮暴食、吃辛辣刺激性食物等可导致胃炎。

6. 应激和心理因素：长期精神压力大、焦虑或抑郁等可以影响胃黏膜血流和胃酸分泌情况，从而导致胃炎。

7. 感染：除 Hp 外，其他细菌、病毒或寄生虫感染也可能导致胃炎。

8. 其他疾病：肝硬化、肾脏病等慢性疾病，以及一些遗传性疾病，都可能引起或加重胃炎。

9. 放射治疗：胃部附近的放射治疗有时也会导致胃炎。

10. 其他因素：包括长期使用某些药物（如皮质类固醇等），以及某些疾病状态下的胃黏膜缺血、缺氧等。

（二）临床表现

1. 症状：具体如下。

（1）上腹部疼痛或不适：可能呈持续性或阵发性，通常在饭后加剧。

（2）恶心和呕吐：患者可能经常感到恶心，严重时会出现呕吐。

（3）胃胀和嗳气：患者由于胃部不适，可能会感到胃胀，并频繁嗳气。

（4）消化不良：表现为饭后长时间的饱胀感，与摄入的食物多少无关。

（5）胃酸分泌过多：表现为反酸、烧心等。

2.体征：具体如下。

（1）腹部查体是重点，应注意有无腹部压痛及反跳痛，墨菲征是否阳性，肠鸣音是否亢进。

（2）关注有无贫血貌。慢性胃炎引起胃酸分泌减少或胃黏膜损伤时可能导致患者出现贫血貌。

（三）辅助检查

1.常规检查：具体项目如下。

（1）血常规：急性糜烂出血性胃炎可有贫血表现。

（2）电解质：呕吐严重者可出现电解质紊乱，如低氯血症、低钾血症、低钠血症等。

2.专科检查：具体项目如下。

（1）^{13}C 或 ^{14}C 呼气试验：若呼气试验阳性则提示存在 Hp 感染。

（2）急诊内镜检查：可确诊胃炎并判断有无急性胃黏膜损害。

（四）治疗方法

1.非手术治疗：具体方法如下。

（1）药物治疗：包括使用抑酸药（如质子泵抑制剂或 H_2 受体拮抗剂等）、胃黏膜保护剂、抗生素（针对 Hp 感染）等治疗。

（2）饮食调整：养成定时定量的饮食习惯，选择清淡、易消化、富含营养的食物，避免摄入辛辣、油腻等刺激性食物。

（3）改善生活习惯：戒烟限酒，保证充足的睡眠，规律作息，减轻压力。

2.手术治疗：在一些严重的情况下，比如出现胃出血或胃穿孔时，可能需要紧急手术治疗。常用的手术方式包括内镜下黏膜切除术、胃穿孔修补术、胃大部切除术等，具体手术方式需根据患者病情的严重程度决定。

二、胃炎的护理

（一）护理评估

1.一般情况评估：具体内容如下。

（1）评估患者的饮食习惯、用药史，了解可能与胃炎有关的诱因。

（2）评估患者有无嗳气、反酸、食欲减退、上腹饱胀、上腹隐痛等胃肠道症状。

（3）了解胃镜检查及实验室检查结果。

（4）评估患者的心理状态和对疾病的认知程度。

2.专科情况评估：具体内容如下。

（1）评估患者的营养状况，了解有无消瘦或近期体重明显减轻等情况。

（2）评估患者的消化功能，注意记录呕吐的次数、性质，以及呕吐物的颜色、气味和量。

（3）评估患者的疼痛程度，记录腹痛的部位和性质。

（二）**护理要点及措施**

若患者需接受手术治疗，护理人员应注意进行术前、术后及并发症护理。

1.术前护理：具体内容如下。

（1）护理常规：按消化系统疾病一般护理常规进行。

（2）全面评估：了解患者的全身情况，协助患者做好各项术前检查及准备工作。

（3）心理护理：了解患者及其家属的心理活动，做好解释工作，尽量减轻不良的心理反应。

（4）饮食护理：术前12小时禁食，术前4~6小时禁水。根据手术情况给予肥皂水灌肠以清洁肠道。

（5）术前指导：指导患者进行术前准备，包括个人卫生处置、手术区皮肤准备等。

2.术后护理：具体内容如下。

（1）建立合理的饮食结构，术后患者应避免吃任何食物，以免对肠胃造成刺激。

（2）术后7天内以吃流质食物为主，7天后根据患者的实际恢复情况，饮食恢复遵循从流质到半流质到硬质食物的渐进过程。

（3）术后恢复期间要避免吃辛辣、生冷、油腻、刺激性食物。

3.并发症护理：具体内容如下。

（1）记录呕吐的次数、性质，呕吐物的颜色、气味和量，关注脱水及酸碱失衡的表现，以及体温、血压等的变化。

（2）记录腹痛的部位和性质，若患者因烦躁和剧痛应用吗啡或哌替啶，需监测患者的呼吸情况。

（3）警惕潜在并发症，如出现上消化道出血等的可能，如有异常，应及时通知医生并协助处理。

（三）健康教育

1.指导患者加强营养，多选择高能量、高蛋白质、高维生素、易消化的饮食。

2.指导患者规律作息，避免劳累，注意劳逸结合，保持身心愉快。

3.指导患者了解当前所用药物的名称、剂量、用法、功效与不良反应，嘱患者坚持遵医嘱用药。

4.指导患者尽量避免使用会对胃黏膜产生刺激的药物，比如阿司匹林、吲哚美辛，以及糖皮质激素等。

5.嘱患者定期复诊，特别是有轻度、中度肠上皮化生和不典型增生的患者，要定期做胃镜检查。

（刘月）

第七节　胃食管反流病

胃食管反流病（gastroesophageal reflux disease，GERD）是指胃、十二指肠内容物异常反流至食管引起不适症状和（或）并发症的疾病，反流和烧心是最常见的症状，也可导致咽喉、气管等食管以外部位的损害。根据是否导致食管黏膜糜烂、溃疡，可将胃食管反流病分为反流性食管炎（reflux esophagitis，RE）和非糜烂性反流疾病（non-erosive reflux disease，NERD）。胃食管反流病是一种常见病，欧美国家的患病率为 10%~20%，亚洲地区的患病率约为 5%，男女发病率无明显差异，患病率随年龄的增长而增加。

一、胃食管反流病的基本知识

（一）临床表现

1.食管相关症状：具体如下。

（1）烧心和反流：烧心和反流是胃食管反流病最常见、最典型的症状，常在餐后 1 小时出现，饮酒、吃甜食、饮浓茶、喝咖啡等可诱发该病，取卧位、肢体前屈或腹压增高时症状可加重，部分患者的症状在夜间入睡后出现。

（2）胸痛：由反流物刺激食管引起，疼痛常发生在胸骨后或剑突下，向心前区、后背、肩部、颈部、耳后等部位放射，与心绞痛类似，伴有或不伴有烧心、反流，这种疼痛特点给临床诊断带来了一定困难。

（3）吞咽困难：部分患者有吞咽困难，可能为食管痉挛或食管动力障碍所致，呈间歇性，吃固体或液体食物时均可出现，少数患者因食管瘢痕形成而出现食管狭窄，吞咽困难呈持续性或进行性加重。有食管重度糜烂或并发食管溃疡的患者可见吞咽疼痛。

2. 食管外症状：部分胃食管反流病患者可有食管外的组织损害，如咽喉炎、慢性咳嗽、哮喘、牙酸蚀症等。反流物刺激咽部可引起咽炎、声嘶。反流物被吸入气管和肺，可造成肺炎反复发作，甚至导致肺间质纤维化。反流引起的哮喘无季节性，常在夜间发生。儿童可因反复胃食管反流继发呼吸道感染，并发缺铁性贫血和发育障碍。部分患者诉咽部不适，有异物感或堵塞感，但无吞咽困难，这种情况称为癔球症，目前临床上认为该情况可能与胃食管反流病有关。

（二）辅助检查

1. 胃镜检查：胃镜检查是诊断反流性食管炎最准确的方法，并能判断其严重程度和有无并发症，结合活检结果可与其他原因引起的食管炎或食管癌等其他食管病变相鉴别。根据内镜下所见食管黏膜的损害程度进行反流性食管炎分级，有利于病情判断及治疗指导。

2. 24 小时食管 pH 监测：24 小时食管 pH 监测是诊断胃食管反流病的重要检查方法，进行检查前 3 天应停用抑酸药与胃肠促动药，常用的观察指标有 24 小时内 pH < 4 的总时间百分比、pH < 4 的次数、持续 5 分钟以上的反流次数及最长反流时间等。

3. X 线食管钡餐造影：X 线食管钡餐造影能发现部分食管病变，如食管溃疡或食管狭窄等，但也可能会遗漏一些浅表溃疡和糜烂，对诊断反流性食管炎的敏感性不高，可发现严重反流性食管炎阳性 X 线征，可排除食管癌等其他食管疾病。不愿接受或不能耐受胃镜检查的患者可进行该项检查。

4. 食管滴酸试验：该检查可协助进行食管炎的诊断。在滴酸过程中，若出现胸骨后疼痛或烧心即为阳性，且上述症状多在滴酸的最初 15 分钟内出现，高度提示食管炎可能。

5. 食管测压：通过食管测压可以了解食管下括约肌（LES）的长度和位置，测定食管下括约肌压力、食管下括约肌松弛压、食管体部压力、食管上括约肌压力等，用于抗反流术的术前评估，当胃食管反流病内科治疗效果不好时可将该法用于辅助性诊断。食管下括约肌压力 < 6mmHg 易导致反流。

（三）治疗方法

治疗目的是控制症状、治愈食管炎、减少复发和防治并发症。

1.一般治疗：改变生活方式是治疗胃食管反流病的基础，应贯穿整个治疗过程，包括戒烟限酒、避免吃刺激性食物、减轻体重等，同时应注意避免应用降低食管下括约肌压力的食物、药物，以及引起胃排空延迟的药物。

2.药物治疗：具体方法如下。

（1）使用抑酸药：包括使用质子泵抑制剂、组胺 H_2 受体拮抗剂等。

①质子泵抑制剂：抑酸起效快，作用持久，是治疗胃食管反流病的首选药物，适用于症状重、有严重食管炎的患者，常用药物有奥美拉唑、兰索拉唑、泮托拉唑等。

②组胺 H_2 受体拮抗剂：抑酸持续时间短，患者容易快速耐受，适用于轻症、中症患者，常用药物有西咪替丁、雷尼替丁等。

（2）使用胃肠促动药：可通过增加食管下括约肌张力，改善食管蠕动功能、促进胃排空，从而减少胃、十二指肠内容物反流。目前临床上常使用多潘立酮、莫沙必利、伊托必利等，这类药物适用于轻症患者，或可作为抑酸药联用的辅助药物。

（3）使用抗酸药：常用药物有铝碳酸镁、碳酸氢钠、氢氧化铝等，仅用于临时缓解症状轻、间歇发作患者的症状。

（4）使用抗抑郁药或抗焦虑药：食管对酸具有高敏感性是难治性胃食管反流病的重要发病机制之一，对于久治不愈或反复发作的患者，应考虑存在精神心理因素的可能性，需在专业医生的指导下应用相关药物，包括三环类抗抑郁药和 5-羟色胺选择性再摄取抑制剂等。

3.内镜及手术治疗：目前用于胃食管反流病的内镜下治疗手段主要分为射频治疗、内镜下胃腔内缝合或折叠治疗、内镜下注射或植入技术等。抗反流术能减少反流次数及控制反流症状，若患者存在病理性反流，药物抑酸效果不佳，或虽药物治疗有效但不愿意长期服用药物，可考虑手术治疗。胃底折叠术是目前常用的抗反流术式。

4.并发症治疗：对于并发食管狭窄者，可行胃镜下食管扩张治疗，为防止术后狭窄复发，应予以质子泵抑制剂长期维持治疗。对于巴雷特食管（Barrett esophagus）患者，可使用质子泵抑制剂维持治疗，并嘱患者定期随访，以便早期发现癌变。

二、胃食管反流病的护理

（一）护理评估

1. 基本情况评估：具体内容如下。

（1）患病及治疗经过：询问患者首次出现反流症状的时间及病程长短。详细了解患者反酸、烧心、胸骨后疼痛、吞咽困难等症状的具体情况，包括发作频率、持续时间和有无诱发因素等。记录患者曾经使用的治疗方案（包括药物治疗方案、手术治疗方案等），了解治疗效果如何及有无不良反应。询问患者有无药物或食物过敏史，以及有无对特定药物耐受的问题。

（2）当前病情和一般情况：评估患者当前症状的严重程度，包括反流症状及其他可能相关的消化系统症状，如腹胀、嗳气等。了解患者的饮食习惯，了解是否存在营养不良或体重变化。评估患者的睡眠质量，以及反流症状是否影响日常活动和工作。询问患者是否患有其他慢性疾病，如高血压、糖尿病等，以及这些疾病是否对反流症状有影响。

（3）心理－社会状况：评估患者是否存在焦虑、抑郁等情绪问题，以及这些情绪问题是否与反流症状相关。了解患者的家人、朋友和同事对其病情的了解程度和对治疗的支持程度。评估患者的工作环境是否会加重反流症状，以及工作压力是否会影响病情管理。

2. 身体状况评估：测量患者的体温、脉搏、呼吸、血压，以评估整体健康状况。触诊腹部，检查有无压痛、反跳痛或包块，评估胃肠道蠕动情况。听诊心肺，评估是否存在心肺疾病引起的胸痛或呼吸困难。检查口腔黏膜、牙齿及咽喉，评估是否存在反流引起的炎症或溃疡。检查患者取何种体位能减轻反流症状，如取半卧位或直立位等。

3. 辅助检查评估：具体内容如下。

（1）实验室检查：评估患者是否存在感染或贫血。检查肝肾功能、血糖、血脂等指标，评估整体代谢状况。若怀疑合并 Hp 感染，可进行呼气试验或血液检测。

（2）影像学检查：包括钡餐造影、CT 或 MRI，可用于排除其他可能引起类似症状的器质性疾病。

（3）其他检查：包括胃镜检查、24 小时食管 pH 监测、食管测压等。

①胃镜检查：可直接观察食管、胃和十二指肠的黏膜情况，以评估反流引起的损伤程度。

② 24 小时食管 pH 监测：可连续监测食管内 pH 值变化，评估反流事件的发生频率和持续时间。

③食管测压：可评估食管下括约肌的功能，了解是否存在功能障碍。

（二）护理要点及措施

1.关注病情变化：关注患者疼痛的部位、性质、程度、持续时间及伴随症状，及时发现并处理异常情况。

2.减少或消除诱发因素：具体措施如下。

（1）避免应用降低食管下括约肌压力的药物及引起胃排空延迟的药物，如激素、抗胆碱能药、茶碱类药物，以及地西泮等。

（2）避免饭后剧烈运动，避免睡前 2 小时进食，白天进食后不宜立即卧床，睡觉时将床头抬高 15~20cm，以改善半卧时的食管排空功能。

（3）饮食以高蛋白质、低脂肪、无刺激、易消化为宜，少食多餐。避免可能使食管下括约肌压力降低的饮食，比如吃巧克力等高脂肪食品，以及喝咖啡、浓茶等。

（4）注意减少或控制会引起腹压增高的因素，如肥胖、便秘、使用紧束腰带等。

（5）戒烟禁酒。

3.指导并协助患者减轻疼痛：具体措施如下。

（1）保持环境安静，协助患者取舒适体位，减少外界因素对患者造成的不良刺激和心理压力。

（2）指导患者感到疼痛时尽量深呼吸，以腹式呼吸为主，减轻胸部压力刺激。教会患者使用一些放松和转移注意力的技巧，如做深呼吸、听音乐、看小说等，有利于缓解疼痛。

（3）消除并缓解患者的紧张、焦虑情绪，安慰患者，促进其情绪稳定，必要时进行心理疏导。

4.用药护理：遵医嘱使用抑酸药、胃肠促动药、抗酸药等，避免滥用药物。

（三）健康教育

1.疾病知识讲解：向患者及其家属讲解胃食管反流病的病因及危险因素，帮助患者寻找并及时去除致病因素，控制病情的发展。指导患者改变有关的不良生活习惯，避免摄入过多促进反流或使胃酸过量分泌的高脂肪食物。可建议患者通过咀嚼口香糖促进唾液分泌，中和反流物。嘱患者控制体重，避免腹部脂肪堆积过多，引起腹压增高，平时应避免进行重体力劳动和高强度体育锻炼等。协助患者制订饮食计划，保持合理、规律进食。

2.用药指导与病情监测：指导患者严格遵医嘱，按照规定的剂量、用法用药，避免随意减药或停药，了解药物的主要不良反应。对于应用抑酸药的患者，治愈后可逐渐减小剂量直至停药，或先改用其他缓和制剂再逐渐停药。指导患者遵医嘱自备铝碳酸镁、硫糖铝等碱性药物，出现不适症状时可服用，注意定期复诊，如果出现胸骨后灼热感、胸痛、吞咽不适等症状，或上述症状加重，应及时就诊。巴雷特食管患者应定期进行内镜检查。

3.心理健康指导：胃食管反流病的特点是慢性迁延反复，患者常出现不良情绪，因此应帮助患者消除顾虑，分散患者的注意力，减少各种精神刺激，指导患者加强心理防御机制，树立战胜疾病的信心。

（黄心梅）

第八节　消化性溃疡

消化性溃疡是指在胃和十二指肠黏膜发生的溃疡性病变，主要涉及胃（胃溃疡，GU）和十二指肠（十二指肠溃疡，DU）。

溃疡的形成与多种因素有关，包括胃酸分泌过多、Hp感染、长期使用非甾体抗炎药、吸烟、精神压力大、饮食不规律等。消化性溃疡的特点是慢性病程、周期性发作和节律性上腹痛，常见于秋冬和冬春之交，主要并发症包括出血、穿孔和幽门梗阻等。

一、消化性溃疡的基本知识

（一）临床表现

消化性溃疡的典型症状为上腹部疼痛，这种疼痛通常具有烧灼感，呈钝痛或饥饿样痛，且与饮食有关。胃溃疡的疼痛往往在餐后0.5~2小时出现，而十二指肠溃疡的疼痛多在餐后3~4小时出现，进食后可缓解。消化性溃疡的其他表现包括唾液分泌增多、烧心、反胃、反酸、嗳气、恶心、呕吐等。

在溃疡发作期，中上腹部可有局限性压痛，一般程度不重，其压痛部位大多与病变位置基本相符。

1.症状：特点如下。

（1）长期性：由于溃疡可自行愈合，但愈合后易复发，因此患者常有上腹部疼痛且长期反复发作。

（2）周期性：上腹部疼痛呈反复周期性发作，十二指肠溃疡的周期性表现更为突出。

（3）节律性：溃疡引起的疼痛与饮食之间具有明显相关性，因此疼痛具有节律性。例如，十二指肠溃疡引起的疼痛大多在两餐之间发生，且持续不减，直至下餐进食或服抑酸药。

（4）疼痛部位：十二指肠溃疡引起的疼痛多出现于中上腹部，或在脐上，或在脐上偏右处；胃溃疡引起的疼痛也多出现于中上腹，但稍偏高处，或在剑突下和剑突下偏左处。

（5）疼痛性质：多呈钝痛、灼痛或饥饿样痛，一般疼痛程度较轻且能耐受，若持续性剧痛通常提示穿透性溃疡或溃疡穿孔。

（6）影响因素：疼痛常因精神刺激、过度疲劳、饮食不慎、药物影响、气候变化等因素诱发或加重，可在休息、进食、服抑酸药、用手按压疼痛部位、呕吐后减轻或缓解。

2.体征：在溃疡发作期，患者的中上腹部可有局限性压痛，程度不重，压痛部位多与溃疡的位置基本相符。

若中老年人在短期内出现中上腹痛、出血或贫血，或胃溃疡患者的临床表现发生明显变化或经抗溃疡药物治疗无效，或胃溃疡活检病理提示肠化生或不典型增生，应当特别重视。临床上，对于胃溃疡患者，应在积极进行内科治疗的基础上，定期进行内镜检查随访，密切观察直到溃疡愈合。

（二）辅助检查

1.常规检查：具体项目如下。

（1）血常规：检查有无贫血。

（2）便常规：检查有无潜血阳性。

2.专科检查：具体项目如下。

（1）胃镜检查：胃镜检查是诊断消化性溃疡的首选方法，通过胃镜可以直接观察胃和十二指肠的黏膜情况，观察是否存在溃疡，同时可以在直视下取活组织进行病理学检查，以确定溃疡的性质。胃溃疡多发生于高位胃体，呈多发性、浅表性、不规则性，直径为0.5~1.0cm，甚至更大。溃疡愈合后不留瘢痕。

（2）X线钡餐检查：对于不能接受胃镜检查的患者，可以根据患者的具体情况选择进行X线钡餐检查。在X线下，钡剂会显示为高密度影，而溃疡则表现为钡剂缺损区。

（3）Hp 检测：Hp 是一种对胃黏膜有害的细菌，Hp 感染与消化性溃疡的发生密切相关。常用的检测方法包括快速尿素酶试验、组织学检查和 Hp 培养等。

（三）治疗方法

消化性溃疡的治疗目标是缓解症状、促进溃疡愈合、预防复发、防治并发症。

1. 非手术治疗：具体方法如下。

（1）药物治疗：包括抗酸治疗、抗菌治疗（针对 Hp 感染），以及使用胃黏膜保护剂等。

（2）饮食调整：建议患者少食多餐，避免吃刺激性食物，戒烟戒酒。

（3）心理干预：减轻精神压力，保持良好心态。

2. 手术治疗：手术不是治疗消化性溃疡的首选方法，但对于出现消化道大出血、幽门梗阻、难治性溃疡、球部或球后明显狭窄等并发症，经内科治疗无效的患者，应考虑进行手术治疗。

二、消化性溃疡的护理

（一）护理评估

1. 一般情况评估：具体内容如下。

（1）评估患者的饮食习惯、用药史，了解可能与消化性溃疡有关的诱因。

（2）评估患者有无嗳气、反酸、食欲减退、上腹饱胀、隐痛等胃肠道症状。

（3）了解胃镜检查及实验室检查结果。

（4）评估患者的心理状态和对疾病的认知程度。

2. 专科情况评估：具体内容如下。

（1）评估患者的营养状况，了解有无消瘦或近期体重明显减轻等情况。

（2）评估患者的消化功能，注意记录呕吐的次数、性质，以及呕吐物的颜色、气味和量。

（3）评估患者的疼痛程度，了解腹痛的部位和性质。

（二）护理要点及措施

1. 术前护理：具体内容如下。

（1）护理常规：按消化系统疾病一般护理常规进行。

（2）常规术前准备：了解患者的全身情况，协助患者做好各项术前检查及准备工作。

（3）心理护理：了解患者及其家属的心理活动，做好解释工作，尽量减轻不良的心理反应。

（4）饮食护理：术前12小时禁食，术前4~6小时禁水。根据手术情况给予肥皂水灌肠以清洁肠道。

（5）术前指导：指导患者进行术前准备，包括个人卫生处置、手术区皮肤准备等。

2.术后护理：具体内容如下。

（1）合理调整饮食结构，术后应避免吃任何食物，以免对肠胃造成刺激。

（2）术后7天内以流质饮食为主，7天后根据患者的实际恢复情况，饮食恢复遵循从流质、半流质到硬质食物的渐进过程。

（3）恢复期间要避免吃辛辣、生冷、油腻等刺激性食物。

3.并发症护理：具体内容如下。

（1）记录患者呕吐的次数、性质，以及呕吐物的颜色、气味和量，关注脱水及酸碱平衡失调的表现，关注体温、血压等的变化。

（2）了解患者腹痛的部位和性质，若因烦躁和剧痛应用吗啡或哌替啶治疗，需密切关注患者的呼吸情况。

（3）关注有无潜在并发症，如上消化道出血等的临床表现，如发现异常，应通知医生，并协助处理。

（三）健康教育

1.加强营养，多吃高能量、高蛋白质、高维生素、易消化的食物。

2.生活要有规律，避免劳累，注意劳逸结合，保持身心愉快，戒烟限酒，预防溃疡复发。

3.了解所用药物的名称、剂量、用法、功效与不良反应，坚持遵医嘱用药。

4.尽量避免使用对胃黏膜有刺激性的药物，如阿司匹林、吲哚美辛，以及糖皮质激素等，以利溃疡修复。

5.定期复诊，特别是有轻度或中度肠上皮化生和不典型增生的患者，应定期做胃镜和病理检查。

（刘月）

第九节　急性胰腺炎

急性胰腺炎是一种常见的消化系统急症，以胰腺分泌的消化酶被激活后对自身器官产生消化作用所引起的炎症为特征，通常表现为急性上腹部疼痛、腹胀、恶心、呕吐、发热，重症患者可能出现休克、器官功能障碍等严重并发症。急性胰腺炎可分为轻症和重症两种类型，其中轻症急性胰腺炎以胰腺水肿为主要表现，常呈自限性，预后良好；重症急性胰腺炎则表现为胰腺广泛出血、坏死，病情发展快，并发症多，死亡率高。

一、急性胰腺炎的基本知识

（一）常见病因

1. 胆道疾病：胆石症、胆管炎等是导致急性胰腺炎的主要病因。

2. 大量饮酒：长期大量饮酒可导致急性胰腺炎，尤其是在短期内大量饮酒后。

3. 胰管阻塞：结石、蛔虫等阻塞胰管，可导致胰液排出受阻。

4. 十二指肠憩室炎：十二指肠憩室炎可能会引起胰腺炎。

5. 手术或外伤：腹部手术或外伤可能损伤胰腺，导致胰腺炎。

6. 高甘油三酯血症：血液中的甘油三酯水平过高，可能会引起急性胰腺炎。

7. 药物因素：使用某些药物，如氢氯噻嗪、硫唑嘌呤、磺胺类药等，可能会引起胰腺炎。

8. 病毒感染：流行性腮腺炎、甲型流感等可能会引起急性胰腺炎。

9. 免疫性疾病：某些自身免疫性疾病可能与急性胰腺炎的发生有关。

（二）临床表现

1. 症状：具体如下。

（1）急性上腹部疼痛，呈持续性，常向背部放射，伴有腹胀、恶心、呕吐，且呕吐后疼痛不缓解。

（2）发热，可有心动过速、低血压、少尿等休克表现。

（3）重症急性胰腺炎患者可能出现剧烈腹痛、高度腹胀、持续发热等表现，甚至出现血压下降、呼吸急促、尿量明显减少，严重威胁患者的生命安全。

2.体征：腹部轻压痛，重者可出现腹膜刺激征，偶见格雷 – 特纳征（Grey–Turner sign）和卡伦征（Cullen sign）。

（三）辅助检查

1.常规检查：具体项目如下。

（1）血液检查：检查有无贫血。常可见白细胞增加，中性粒细胞核左移；液体丢失可致血细胞比容增高；血糖升高；5%~10% 的急性胰腺炎患者有甘油三酯增高的情况。

（2）便常规：检查有无潜血阳性。

2.专科检查：具体项目如下。

（1）影像学检查：包括腹部 B 超、CT、MRI 等，其中 CT 检查是诊断急性胰腺炎的重要依据，有助于诊断胰腺坏死。

（2）血清淀粉酶及脂肪酶：血清淀粉酶及脂肪酶的升高程度与疾病的严重程度无关。血清脂肪酶升高在急性胰腺炎诊断的特异性方面优于淀粉酶。

（四）治疗方法

1.非手术治疗：包括液体治疗、镇痛、营养支持，以及针对病因和早期并发症的治疗。对于重症急性胰腺炎患者，可采用以目标为导向的治疗模式，应反复评估患者的血流动力学状态以指导液体滴注。推荐使用晶体液，以 5~10mL/（kg·h）的速度即刻进行液体治疗。营养支持方面，早期一般采用全胃肠外营养（TPN），如无肠梗阻，应尽早进行空肠插管，过渡到肠内营养（EN）。

2.手术治疗：适用于急性胰腺炎的胰腺局部并发症，比如消化道梗阻、胰瘘、假性动脉瘤破裂出血等产生继发感染或压迫症状的情况。手术方式包括经皮穿刺引流、内镜下微创治疗及开放手术等。

二、急性胰腺炎的护理

（一）护理评估

1.一般情况评估：具体内容如下。

（1）评估患者的饮食习惯，了解起病前是否有暴饮暴食、过量饮酒、吃高脂肪食物等情况，同时了解患者既往有无胆道疾病、高脂血症、糖尿病等病史，以及近期用药情况，判断可能诱发急性胰腺炎的因素。

（2）关注患者有无恶心、呕吐、腹胀、发热等全身症状，询问呕吐的次数、量，以及呕吐物的性质，比如呕吐物是否为胃内容物、呕吐物中有无胆汁等。

（3）了解血、尿淀粉酶检查结果，判断疾病严重程度及发展趋势。

（4）评估患者的心理状态和对疾病的认知程度，了解患者对疾病严重性、预后等方面的认知程度，以及是否存在焦虑、恐惧等不良情绪。

2.专科情况评估：具体内容如下。

（1）评估患者的营养状况，了解有无消瘦、近期体重明显减轻等情况，判断病情对营养状况的影响。

（2）评估患者的消化功能，注意记录呕吐的次数、性质，以及呕吐物的颜色、气味和量，观察腹胀情况及肠鸣音的变化。

（3）评估患者疼痛的程度、部位、性质及持续时间，了解疼痛是否向腰背部放射，有无缓解或加重因素。

（二）护理要点及措施

1.术前护理：具体要点及措施如下。

（1）护理常规：按消化系统疾病一般护理常规进行。

（2）常规术前准备：了解患者的全身情况，协助患者完成各项术前检查，如血常规、血生化、凝血功能、心电图等，做好术前准备工作，包括皮肤准备、肠道准备等。

（3）心理护理：与患者及其家属沟通交流，了解患者的心理状态，用通俗易懂的语言讲解疾病的发生、发展、治疗及预后知识，介绍手术的必要性、安全性和有效性，减轻患者的焦虑和恐惧心理。

（4）饮食护理：患者需严格禁食，以减少胰液分泌，防止胰腺进一步损伤。协助患者做好口腔护理，保持口腔清洁，减轻饥饿带来的不适。

（5）术前指导：指导患者进行术前准备，包括个人卫生处置、手术区皮肤准备等。

2.术后护理：具体要点及措施如下。

（1）合理调整饮食结构，术后应继续禁食，待肠鸣音恢复、肛门排气后可逐渐恢复饮食，从少量清水开始，逐步过渡到流质、半流质、软食，最终恢复正常饮食。饮食应遵循低脂肪、高碳水化合物、高维生素的原则，少食多餐，不要吃刺激性食物。

（2）术后持续监测生命体征，关注腹部体征，如腹痛、腹胀、肠鸣音等的变化，及时发现并处理术后可能出现的并发症，如胰瘘、感染等。

（3）遵医嘱给予营养支持治疗（肠外营养、肠内营养），保证患者摄入足够的能量和营养物质，促进机体恢复。

（4）保持引流管通畅，妥善固定引流管，防止出现扭曲、折叠、堵塞，观察引流液的颜色、性质和量，及时记录并报告异常情况。

3.并发症护理：具体要点及措施如下。

（1）观察患者的呕吐情况，记录呕吐的次数、性质，以及呕吐物的颜色、气味和量，关注有无脱水及电解质紊乱的表现，关注患者的皮肤弹性、黏膜湿润度、尿量等，同时监测体温、血压等生命体征的变化。

（2）了解患者腹痛的位置和性质，若患者出现剧烈疼痛，需密切观察其呼吸情况，警惕因疼痛引起的呼吸抑制。遵医嘱给予止痛药物，注意观察药物的疗效及不良反应。

（3）关注有无潜在并发症，如胰腺坏死、感染、腹腔出血等的临床表现。若发现患者高热不退、腹痛加剧、血压下降，引流液中出现大量血性液体等，应立即通知医生，并协助进行相应的处理。

（三）健康教育

1.加强营养，多吃高能量、高蛋白质、高维生素、易消化的食物，避免暴饮暴食，不要吃高脂肪食物。

2.生活要有规律，避免劳累，注意劳逸结合，保持身心愉快，戒烟限酒，预防疾病复发。

3.了解所用药物的名称、剂量、用法、功效与常见的不良反应，坚持遵医嘱用药，不可自行增减药量或停药。

4.尽量避免使用对胰腺有刺激性的药物，如糖皮质激素、某些抗生素等。

5.定期复诊，特别是病情较重或有并发症的患者，应定期复查血、尿淀粉酶，以及腹部超声、CT等检查，以便及时发现和处理可能出现的问题。

（刘月）

第十节　胰腺癌

胰腺癌是一种恶性肿瘤，起源于胰腺导管上皮细胞。近年来，胰腺癌的发病率在国内外均呈上升趋势。2021年的相关统计数据显示，胰腺癌在美国男性、女性恶性肿瘤新发病例排名中分别位列第 10 和第 9，在恶性肿瘤相关死亡率排名中位列第 4。在我国，胰腺癌在男性、女性恶性肿瘤发病率排名中分别位列第 7 和第 11，在恶性肿瘤相关死亡率排名中位列第 6。

一、胰腺癌的基本知识

（一）病因

胰腺癌的发病与多种因素有关，包括长期吸烟、高龄、高脂饮食、BMI 超标、患有慢性胰腺炎或伴发糖尿病等非遗传性因素，以及有家族遗传病史等遗传性因素。大约 10% 的胰腺癌病例有家族遗传病史，某些基因突变，如 CDKN2A、BRCA1、BRCA2、PALB2 等的异常，与家族性胰腺癌发病密切相关。

（二）临床表现

1. 症状：具体如下。

（1）腹部不适或腹痛：腹部症状是常见的首发症状，可表现为上腹部不适，或腹痛（如隐痛、钝痛和胀痛等）。

（2）乏力：80%~90% 的患者在患病初期即有乏力等表现。

（3）消化不良：肿瘤阻塞胆总管下端和胰腺导管时，可出现消化不良的相关症状，如腹泻等。

（4）黄疸：黄疸与胆道出口梗阻有关，是胰头癌的主要临床表现，伴有皮肤瘙痒、深茶色尿和陶土样便。

（5）其他症状：部分患者可伴有持续或间歇性低热，且一般无胆道感染，部分患者还可出现血糖异常。

2. 体征：具体如下。

（1）消瘦：80%~90% 的患者在患病初期即有消瘦的表现。晚期患者常出现恶病质。

（2）黄疸：多见于胰头癌，因胆道出口梗阻导致胆汁淤积而出现。

（3）肝脏肿大：肝脏肿大是胆汁淤积或向肝脏转移的结果。

（4）胆囊肿大：部分患者可触及囊性、无压痛、光滑且可推动的胆囊。

（5）腹部肿块：晚期可触及腹部肿块，肿块多位于上腹部，位置深，呈结节状，质地硬，不活动。

（三）辅助检查

1. 常规检查：具体项目如下。

（1）血生化：早期无特异性血生化改变，肿瘤累及肝脏、阻塞胆管时可引起相应的生化指标变化，如丙氨酸转氨酶（谷丙转氨酶）、天冬氨酸转氨酶（谷草转氨酶）、胆汁酸、胆红素等的升高。

（2）肿瘤标志物：糖类抗原19-9（CA19-9）对胰腺癌来说是应用价值最高的肿瘤标志物，可用于辅助诊断、疗效监测和复发监测。

2. 专科检查：具体项目如下。

（1）影像学检查：常规超声检查、CT检查、MRI检查，以及磁共振胰胆管成像（以下称"MRCP"）、正电子发射计算机体层显像（以下称"PET/CT"）、PET磁共振（PET/MRI）等，可用于胰腺癌的诊断、鉴别诊断和分期确定。

（2）组织病理学和细胞学诊断：通过术前或术中细胞学穿刺活检，或转至有相应条件的上级医院进行组织学穿刺活检，可获得明确诊断。

（四）治疗方法

1. 手术治疗：手术切除是胰腺癌患者获得治愈和长期生存的唯一有效方法。外科手术应尽力实施根治性切除（R0）。

术前减黄的主要目的是缓解胆道梗阻，减轻胆管炎等症状，同时改善肝脏功能，纠正凝血异常，降低手术死亡率。

2. 非手术治疗：具体方法如下。

（1）放射治疗：放射治疗是胰腺癌的重要局部治疗手段之一，贯穿各个分期。

（2）化学治疗：胰腺癌内科药物治疗可应用于各个期别的患者，包括可切除和临界可切除患者的术前新辅助及转化治疗，根治术后患者的辅助治疗，以及局部晚期或转移复发患者的治疗。

二、胰腺癌的护理

（一）护理评估

1. 一般情况评估：具体内容如下。

（1）评估患者的营养状况，了解有无消瘦、近期体重明显减轻等情况。

（2）评估患者的心理状态和对疾病的认知程度。

2. 专科情况评估：具体内容如下。

（1）评估患者的消化功能，注意记录呕吐的次数、性质，以及呕吐物的颜色、气味和量。

（2）评估患者的疼痛程度，记录腹痛的部位和性质。

（二）护理要点及措施

1. 术前护理：具体内容如下。

（1）心理护理：胰腺癌是高度恶性的肿瘤，预后较差，常使患者产生恐惧、焦虑、紧张等不良情绪，故应关注患者的心理变化。

（2）腹痛护理：腹痛是胰腺癌最常见的症状之一，于卧位及晚间加重，取坐位、立位、前倾位，或走动时疼痛可减轻，故当注意进行腹痛护理。

（3）皮肤护理：若患者有阻塞性黄疸，常呈进行性加深，并伴有皮肤瘙痒，故当注意进行皮肤护理。

（4）营养支持护理：鼓励高蛋白质、高能量、高维生素、低脂肪饮食，少食多餐。

2. 术后护理：具体内容如下。

（1）体位护理：术后患者取平卧位，待生命体征稳定后可更换为半卧位。

（2）疼痛护理：术后 24~48 小时疼痛明显，此后疼痛逐渐减轻，指导患者正确使用镇痛泵，或遵医嘱给予镇痛药治疗。

（3）关注病情变化：密切监测患者的生命体征（包括血压、呼吸、脉搏、心率及血氧饱和度等），了解病情变化。

3. 并发症护理：如果出现胰瘘、胆瘘、出血、感染等并发症，应及时通知医生，及时进行处理。

（三）健康教育

1. 科学控制饮食，多摄入蔬菜，少食多餐。

2. 遵医嘱定期复查，若出现贫血、乏力、消瘦、发热等情况，应及时就诊。

3. 保持良好的精神状态，保证生活规律，适当进行户外活动，如散步、打太极拳等，以增强抵抗力。

4. 注重自我管理，每 3~6 个月复查一次，掌握血糖过高或过低的征象，以及相应的紧急处理措施。

（刘月）

第十一节　炎症性肠病

炎症性肠病（inflammatory bowel disease，IBD）是一组病因尚未被阐明的慢性非特异性肠道炎症性疾病，包括溃疡性结肠炎（ulcerative colitis，UC）和克罗恩病（Crohn disease，CD）。

一、溃疡性结肠炎

溃疡性结肠炎是一种慢性非特异性结肠炎症性疾病，病变主要累及结肠的黏膜层与黏膜下层，临床表现以腹泻、排黏液脓血便、腹痛和里急后重为主，呈慢性病程，病情轻重不一，反复发作。该病可发生于所有年龄段，多见于20~40岁，亦可见于儿童和老年人群，男女发病率无明显差别。近年来，该病在我国的发生率明显增加，虽然与欧美国家患者相比，我国患者的病情大多较轻，但重症也不少见。

（一）溃疡性结肠炎的基本知识

1.临床表现：溃疡性结肠炎大多起病缓慢，少数急性起病，偶见急性暴发；病程长，呈慢性病程，大多发作期与缓解期交替出现，少数患者症状持续并逐渐加重；病情轻重不等，与病变范围、临床分型及病期等有关。

（1）症状：具体如下。

①消化系统表现：主要包括腹泻和排黏液脓血便，以及腹痛等。

腹泻和排黏液脓血便：见于大多数患者，排黏液脓血便是该病活动期的重要表现。排便次数和便血程度可反映病情轻重，轻者每天排便2~4次，呈糊状，可混有黏液、脓血，便血症状轻或无；重者每天排便可超过10次，有大量脓血，甚至呈血水样。当直肠受累时，可出现里急后重感。少数患者仅有便秘，或便秘、腹泻交替出现。

腹痛：活动期患者有轻度至中度腹痛，多局限于左下腹或全下腹，亦可涉及全腹，呈阵发性绞痛，有"疼痛→有便意→便后缓解"的规律。若并发中毒性巨结肠或腹膜炎，则腹痛持续且剧烈。

其他症状：可有腹胀、厌食、嗳气、恶心、呕吐等症状。

②全身表现：中度、重度活动期患者常有低热或中度发热，高热多提示有并发症出现或属于暴发型。重症患者可出现体重下降、贫血、白蛋白降低，以及水电解质平衡失调等表现。

③肠外表现：该病可伴有一系列肠外表现，常见的有口腔溃疡、结节性红斑、外周关节炎、坏疽性脓皮病、虹膜睫状体炎等，有时肠外表现比肠道症状先出现。相关研究表明，国外溃疡性结肠炎肠外表现的发生率高于国内的发生率。

（2）体征：患者呈慢性病容，精神状态差，重者呈消瘦贫血貌。轻者仅有左下腹轻压痛，有时可触及痉挛的降结肠和乙状结肠。重度或暴发型患者可有腹部膨隆、腹肌紧张、腹部压痛及反跳痛等表现，若同时出现发热、脱水、心动过速及呕吐等，应考虑中毒性巨结肠、肠穿孔等并发症的可能。部分患者直肠指检时可有触痛，且指套带血。

2. 辅助检查：具体项目如下。

（1）实验室检查：主要包括血液检查、粪便检查、免疫学检查等。

①血液检查：可有红细胞和血红蛋白减少，活动期常有白细胞增多。红细胞沉降率（ESR，以下简称"血沉"）增快和C反应蛋白增高是活动期的标志，血红蛋白下降多见于病情严重或病程长的患者。

②粪便检查：肉眼常可见黏液、脓血，显微镜下可见红细胞和白细胞，急性发作期可见巨噬细胞。完善粪便病原学检查有助于排除感染性结肠炎的可能，是诊断溃疡性结肠炎的一个重要步骤。

③免疫学检查：有关文献资料报道，在西方国家，通过核周抗中性粒细胞胞质抗体（p-ANCA）诊断溃疡性结肠炎的阳性率为50%~70%，是诊断溃疡性结肠炎较特异的指标，不过在我国该指标的诊断价值尚需进一步证实。

（2）结肠镜检查：可直接观察肠黏膜变化，通过活检能确定病变范围，是溃疡性结肠炎诊断与鉴别诊断的最重要手段。该病的病变呈连续性、弥漫性分布，从直肠开始逆行向近端扩展，内镜下所见黏膜改变主要有以下3种。

①黏膜血管纹理模糊、紊乱或消失，黏膜充血、水肿、易脆、出血、有脓性分泌物附着。

②病变明显处见弥漫性糜烂和多发性浅溃疡。

③慢性病变常见黏膜粗糙、呈细颗粒状，可见炎性息肉及黏膜桥，在反复的溃疡愈合、瘢痕形成过程中，结肠变形缩短，结肠袋变浅、变钝或消失。

（3）结肠钡灌肠造影：该检查不作为首选检查手段使用，在不宜或不能进行结肠镜检查时可考虑使用该检查方法。X线图像可见黏膜粗乱或有细颗粒改变，也可呈多发性小龛影或小的充盈缺损，有时病变肠管缩短，结肠袋消失，肠壁变硬，可呈铅管状。重度或暴发型患者不宜做钡灌肠检查，以免加重病情或诱发中毒性巨结肠。

3. 治疗方法：溃疡性结肠炎的治疗目的是控制急性发作，缓解病情，减少复发，防治并发症。

（1）药物治疗：常用药物主要包括氨基水杨酸制剂、糖皮质激素、免疫抑制剂等。

①氨基水杨酸制剂：5-氨基水杨酸（以下称"5-ASA"）和柳氮磺吡啶（以下称"SASP"）用于轻度、中度溃疡性结肠炎的诱导缓解及维持治疗，可联合5-ASA栓剂局部用药或灌肠剂灌肠。SASP的疗效与5-ASA的疗效相似，但不良反应较多。

②糖皮质激素：糖皮质激素是应用5-ASA疗效不佳的中度及重度溃疡性结肠炎患者的首选治疗药物。

③免疫抑制剂：糖皮质激素治疗效果不佳或对糖皮质激素依赖的慢性持续型溃疡性结肠炎患者可使用免疫抑制剂，如硫唑嘌呤等。

（2）对症治疗：具体方法如下。

①对于重度或暴发型病例，应及时纠正水电解质平衡失调；若患者严重贫血，可给予输血治疗；若患者白蛋白降低，可补充白蛋白。

②对于腹痛、腹泻患者，给予抗胆碱能药止痛或地芬诺酯止泻时应特别慎重，因上述用药有诱发中毒性巨结肠的风险。

③一般病例并无抗生素治疗指征，但对重度溃疡性结肠炎有继发感染者，应积极进行抗生素治疗，应用广谱抗生素静脉给药，合用甲硝唑对厌氧菌感染有治疗效果。

（3）营养治疗：应以吃柔软、易消化、少渣、富含维生素且能提供足够能量的食物为主，慎重选择牛乳和乳制品，因部分患者发病可能与对牛乳过敏或不耐受有关。病情严重者应禁食，并接受完全肠外营养治疗。

（4）心理治疗：部分患者常有焦虑、抑郁等心理问题，可见积极的心理治疗是必要的。

（5）手术治疗：手术治疗的指征主要有以下6点。

①大出血。

②肠穿孔。

③肠梗阻。

④明确或高度怀疑癌变。

⑤并发中毒性巨结肠，经内科治疗无效。

⑥长期内科治疗无效，对糖皮质激素抵抗或依赖。

（二）溃疡性结肠炎的护理

1.护理评估：具体内容如下。

（1）基本情况评估内容如下。

①患病及治疗经过：询问患者溃疡性结肠炎的首发症状、病程长短，是否有病情

加重或缓解的周期性变化。详细了解患者腹泻（次数、性质）、便血（量、颜色）、腹痛（部位、性质、持续时间）、里急后重等症状的具体情况。了解患者的既往治疗方案，包括药物治疗、灌肠治疗、手术治疗等，了解治疗效果及有无不良反应。询问患者有无药物或食物过敏史，以及是否有对特定药物耐受的问题。

②其他一般情况：评估患者当前症状的严重程度，包括腹泻、便血、腹痛等症状的发作频率和程度。了解患者的饮食习惯，评估是否存在营养不良或体重下降的情况，是否对病情产生了影响。评估患者的睡眠质量，评估不适症状（如腹痛、腹泻等）是否影响夜间睡眠。询问患者是否患有其他慢性疾病，如关节炎、皮肤病变等，以及这些疾病是否对溃疡性结肠炎病情产生影响。

③心理－社会状况：评估患者是否存在焦虑、抑郁等情绪问题，以及这些情绪问题是否与溃疡性结肠炎症状相关。了解患者的家人、朋友和同事对其病情的了解程度和对治疗的支持程度。评估患者的工作是否受病情影响，以及经济状况是否对患者应对疾病的能力产生影响。

（2）整体情况评估：测量患者的体温、脉搏、呼吸、血压，以评估整体健康状况。进行腹部查体，检查有无压痛、反跳痛、腹肌紧张等腹膜刺激征，有无包块，评估肠道蠕动情况。评估肛周皮肤的完整性，检查有无红肿、破溃或瘘管形成。关注患者皮肤的颜色、弹性，评估是否存在贫血或水肿。

（3）辅助检查评估：具体项目如下。

①实验室检查：评估患者是否存在贫血，了解白细胞计数的变化情况等。检查肝肾功能、电解质、血沉、C反应蛋白等指标，评估炎症活动情况。进行粪便常规检查和粪便培养，明确有无隐血、黏液脓血便等，以及是否有特异性病原体（如阿米巴、血吸虫等）。

②其他检查：结肠镜检查是针对溃疡性结肠炎最有价值的诊断方法，可观察肠道黏膜病变的范围、程度和类型，并可通过活检评估炎症的严重程度和是否有癌变倾向。钡剂灌肠X线检查、CT结肠成像等影像学检查，可用于评估肠道的形态、狭窄程度，以及排除其他肠道疾病。

2. 护理要点及措施：具体如下。

（1）休息与活动指导：指导患者合理休息与活动，规律生活，避免过度劳累。在急性发作期或病情严重时应卧床休息，以减轻精神和体力负担。轻度或缓解期患者可以参加一般的轻松工作，适当休息，注意劳逸结合。

（2）饮食护理：具体要点及措施如下。

①指导患者吃质软、易消化、膳食纤维含量低，又富含营养、能提供足够能量的

食物，以利吸收，减轻饮食对肠黏膜的刺激，并维持正常机体代谢的需要。注意饮食卫生，避免吃生冷等刺激性强、易诱发变态反应的食物，避免喝牛乳，避免吃乳制品。急性发作期应流质饮食或半流质饮食，或遵医嘱给予不含蛋白质的要素饮食。病情严重者应禁食，使用全胃肠外营养，使肠道得到休息，以减轻炎症、控制症状。注意为患者提供良好的进餐环境，避免不良刺激，增进食欲。

②观察患者的进食情况，定期测量体重，监测血红蛋白、电解质和白蛋白的变化，了解营养状态的变化。

（3）用药护理：遵医嘱给予氨基水杨酸制剂、糖皮质激素、免疫抑制剂等治疗，告知患者及其家属药物的具体服用方法，关注药物的疗效及不良反应。例如，应用SASP时，患者可能会恶心、呕吐、起皮疹，出现粒细胞减少及再生障碍性贫血等，应嘱患者餐后服药，服药期间定期复查血象；应用糖皮质激素者，要注意有无激素不良反应，不可随意停药，防止反跳现象的发生；应用硫唑嘌呤或巯嘌呤的患者可能会有骨髓抑制的表现，应注意监测白细胞计数。若采用灌肠疗法，应指导患者尽量抬高臀部，以延长药物在肠道内的停留时间。

（4）关注病情变化：要点如下。

①记录患者大便的次数、颜色、性状，以及腹泻的伴随症状，如发热、腹痛等，监测粪便检查结果，准确记录出入量。

②关注患者腹痛的性质、部位，以及生命体征的变化，了解病情的进展情况。如果腹痛性质突然改变，毒血症表现明显，高热，伴有腹胀、腹部压痛、肠鸣音减弱或消失，或出现腹膜刺激征等，提示可能有并发症产生。

（5）心理护理：了解患者的情绪、信念和个人对疾病的认知，鼓励患者正确认识疾病，树立治疗疾病的信心，做好自我保健，缓解焦虑情绪，指导患者保持心情舒畅。关注患者的心理状态变化，及时引导患者宣泄不良情绪，及时给予心理疏导和心理支持。

3. 健康教育：主要包括疾病知识指导、用药指导等。

（1）疾病知识指导：帮助患者及其家属正确认识疾病易复发的特点，强调预防复发的重要性，增强患者的自我保健意识，提高治疗依从性。鼓励患者树立信心，以平和的心态应对疾病，自觉配合治疗。指导患者规律生活，注意劳逸结合，避免情绪激动，减少生活事件的刺激，加强营养，并告知患者正确的饮食原则，嘱患者合理饮食，必要时咨询营养治疗师，进行个体化营养指导。避免使溃疡性结肠炎复发的常见诱因，如精神刺激、过度劳累、饮食失调、感染、擅自减药或停药等。指导患者掌握积极的应对方式，引导家属为患者提供较好的家庭支持。

（2）用药指导：嘱患者坚持治疗，遵医嘱规范服药，不要随意更换药物或停药。教会患者识别药物的不良反应，如果出现异常情况，如疲乏、头痛、发热、手脚发麻、排尿不畅等，要及时就诊，以免贻误病情。反复发作的患者，应做好终身服药的心理准备。

二、克罗恩病

克罗恩病是一种病因未明确的胃肠道慢性炎性肉芽肿性疾病，可累及从口腔至肛管的各段消化道，病变多见于末段回肠和邻近结肠，多呈节段性、非对称性分布，消化道以外的部位也时常受累，如肝脏、皮肤、关节等，组织学表现以慢性非干酪性肉芽肿性炎症为特征。腹痛、腹泻和体重下降是该病的三大主要临床表现，常伴有发热、营养障碍等全身表现，肛周脓肿或瘘管等局部表现，以及关节、皮肤、眼、口腔黏膜、肝等的肠外损害。该病的发病年龄多在 15~30 岁，无性别差异。重症克罗恩病迁延不愈，预后不良。

（一）克罗恩病的基本知识

1. 临床表现：具体如下。

（1）症状：克罗恩病大多起病隐匿、缓慢，呈慢性病程，长短不等的活动期与缓解期交替出现，有终身复发倾向。少数急性起病，可表现为急腹症。腹痛、腹泻和体重下降三大表现是该病的主要临床表现。

①消化系统表现：主要包括腹痛、腹泻等。

腹痛：痉挛性腹痛是克罗恩病的常见症状，疼痛多位于右下腹或脐周，与肠内容物经过炎症狭窄的肠段而引起局部肠痉挛有关，常于进餐后加重，排便或排气后缓解。若腹痛持续，则提示腹膜炎症或腹腔内脓肿形成。

腹泻：腹泻亦是克罗恩病的常见症状，主要由病变肠段炎症渗出、蠕动增加及继发性吸收不良引起。早期腹泻呈间歇性，后期可转为持续性。粪便多呈糊状，一般无脓血和黏液。病变累及下段结肠或直肠者，可有黏液血便和里急后重。

②全身表现：主要表现有疲乏、体重下降和发热。体重下降与慢性腹泻、食欲减退及慢性消耗等有关。克罗恩病患者常出现原因不明的发热，与肠道炎症活动及继发感染有关，多数呈间歇性低热或中度热，少数呈弛张高热者需警惕毒血症。少数患者以发热为首发和主要症状。

③肠外表现：与溃疡性结肠炎的肠外表现相似，但克罗恩病的肠外表现发生率较高。据我国相关研究统计，克罗恩病的肠外表现以口腔溃疡、结节性红斑、关节炎及

眼病为常见。

（2）体征：患者可呈慢性病容，精神状态差，重者呈消瘦贫血貌。轻者仅有右下腹或脐周轻压痛，重者常有全腹明显压痛。部分病例可触及腹部包块，以右下腹和脐周为多见，系由肠粘连、肠壁和肠系膜增厚，以及肠系膜淋巴结肿大引起。瘘管形成是克罗恩病的特征性体征，系由透壁性炎性病变穿透肠壁全层累及肠外组织或器官而成，部分患者可见肛门直肠周围瘘管、脓肿形成，以及肛管皮肤破裂或撕裂等，这些体征有时可作为克罗恩病的首发或突出体征出现。

（3）并发症：肠梗阻是克罗恩病最常见的并发症，其次是腹腔脓肿，可并发吸收不良综合征，偶可并发急性穿孔或大量便血，累及直肠、结肠者可发生癌变。

2.辅助检查：具体项目如下。

（1）常规检查：主要包括血液检查、粪便检查等。

①血液检查：全血细胞检查常提示贫血，活动期白细胞计数增高，血清白蛋白下降，血沉增快。抗细胞外膜孔道蛋白C（OmpC）抗体阳性提示穿孔型克罗恩病可能。C反应蛋白通常会升高，其水平与克罗恩病的活动性有关。

②粪便检查：粪便隐血试验常为阳性，有吸收不良综合征者粪脂排出量增加，并可有相应的吸收功能改变。

（2）专科检查：结肠镜检查可见病变呈节段性分布，可见纵行溃疡、鹅卵石样改变、肠腔狭窄、炎性息肉等。病变处活检有时可在黏膜固有层发现非干酪样坏死性肉芽肿或大量淋巴细胞。

（3）影像学检查：相较于传统X线胃肠钡剂造影，CT或MRI检查可更清晰地显示小肠病变，主要可见内外窦道形成，肠腔狭窄，肠壁增厚、强化，"木梳征"，以及肠周脂肪液化等。胃肠钡剂造影及钡剂灌肠可见肠黏膜皱褶粗乱、纵行溃疡或裂沟、鹅卵石征、假息肉、多发性狭窄或肠壁僵硬、瘘管形成等征象，由于肠壁增厚，可见填充钡剂的肠襻分离，提示病变呈节段性分布。腹部超声检查可显示肠壁增厚，以及腹腔或盆腔脓肿、包块等。

3.治疗方法：克罗恩病治疗方案的确定取决于疾病的严重程度、部位和是否有并发症，治疗目的为控制病情、缓解症状、减少复发、防治并发症。

（1）药物治疗：常用药物包括氨基水杨酸制剂、糖皮质激素、免疫抑制剂、生物制剂等。

①氨基水杨酸制剂：使用氨基水杨酸制剂对控制轻型、中型克罗恩病活动期患者的病情有一定作用，但仅适用于病变局限在结肠者。美沙拉嗪对病变在回肠和结肠者均有效，且可作为缓解期的维持治疗用药。

②糖皮质激素：糖皮质激素适用于活动期患者的治疗，是目前控制病情活动最有效的药物，初始量要足、疗程要充分。

③免疫抑制剂：适用于糖皮质激素治疗效果不佳或对激素依赖的慢性活动性病例，常用药物有硫唑嘌呤、巯嘌呤等。

④生物制剂：近年来针对炎症性肠病炎症通路的各种生物制剂在治疗炎症性肠病方面获得了良好疗效，常用药物有英夫利昔单抗、阿达木单抗等。

（2）营养疗法：给予高营养低渣饮食，适当补充叶酸、维生素 B_{12} 等多种维生素及微量元素。要素饮食在补充营养的同时还可控制病变的活动，特别适用于无局部并发症的小肠克罗恩病。完全胃肠外营养仅用于严重营养不良、肠瘘及短肠综合征患者，且应用时间不宜过长。

（3）对症治疗：纠正水电解质平衡失调；对于严重贫血者可输血，对于低蛋白血症者可输注血清白蛋白。对于重症患者，可酌用要素饮食或全胃肠外营养，除给予营养支持外，还有助于诱导缓解。对于腹痛、腹泻的患者，必要时可酌情使用抗胆碱能药或止泻药。对于合并感染者，可通过静脉途径给予广谱抗生素治疗。

（4）手术治疗：外科手术主要用于有并发症的患者，如机械性肠梗阻、瘘管形成与脓肿形成等。急诊手术指征为暴发性或重度结肠炎、急性穿孔，以及有大量、危及生命的出血。

（二）克罗恩病的护理

1.护理评估：具体内容如下。

（1）基本情况评估：具体内容如下。

①患病及治疗经过：询问患者克罗恩病的首发症状、病程长短，是否有病情加重或缓解的周期性变化，以及是否经历过急性发作期。详细了解患者腹痛的部位、性质、持续时间，腹泻（次数、性质）、体重下降、发热、腹部包块等表现的具体情况，以及肠梗阻、肛周病变（如瘘管、脓肿等）等的具体情况。了解患者的既往治疗方案，包括药物治疗、营养支持、手术治疗等，了解治疗效果及有无不良反应。询问患者有无药物或食物过敏史。

②其他基本情况：评估患者当前症状的严重程度，包括腹痛、腹泻、体重下降等的发作频率或程度等。评估患者的营养状况，包括 BMI 等，以及是否存在营养不良或恶病质。评估患者的睡眠质量，了解是否因腹痛、腹泻等症状影响夜间睡眠。询问患者是否患有其他慢性疾病，如关节炎、皮肤病变、眼病等，以及这些疾病对克罗恩病的病情有无影响。

③心理－社会状况：评估患者是否有焦虑、抑郁等情绪问题，以及这些情绪是否与克罗恩病症状相关。了解患者的家人、朋友和同事对其病情的了解程度和对治疗的支持程度。评估患者的工作是否受病情影响，以及经济状况是否对患者应对疾病的能力产生影响。

（2）整体情况评估：监测患者的生命体征，评估整体健康状况。触诊腹部，检查有无压痛、反跳痛、腹肌紧张等腹膜刺激征，有无腹部包块，评估肠道蠕动情况。评估肛周皮肤的完整性，检查有无红肿、破溃、瘘管或脓肿形成。检查患者的关节是否肿胀、疼痛或活动受限，评估是否伴有关节炎。观察皮肤有无红斑、结节、溃疡等病变，以及有无葡萄膜炎等眼部病变。

（3）辅助检查评估：具体内容如下。

①实验室检查：评估患者是否存在贫血，监测白细胞计数变化等。检查肝肾功能、电解质、血沉、C反应蛋白等指标，评估炎症活动情况。进行粪便常规检查和粪便培养，明确有无隐血、黏液脓血便，以及有无特异性病原体（如细菌、寄生虫等）。

②其他检查：通过胃镜、结肠镜、小肠镜等检查可明确肠道黏膜病变的范围、程度和类型，并可通过活检评估炎症的严重程度，了解有无肉芽肿形成、有无癌变倾向。腹部X线、CT、MRI、超声等影像学检查可用于评估肠道的形态、狭窄程度，了解有无瘘管形成及腹腔内其他脏器的情况。

2.护理要点及措施：具体如下。

（1）休息与活动指导：在急性发作期或者病情严重时应卧床休息，减轻精神和体力负担。鼓励轻症或缓解期患者参加一般的轻松工作，适当休息。注意规律生活，避免过度劳累。

（2）营养护理：包括口服肠内营养液、管喂肠内营养液等。

①口服肠内营养液：包括营养制剂及自制营养液。嘱患者注意饮食卫生，不吃过期食品。注意营养液的调制方式及用量，注意了解患者口服营养液后有无胃肠道症状，如腹痛、腹胀、腹泻、恶心、呕吐等。

②管喂肠内营养液：管喂前检查管路长度，判断是否有脱落，用注射器回抽胃内容物，了解管路是否通畅及有无胃潴留。对于卧床患者，管喂时应抬高床头，肠内营养结束后保持体位30~60分钟，防止因体位过低发生反流而引起误吸。分次推注时应注意管喂温度以38~40℃为宜，管喂量不超过200mL，间隔时间不少于2小时，打开后的营养液需在8小时内滴完，如果放置于冰箱保存则不能超过24小时，药片应碾碎后再进行管喂，若注入新鲜果汁，应与奶类分开，以免产生凝块堵塞管路。管喂完毕，用温开水或生理盐水30mL冲洗管路，以防堵塞管路。重力滴注肠内营养液时注

意速度应由慢到快，浓度应由稀到稠，用量应由少及多，逐渐增加至需要量。连接输注管与营养液时注意无菌操作，避免污染营养液，每 4 小时用温水 40~60mL 冲洗管路，每 24 小时更换 1 次营养液输注管。注意观察患者的鼻腔黏膜有无破损，做好口腔护理，预防感染。关注患者有无不适症状，若肠内营养耐受性差，可根据具体情况减慢或停止肠内营养，必要时改为肠外营养。定期监测血常规、血糖、肝肾功能、血脂和电解质指标，定期测量体重等。

（3）用药护理：告知患者及其家属坚持用药的重要性，告知具体的用药方法，关注用药后有无不良反应。应用免疫抑制剂（如硫唑嘌呤等）可能会引起骨髓抑制的表现，用药期间应监测白细胞计数。

（4）病情观察：记录患者大便的次数、性状，有无肉眼脓血和黏液，有无伴随症状，协助医生积极给予药物治疗。注意有无水电解质平衡失调、酸碱平衡失调和营养障碍的表现。关注患者的腹痛特点及生命体征变化，如果出现高热伴腹胀、腹部压痛、肠鸣音减弱或消失等情况，提示可能有并发症产生，应及时通知医生进行处理。

（5）肠瘘的预防和指导：患者术后易并发肠瘘，要关注患者有无发热、腹痛等症状和体征，若出现外瘘，应保护瘘口周围皮肤，用生理盐水清洁皮肤并保持皮肤干燥，避免皮肤破损，预防继发感染。

（6）心理护理：鼓励患者树立治疗疾病的信心，做好自我保健，调节心理状态，缓解焦虑情绪。情绪波动是引发或加重克罗恩病的诱因，在病情许可的前提下，患者可适当参加各类活动，以分散注意力，避免因精神过度紧张、焦虑，或压力过大而使病情加重。良好的社会支持，尤其是家庭支持，能减轻心理因素产生的压力，有助于疾病的治疗和康复。

3. 健康教育指导：具体内容如下。

（1）生活指导：指导患者规律生活，注意劳逸结合，避免情绪激动，减少不良生活事件的刺激。

（2）饮食指导：合理饮食，摄入足够的营养素，维持良好的营养状况；避免吃较硬和粗糙的食物，必要时咨询营养治疗师，进行个体化营养指导。

（3）药物指导：嘱患者坚持治疗，不要随意调整剂量、更换药物或停药。教会患者识别药物的不良反应，比如服用 SASP 时，可能出现恶心、呕吐、食欲减退、起皮疹等情况，引起再生障碍性贫血、自身免疫性溶血等问题，应注意餐后服药、多饮水。

（4）其他：对于造瘘患者，要教会患者及其家属如何进行自我护理。

（黄心梅）

第十二节　上消化道出血

上消化道出血（upper gastrointestinal hemorrhage）是指十二指肠悬韧带以上的消化道，包括食管、胃、十二指肠、胰管、胆管等病变引起的出血，以及胃空肠吻合术后吻合口附近的空肠病变所致的出血。出血的原因可能是上消化道疾病，也可能是全身性疾病。常见的出血类型有消化性溃疡出血、食管胃底静脉曲张破裂出血、急性胃黏膜病变及上消化道肿瘤引起的出血等。

一、上消化道出血的基本知识

（一）临床表现

上消化道出血的临床表现取决于失血量、失血速度、出血部位及出血性质，并与患者的年龄、出血前的全身状况（比如有无贫血，心、肾、肝功能是否正常）有关。

1.呕血与黑便：食管胃底静脉曲张是上消化道出血的特征性表现。急性上消化道出血患者的出血量大且出血速度快，可呕鲜红色血。如果出血后血液在胃内潴留时间较长，与胃酸作用生成酸化血红蛋白，呕出的血常呈咖啡色。黑便是血红蛋白经肠内硫化物作用形成硫化铁所致，典型者大便呈柏油样。

2.失血性周围循环衰竭：上消化道大出血时，由于循环血容量急剧减少，常发生急性周围循环衰竭，其严重程度与出血量大小及失血速度快慢有关。当失血量在短期内超过全身血量的20%时，患者可有头昏、心悸、乏力、口渴、心率加快等表现。如果患者休克，可表现为面色苍白、口唇发绀、呼吸急促、四肢湿冷、体表静脉塌陷、烦躁不安，重者反应迟钝、意识模糊。休克未改善时尿量会减少，若补足血容量后仍少尿或无尿，应考虑并发急性肾损伤的可能。

3.贫血及血象变化：上消化道大出血会导致急性失血性贫血，患者常表现为乏力、活动后心悸、头晕、耳鸣，以及皮肤、甲床苍白。急性大出血导致的贫血症状容易被识别，贫血严重时可导致器官功能障碍。在出血早期，血红蛋白、红细胞计数和血细胞比容的变化可能不明显，经过3~4小时，组织液渗入血管内使血液被稀释后才出现失血性贫血的血象改变。贫血程度取决于失血量多少、出血前有无贫血、出血后的液体平衡状况等。出血后24小时内网织红细胞即见增高，出血停止后逐渐降至正常，如出血不止则可持续升高。白细胞计数在出血后2~5小时升高，血止后2~3天恢复正常。肝硬化脾功能亢进者白细胞计数可不升高。

4.氮质血症：上消化道大出血后，大量血液流入肠道，蛋白质代谢产物在肠道被吸收，导致血中尿素氮浓度升高，形成肠源性氮质血症，血尿素氮一般不超过14.3mmol/L（40mg/dL）。血尿素氮一般于出血后数小时开始上升，24~48小时达高峰，持续3~4天，而后可降至正常。如果患者的血尿素氮持续升高超过4天，又没有明显脱水和肾功能不全的表现，则提示有上消化道继续出血或再出血；如果出血确已停止，且血容量已基本补足，尿量仍少，血尿素氮仍不能降至正常，则应考虑发生肾功能衰竭的可能。

5.发热：多数患者在大量出血后24小时内出现发热，但体温一般不超过38.5℃，持续3~5天，而后降至正常，具体的发热机制尚不清楚，可能与循环血容量减少，急性周围循环衰竭，导致体温调节中枢功能障碍有关，失血性贫血也是影响因素之一。临床上分析发热原因时，要注意寻找有无肺炎或其他感染引起发热的因素。

（二）辅助检查

1.实验室检查：检测红细胞、白细胞、血小板、血红蛋白、网织红细胞、血尿素氮、肝肾功能，完善大便隐血等检查，有助于估计失血量并动态观察有无活动性出血，从而进一步协助进行病因诊断并评价治疗效果。

2.专科检查：具体项目如下。

（1）内镜检查：内镜检查是上消化道出血定位、定性诊断的首选检查方法。一般在出血后24~48小时行急诊内镜检查，可直接观察出血部位的情况，明确出血原因，同时可采取内镜下止血措施，对出血灶进行止血治疗。在进行急诊内镜检查前应补充血容量、纠正休克、改善贫血，使患者生命体征平稳，并尽量在出血的间歇期进行检查。胶囊内镜对排除小肠病变引起的出血有特殊价值。

（2）X线胃肠钡餐造影：该检查宜在出血停止和病情稳定后进行，主要适用于不宜或不愿进行内镜检查者，或内镜检查未能发现出血原因，需排除十二指肠降段以下的小肠段有无出血病灶者。

（3）其他：B超检查有助于明确胆道出血的诊断；放射性核素扫描或选择性动脉造影（如腹腔动脉造影、肠系膜上动脉造影等）可帮助确定出血部位，适用于经内镜及X线胃肠钡餐造影检查未能确诊而又反复出血者。

（三）治疗方法

上消化道出血为临床急症，应积极采取措施进行抢救，迅速补充血容量，纠正水电解质失衡，预防和治疗失血性休克，给予止血治疗，同时积极进行病因诊断和治疗。

1. 补充血容量：等待配血时可先输入右旋糖酐（不应超过1000mL/24小时）、生理盐水、林格液或其他血浆代用品，尽早输入浓缩红细胞或全血，以尽快恢复和维持血容量，改善周围循环，防止微循环障碍引起脏器功能衰竭。输液量可根据估计的失血量来确定。对于肝硬化伴门静脉高压的患者，要提防因输血而增大门静脉压力，进而激发再出血的可能性。临床上要注意避免因输血、输液量过多而引起急性肺水肿或诱发再次出血。

2. 止血：具体措施如下。

（1）药物止血：具体措施如下。

①去甲肾上腺素8mg加冰盐水150mL分次口服，或经胃管滴注入胃，可使出血的小动脉强烈收缩进而止血，适用于消化性溃疡。该法不主张应用于老年患者。

②血小板聚集及凝血功能所诱导的止血作用在pH > 6.0时方能起效，临床上常使用H_2受体拮抗剂或质子泵抑制剂（如西咪替丁、雷尼替丁、奥美拉唑等），以抑制胃酸分泌，提高胃内pH并保持胃内较高的pH。

③使用血管升压素可通过收缩内脏血管减少门静脉流量，降低门静脉及其侧支循环的压力，从而控制食管胃底静脉曲张引起的出血。

④使用生长抑素及其衍生物能明显减少内脏血流量，这是近年来治疗食管胃底静脉曲张破裂出血的常用方法，止血效果肯定。

（2）内镜下止血：约80%的消化性溃疡出血不经特殊处理可自行止血。在采用药物治疗和气囊压迫基本控制出血，使病情基本稳定后，应当进行急诊内镜检查和止血治疗，治疗方法包括激光光凝、高频电凝、微波、热探头止血，以及血管夹钳夹、局部药物喷洒和局部药物注射。临床常应用注射疗法，使用的药物有1：10000肾上腺素或硬化剂等。对于其他病因引起的出血，也可选择以上方法进行治疗。

3. 手术治疗：食管胃底静脉曲张破裂大出血内科治疗无效时，应考虑采用外科手术或经颈静脉肝内门体静脉分流术（以下称"TIPS"）。对于少数不能进行内镜止血或外科手术治疗的严重大出血患者，可经选择性肠系膜动脉造影寻找出血病灶，给予血管栓塞治疗。

4. 三腔双囊管压迫止血：该法用气囊压迫食管胃底曲张的静脉，止血效果肯定，但患者痛苦、并发症多、早期再出血率高，故不推荐将该法作为首选止血措施采用，目前只在药物治疗不能控制出血时暂时使用，以争取时间准备进行内镜止血等治疗。

二、上消化道出血的护理

（一）护理评估

1.基本情况评估：具体内容如下。

（1）患病及治疗经过：询问患者上消化道出血的起病时间、首发症状（如呕血、黑便等）、症状的变化趋势，以及是否反复发作。了解患者是否患有消化性溃疡、肝硬化、胃癌等可能导致上消化道出血的疾病，以及过去的治疗经过和治疗效果。询问患者近期是否服用过非甾体抗炎药、抗血小板聚集药、抗凝药等可能增加出血风险的药物。询问患者既往有无上腹部手术史，了解手术后的恢复情况。

（2）其他基本情况：评估患者当前出血的严重程度，包括呕血或排黑便的次数，以及呕吐物或黑便的量、性状。评估患者的营养状况，包括体重、BMI、饮食量等，以及出血对营养状态的影响。询问患者是否有头晕、乏力、心慌、出冷汗等失血性周围循环衰竭的表现。

（3）心理–社会状况：评估患者是否存在焦虑、恐惧等情绪问题，以及这些情绪是否与出血症状相关。了解患者的家人、朋友和同事对病情的了解程度和对治疗的支持程度。评估患者的经济状况，以及治疗费用是否对其造成压力。

2.整体情况评估：进行腹部查体，检查有无腹部压痛、反跳痛、腹肌紧张等腹膜刺激征，以及是否有腹部包块。观察皮肤、巩膜有无黄染，以及口唇、指甲是否苍白，以评估贫血程度。注意监测生命体征，特别是血压和心率，以评估出血对全身循环的影响。评估患者的意识状态、定向力、语言功能及运动功能，以排除神经系统并发症的可能。

3.辅助检查评估：具体内容如下。

（1）实验室检查：评估患者的血红蛋白、红细胞计数、血细胞比容等指标，以判断贫血程度。评估凝血酶原时间、活化部分凝血活酶时间、纤维蛋白原等凝血指标，以判断凝血功能状态。评估肝肾功能、电解质等指标，以判断出血对全身代谢的影响。完善粪便隐血试验，检测粪便中是否含有血液成分，以评估出血是否持续。

（2）其他检查：胃镜检查是诊断上消化道出血的首选方法，可直接了解出血的部位、性质及原因，并进行止血治疗。腹部X线、CT等影像学检查可用于排除其他腹部疾病，如肝硬化、胃癌等。对于难以确诊的出血病例，可进行选择性血管造影检查，以明确出血部位。

（二）护理要点及措施

1. **体位摆放**：少量出血者应卧床休息，大出血者应绝对卧床休息，取平卧位并略抬高下肢，以保证脑部供血。呕吐时协助患者将头偏向一侧，防止发生窒息或误吸，保持呼吸道通畅，遵医嘱给予吸氧，必要时用负压吸引器清除气道内的分泌物、血液或呕吐物。

2. **急救护理**：立即建立两条以上静脉通道，尽可能选择粗直的血管留置套管针，配合医生迅速、准确地采取输血、输液及止血等抢救措施，观察治疗效果及有无不良反应。输液开始时宜快，必要时测定中心静脉压作为调整输液量和输液速度的依据。避免因输液、输血过多或过快而引起急性肺水肿，老年患者和心肺功能不全的患者尤应注意。肝病患者忌用吗啡、巴比妥类药物。抢救时宜输新鲜血，库存血含氨量高，易诱发肝性脑病。准备好急救用品、药物。

3. **饮食护理**：急性大出血伴恶心、呕吐者应禁食。消化性溃疡患者如果有少量出血、无呕吐，可予温凉、清淡流质饮食，食物可中和胃酸并减少胃的收缩蠕动，有利于溃疡愈合。出血停止后改为营养丰富、易消化、无刺激性的半流质或软食，少食多餐，然后逐步过渡到正常饮食。

4. **心理护理**：关注患者的心理变化，特别是对于慢性疾病或全身性疾病导致反复出血的患者，关注患者是否对治疗失去信心，能否配合治疗。向患者说明安静休息有利于止血，注意关心、安慰患者，缓解患者的紧张情绪。抢救患者时，护理人员应迅速、准确操作，忙而不乱。护理人员应经常巡视，多陪伴患者，使其有安全感。注意在患者呕血或排黑便后及时清除血迹、污物，以减少对患者的不良刺激。向患者讲解各项检查的目的和治疗措施，做好解释安慰工作，减轻患者及其家属的疑虑，取得更好的配合。

5. **病情监测**：具体项目如下。

（1）监测患者的生命体征，注意观察患者的精神和意识状态，观察皮肤和甲床色泽，检查颈静脉充盈情况。关注呕吐物和粪便的性质、颜色、量，准确记录 24 小时出入量，疑有休克时应留置导尿管，监测尿量，每小时尿量应保持在 30mL 以上。

（2）监测血清电解质和动脉血气分析等指标的变化，注意维持水电解质平衡和酸碱平衡；定期复查血红蛋白浓度、红细胞计数、血细胞比容、网织红细胞计数、血尿素氮、大便隐血等，以了解贫血程度及出血是否停止。

（3）观察周围循环状况。如果患者出现烦躁不安、面色苍白、四肢湿冷等情况，提示微循环灌注不足；如果患者皮肤逐渐转暖、出汗停止，提示微循环灌注好转。

（4）观察患者是否有继续或再次出血的征象，如果患者反复呕血，呕吐物颜色由咖啡色转为鲜红色，大便次数增多，颜色转为暗红色，肠鸣音亢进，血红蛋白浓度持续下降，提示有活动性出血或再次出血。

6. 安全护理：轻症患者可起床稍活动，但应注意如果患者有活动性出血，常因有便意而如厕，容易在排便时或排便后起立时发生晕厥，故应告知患者坐起、站起时动作应缓慢，如果出现头晕、心慌，应立即卧床休息并告知护理人员，必要时由护理人员或家属陪同患者如厕，或改为在床上使用便器。对于重症患者应注意多巡视，如果患者烦躁不安、有意识障碍，应加用床栏保护。

7. 生活护理：在限制活动期间，协助患者完成日常活动，如洗漱、进食、更换衣物、排泄等。对于卧床者，尤其是老年患者和重症患者，要注意定时翻身，预防皮肤压力性损伤。注意对口腔和皮肤进行清洁护理，对于排便次数多者，还应注意进行肛周皮肤护理。

8. 三腔双囊管的护理：熟练操作、插管后进行密切观察及细致护理是获得预期止血效果的关键。插管前应仔细检查导管并做好标记备用。插管时协助医生进行操作，插管至 65cm 时抽取胃液，检查管端是否到达胃内，并抽出胃内积血。先向胃气囊注气 150~200mL，并封闭管口，缓慢向外牵引管路，使胃气囊压迫胃底部曲张的静脉。如果经胃气囊压迫已止血，则不必对食管气囊进行充气；如果未能止血，则继续向食管气囊注气约 100mL，并封闭管口，使气囊压迫食管下段曲张的静脉。管外端用绷带连接 0.5kg 沙袋，经牵引架做持续牵引。将胃管与负压吸引器连接，以清除积血，去除肝性脑病的诱发因素。出血停止后，放松牵引，放出囊内气体，保留管路 24 小时，若未再出血可考虑拔管。拔管前口服液体石蜡 20~30mL 润滑黏膜及管、囊的外壁，抽尽囊内气体，然后缓慢、轻巧拔管。气囊压迫一般以 3~4 天为限，继续出血者可适当延长压迫时间。在留置管路期间，应做好口腔、鼻腔清洁，可用液体石蜡润滑鼻腔、口唇。在床旁配置备用三腔双囊管、血管钳及换管所需用品，以便紧急换管使用。

（三）健康教育

1. 疾病预防指导：保持饮食、生活规律，选择营养丰富、易消化的食物，避免过饥或暴饮暴食，避免吃粗糙，或有刺激性，或过冷、过热、产气多的食物。嘱患者戒烟、戒酒，注意劳逸结合，保持心态稳定。嘱患者在医生指导下用药，以免用药不当。

2. 疾病知识指导：帮助患者及其家属掌握自我护理的有关知识，降低再出血的风险；帮助患者及其家属掌握呕血、黑便的常见病因及诱因，以及防治和护理的基本知识。

3. 病情监测指导：指导患者及其家属学会正确识别出血征象，掌握应急措施，如果出现头晕、心悸、呕血、黑便等情况，应立即卧床休息，保持安静，减少身体活动，呕吐时应取侧卧位，以免发生误吸，并立即送医治疗。慢性疾病患者应定期门诊随访。

（黄心梅）

第十三节 肝硬化

肝硬化（liver cirrhosis）是由一种或多种原因引起的慢性进行性弥漫性肝病，其病理特点为广泛的肝细胞变性坏死、再生结节形成、纤维组织增生、正常肝小叶结构被破坏和假小叶形成。代偿期无明显症状，失代偿期以肝功能减退和门静脉高压为临床特征，可有多系统受累，晚期常出现消化道出血、感染、肝性脑病等严重并发症。引起肝硬化的病因很多，目前在我国引起肝硬化的病因以病毒性肝炎为主。

一、肝硬化的基本知识

（一）临床表现

肝硬化起病隐匿，病情发展较缓慢，可隐伏 3~5 年或更长时间，临床上可分为代偿期肝硬化和失代偿期肝硬化。

1.代偿期肝硬化的临床表现如下。

（1）症状：大部分患者无症状或症状较轻，缺乏特异性，常以食欲减退、乏力、低热为主要表现，可伴有腹胀、恶心、厌油腻、上腹隐痛及腹泻等症状。

（2）体征：体征一般不明显，患者大多营养状况一般，消瘦，肝脏轻度肿大，质地偏硬，可有轻度压痛，脾脏因门静脉高压常有轻度、中度肿大。

2.失代偿期肝硬化的临床表现主要为肝功能减退和门静脉高压所致的全身多系统症状和体征。

（1）肝功能减退的临床表现：具体如下。

①全身症状和体征：患者一般情况及营养状况较差，消瘦、乏力、精神不振，面色黝黑、暗淡无光泽，可伴有舌炎、口角炎等，部分患者有不规则发热、轻度黄疸，少数有中度、重度黄疸，提示肝细胞有进行性或广泛坏死。肝脏触诊肿大或缩小，质硬、边钝，可有结节感，病变活动时可有触痛。

②消化系统症状：最常见的消化系统症状是食欲减退，进食后感上腹部饱胀不适，有时伴恶心、呕吐，对脂肪和蛋白质的耐受性差，稍进油腻食物则易引起腹泻。上述

症状产生的原因多与肝硬化门静脉高压时胃肠道淤血水肿、消化吸收功能紊乱和肠道菌群失调等因素有关。

③出血和贫血：牙龈出血、鼻腔出血、皮肤黏膜出现瘀点和瘀斑、消化道出血等临床表现，与肝合成凝血因子减少、脾功能亢进和毛细血管脆性增强有关。患者常有不同程度的贫血，由营养不良、胃肠道失血、肠道吸收障碍、脂代谢紊乱和脾功能亢进等因素引起。

④内分泌紊乱表现：内分泌紊乱表现可与雌激素增多，以及雄激素和糖皮质激素减少有关，男性患者常表现为性功能减退、睾丸萎缩、不育、乳房发育、毛发脱落等，女性患者常表现为月经紊乱、闭经、不孕等。部分患者的面颈部、上胸、肩背和上肢等上腔静脉引流区域可出现蜘蛛痣，同时大鱼际、小鱼际和指腹部位可出现皮肤发红（即肝掌）。肾上腺皮质功能减退时，患者面部（尤其是眼眶周围）和其他暴露部位皮肤可见色素沉着。抗利尿激素分泌增多可加重患者的腹水和下肢水肿。

（2）门静脉高压症的临床表现：肝硬化患者的门静脉血流量增多，门静脉压力增高。脾大、侧支循环的建立与开放、腹水是门静脉高压症的三大临床表现。

①脾大：门静脉内压增高，可致脾淤血而肿胀，体积轻度或中度增大，部分可增大至脐下。继发脾功能亢进时，外周血中的白细胞、红细胞和血小板减少。上消化道大出血时，脾可暂时缩小，待出血停止并补足血容量后，脾的体积会再度增大。发生脾周围炎、脾梗死时，患者可有左上腹疼痛的表现。

②侧支循环的建立与开放：侧支循环的建立和开放对门静脉高压症的诊断有特征性意义。若食管胃底静脉曲张，曲张的静脉破裂出血时会使患者出现呕血、黑便，以及休克的表现；若腹壁与脐周静脉曲张，在脐周和腹壁可见迂曲的静脉以脐为中心向上腹壁及下腹壁延伸；若痔静脉曲张，破裂时可引起便血。

③腹水：腹水是肝硬化失代偿期最为突出的临床表现。患者出现腹水时常感腹胀，以饭后更为明显。大量腹水可导致腹部隆起，腹壁绷紧发亮，状如蛙腹，行动困难，可导致脐疝，有时可因膈肌显著抬高而使患者出现呼吸困难、心悸。部分患者伴有胸腔积液，多见于右侧，系腹水通过膈肌淋巴管或经瓣性开口进入胸腔所致，也可能与低蛋白血症引起的胸膜毛细血管胶体渗透压降低，以及奇静脉、半奇静脉压力增高等因素有关。

（二）辅助检查

1.实验室检查：具体项目如下。

（1）血常规检查：代偿期患者的血常规指标大多处于正常范围内，失代偿期患者常有不同程度的贫血。脾功能亢进患者的白细胞、红细胞和血小板计数均减少。

（2）尿液检查：代偿期患者的尿常规检查结果大多正常，失代偿期患者可出现蛋白尿、血尿和管型尿。患者有黄疸时，尿中可出现胆红素，尿胆原增多。

（3）大便常规检查：消化道出血时可见黑便和血便。对于门静脉高压性胃病引起的慢性出血，大便隐血试验多呈阳性。

（4）肝功能检查：代偿期患者的肝功能正常或轻度异常，失代偿期患者多有肝功能异常。重症患者的血清结合胆红素与总胆红素增高，胆固醇低于正常值。转氨酶轻度或中度增高，肝细胞受损时多以丙氨酸转氨酶的增高更为显著，但肝细胞严重坏死时天冬氨酸转氨酶常高于丙氨酸转氨酶。血清白蛋白降低，球蛋白增高，白蛋白球蛋白比值降低或倒置。凝血酶原时间在代偿期大多正常，在失代偿期则会有不同程度的延长。

（5）免疫功能检查：血清免疫球蛋白（以下称"Ig"）G、IgA、IgM 均升高，一般以 IgG 升高更为显著，与 γ – 球蛋白增高相平行；T 淋巴细胞数常低于正常值，CD_3、CD_4 和 CD_8 均降低；部分患者还可出现非特异性自身抗体（如抗核抗体、抗平滑肌抗体等）阳性。

（6）病毒标志物检测：对于病毒性肝炎肝硬化患者，可检测到相应类型（比如乙型、丙型、丁型）肝炎病毒阳性。

（7）甲胎蛋白（AFP）检测：若甲胎蛋白＞500μg/L 或持续升高，应考虑合并肝癌的可能。

（8）腹水检查：腹水一般为淡黄色漏出液，血清 – 腹水白蛋白梯度（SAAG）＞11g/L 提示门静脉高压，如果并发自发性腹膜炎，则腹水透明度降低，比重增高，腹水内的白细胞增多。

2.影像学检查：具体项目如下。

（1）上消化道钡餐检查：该检查可发现食管胃底静脉曲张征象，可见虫蚀样或蚯蚓状充盈缺损，以及纵行黏膜皱褶增宽。

（2）超声检查：该检查可反映肝硬化和门静脉高压的严重程度，也有助于早期发现原发性肝癌。肝脏在肝硬化早期增大，在肝硬化晚期萎缩，肝实质回声增强、不规则、反射不均。门静脉高压患者可见脾大、门静脉直径增宽、侧支血管存在，有腹水时可见液性暗区。

（3）CT 和 MRI 检查：CT 和 MRI 检查可显示肝、脾、门静脉、肝静脉、侧支血管形态改变、腹水。CT 检查对肝硬化和原发性肝癌的鉴别十分有意义。MRI 检查在鉴别肝硬化结节、肿瘤结节方面优于 CT 检查，还可用于门静脉高压病因的鉴定，以及肝移植前对门脉血管的评估。

（3）放射性核素显像：早期肝影增大，晚期肝影缩小，影像普遍变淡、稀疏，分布不均匀；脾脏多明显增大。

3. 内镜检查：具体项目如下。

（1）上消化道内镜检查：该检查可直接观察食管胃底静脉有无曲张，了解其曲张的程度与范围，是目前筛查是否存在静脉曲张及评估曲张的静脉破裂出血危险性的主要方法。并发上消化道出血者，在出血间歇且血流动力学稳定的情况下（12~24小时）进行内镜检查，不仅能明确出血的原因和部位，必要时还能进行止血治疗。

（2）腹腔镜检查：该检查可直接观察肝脏的外形、表面、色泽、边缘，以及脾的改变等。对于腹水原因诊断不明的患者，完善腹腔镜检查有重要价值。

4. 其他检查：具体项目如下。

（1）肝硬度值检测：瞬时弹性成像技术通过量化肝脏硬度值来判断慢性肝病患者的肝纤维化程度，诊断肝硬化的特异性超过90%。

（2）肝活组织检查：B超引导下肝穿刺活组织检查可作为代偿期肝硬化诊断的"金标准"，该检查有助于明确诊断和病理分类，明确炎症和纤维化程度，鉴别肝硬化、慢性肝炎与原发性肝癌，指导治疗，判断预后。若有假小叶形成，可确诊为肝硬化。

（三）治疗方法

目前尚无针对肝硬化的特效治疗，临床上主要注意预防和治疗并发症。临床上应重视早期诊断，针对病因治疗并加强一般治疗，延缓病情发展，延长代偿期，尽量保留劳动力。进展至失代偿期后主要采取对症治疗，同时改善肝功能、治疗并发症。对于有手术适应证者，应慎重选择时机进行手术治疗。

1. 保护或改善肝功能的方法：具体如下。

（1）去除或控制病因：注意进行抗肝炎病毒治疗或针对其他病因的治疗。乙型病毒性肝炎后肝硬化患者需要长期口服，甚至终身口服抗病毒效力强且不易使患者耐药的核苷类似物，如阿德福韦酯、恩替卡韦等。

（2）慎用损害肝脏的药物：避免使用不必要、疗效不明确的药物，减轻肝脏代谢的负担。

（3）保护肝细胞：常用的保肝药有水飞蓟宾、多烯磷脂酰胆碱、甘草酸二铵等。由于需长期服用，应注意患者的胃肠反应及粒细胞减少引起的不良反应。注意补充维生素，B族维生素具有预防脂肪肝和保护肝细胞的作用，维生素C具有促进代谢和解毒的作用，维生素E具有抗氧化和保护肝细胞的作用。

（4）维持肠内营养：对于肝硬化患者，若碳水化合物供能不足，机体将通过消耗蛋白质供能，这样会加重肝脏代谢负担。肠内营养是机体获得能量的最好方式，对维护肝功能、预防肠源性感染十分重要。肝硬化患者每日摄入的能量应在8371kJ（约2000kcal）以上，鼓励进行肠内营养，吃易消化的食物，以摄入碳水化合物为主。肝硬化患者并发低蛋白血症时应补充优质蛋白质及维生素，如果出现肝衰竭或肝性脑病先兆，应限制蛋白质的摄入。

2. 腹水的治疗方法：具体如下。

（1）限制钠和水的摄入：限钠可加速腹水消退，部分患者通过限钠可发生自发性利尿。水摄入的限制一般不需要过于严格，如果血钠＜125mmol/L，需限制水的摄入。

（2）使用利尿药：使用利尿药是目前临床应用最广泛的治疗腹水的方法，常用的保钾利尿药有螺内酯等，常用的排钾利尿药有呋塞米等。螺内酯和呋塞米联合应用有协同作用，可减轻电解质紊乱。注意利尿速度不宜过快，以免诱发肝性脑病、肝肾综合征等。

（3）放腹水和补充白蛋白：一般每放1000mL腹水应补充8g白蛋白，放腹水疗法仅用于经利尿剂治疗无效或因大量腹水引起呼吸困难的患者。大量放腹水可导致严重的水电解质平衡失调，诱发肝性脑病、肝肾综合征等。

（4）TIPS：该方法通过介入手段经颈静脉放置导管，建立肝静脉与肝内门静脉分支间的分流通道，降低门静脉系统压力，减少腹水生成，适用于难治性腹水。

3. 其他并发症及治疗方法：具体如下。

（1）食管胃底静脉曲张破裂出血：这是肝硬化的严重并发症和主要死亡原因，应积极采取急救措施，及时补充血容量，尽早给予收缩内脏血管的药物，如生长抑素、奥曲肽等进行治疗。当出血量为中等以下时，应紧急采用内镜下曲张静脉套扎术（EVL）。对于大出血和经评估内镜治疗成功率低的患者，应在72小时内行TIPS。对于药物治疗无效且不具备内镜和TIPS操作条件的大出血患者，可暂时使用气囊压迫止血，为后续采取有效止血措施起到"桥梁"作用。

（2）肝性脑病：临床上应及早识别、消除诱因，如纠正电解质与酸碱平衡紊乱、改善肠道微生态、预防和控制感染等。注意给予营养支持治疗，保证能量供应，避免出现低血糖，注意补充各种维生素，酌情输注血浆或白蛋白。尽可能改善肝功能，促进体内氨的代谢，减少肠源性毒物的生成及吸收。注意调节神经递质，阻断门体分流。

（3）自发性细菌性腹膜炎：强调早期、足量、联合应用抗生素，应选用肝毒性小、主要针对革兰氏阴性杆菌并兼顾革兰氏阳性球菌的抗生素，如头孢哌酮或喹诺酮类药物。由于该病易复发，用药时间不得少于2周。

（4）肝肾综合征：积极预防或消除肝肾综合征的诱发因素，如感染、上消化道出血、电解质紊乱、过度利尿、使用肾毒性药物等，治疗措施包括补充白蛋白、使用血管升压素、TIPS、人工肝支持等。肝移植是治疗该并发症的有效方法。

二、肝硬化的护理

（一）护理评估

1. 基本情况评估：具体内容如下。

（1）患病及治疗经过：询问有无与肝硬化有关的因素，比如有无肝炎、心力衰竭、胆道疾病、寄生虫感染病史，有无肝硬化家族遗传史，有无输血史，是否曾长期接触化学毒物、使用可能造成肝损伤的药物、嗜酒，患病过程中是否出现了消化不良、消瘦、黄疸、出血。了解接受过的有关检查，以及用药和其他治疗情况。

（2）其他基本情况：了解患者的饮食习惯，了解有无食欲减退、恶心、呕吐、腹胀、腹痛等情况，了解呕吐物、粪便的性质及颜色，了解患者的日常活动量及活动耐力情况。

（3）心理 - 社会状况：评估患者的心理状态，了解有无个性、行为改变，有无焦虑、抑郁、易怒、悲观等情绪。并发肝性脑病时，患者可出现嗜睡、兴奋、昼夜颠倒等神经精神症状，应注意鉴别。评估患者及其家属对疾病的认识程度及对治疗的态度，了解患者的家庭经济情况。

2. 整体情况评估：具体内容如下。

（1）意识状态：注意观察患者的精神状态，注意评估对人物、时间、地点的定向能力是否正常。表情淡漠、性格改变、行为异常多为肝性脑病的前驱表现。

（2）营养状态：了解有无消瘦、皮下脂肪消失、肌肉萎缩的问题，有无水肿。如果患者有腹水或水肿，不能通过体重判断患者的营养状态。

（3）皮肤、黏膜状态：有无肝病面容、皮肤干枯、脱发，有无黄染、出血点、蜘蛛痣、肝掌、腹壁静脉显露或怒张。

（4）呼吸情况：关注呼吸的频率和节律，评估有无呼吸浅促、呼吸困难、发绀，是否因呼吸困难、心悸而不能平卧，有无胸腔积液形成。

（5）腹部情况：检查有无腹水体征，如腹部膨隆、腹壁紧张度增加、脐疝、腹式呼吸减弱、移动性浊音等；检查有无腹膜刺激征；检查肝脾的大小、质地、表面情况及有无压痛。

（6）尿量及颜色：有无尿量减少，有无尿色异常。

3. 辅助检查评估：具体内容如下。

（1）血常规检查：有无红细胞减少或全血细胞减少。

（2）血生化检查：检查有无肝功能异常，比如血清胆红素增高，丙氨酸转氨酶、天冬氨酸转氨酶异常，白蛋白降低、球蛋白增高、白蛋白球蛋白比例异常，等等。检查有无电解质紊乱和酸碱平衡紊乱，有无血氨增高，有无氮质血症。

（3）腹水检查：检查腹水的性质是漏出液还是渗出液，检查有无致病菌或恶性肿瘤细胞。

（4）其他检查：通过胃镜检查、X 线胃肠钡餐造影检查可明确有无食管胃底静脉曲张；通过 B 超、CT、MRI 检查可明确有无门静脉高压征象，有无腹水；必要时可进行肝活组织检查。

（二）护理要点及措施

1. 饮食护理：应以吃易消化、产气少的粮食为主，严禁饮酒，适当摄入脂肪，但注意动物脂肪不宜摄入过多，应当根据病情变化及时调整饮食结构。保证蛋白质摄入量，蛋白质来源以豆制品、鸡蛋、牛奶、鱼、鸡肉、瘦猪肉为主，血氨升高时应限制或禁止蛋白质摄入，待病情好转后再逐渐增加摄入量，并应选择植物蛋白。常吃新鲜蔬菜和水果，保证维生素的摄取。有腹水者应限制钠的摄入，将进水量控制在1000mL/ 天以内，如有低钠血症，应将进水量限制在 500mL/ 天左右，限钠饮食常会使患者感到食物淡而无味，可适量添加柠檬汁、食醋进行调味，以增进食欲。有食管胃底静脉曲张者应吃菜泥、肉末等软食，进餐时应细嚼慢咽，咽下的食团宜小且外表光滑，切勿混入糠皮、硬屑、鱼刺、甲壳等坚硬或粗糙的东西，以防损伤曲张的静脉，导致出血，一旦静脉受到损伤且难以止血，死亡率很高。必要时遵医嘱静脉补充营养，做好营养监测。

2. 摆放体位与休息：取平卧位有利于增加肝、肾血流量，改善肝细胞的营养状况，提高肾小球滤过率，故患者应多卧床休息。可抬高下肢，以减轻水肿。阴囊水肿者可用托带托起阴囊，缓解水肿。大量腹水者卧床时可取半卧位，使横膈下降，有利于呼吸运动，可减轻呼吸困难和心悸症状。

3. 避免腹压骤增：有大量腹水的患者应避免会使腹压剧增的因素，如剧烈咳嗽、打喷嚏等，保持大便通畅，避免用力排便。

4. 用药护理：使用利尿药时应特别注意维持水电解质平衡和酸碱平衡。利尿速度不宜过快，每日体重减轻一般以不超过 0.5kg 为宜，以免诱发肝性脑病、肝肾综合征。使用排钾利尿剂者应注意补钾。

5.腹腔穿刺放腹水的护理：术前向患者说明注意事项，测量体重、腹围，监测生命体征，嘱患者排空膀胱。术中及术后注意监测生命体征，观察患者有无不适反应。术毕用无菌敷料覆盖穿刺部位，如有溢液可用明胶海绵处置；缚紧腹带，以免腹压骤然下降；记录抽出腹水的量、性质和颜色，腹水培养、接种应在床旁进行，每个培养瓶至少接种10mL腹水，操作完成后及时将标本送检；准确记录出入量，关注腹围、体重等的变化。

6.病情观察：观察患者的意识情况，关注腹水及下肢水肿的情况，准确记录出入量，测量腹围、体重。对于进食量不足、呕吐、腹泻的患者，以及遵医嘱应用利尿药、放腹水后的患者，更应密切观察。监测血清电解质和酸碱度的变化，注意有无并发症发生。如果发现异常情况，应及时报告医生，以便进行紧急处理。

7.心理护理：肝硬化是一种慢性疾病，症状很难控制，预后不良，患者及其家属容易产生悲观情绪。护理人员应加强与患者的沟通，鼓励患者表达内心的感受和忧虑，与患者一起讨论可能要面对的问题，及时解答疑问，安慰、理解、开导患者，帮助患者及其家属树立战胜疾病的信心，减轻患者的精神压力，帮助患者保持愉快的心情、规律地生活，帮助患者不断提高生活质量，保持良好的心态，积极配合治疗。

（三）健康教育

1.疾病知识指导：向患者讲解与肝硬化相关的知识，帮助患者及其家属掌握该病的自我护理方法，了解如何预防及早期发现并发症，分析和消除不利因素，把治疗计划落实到日常生活中。患者应做好心理调节，保持情绪稳定，在安排好治疗、身体调理的同时，不要对病情感到过度忧虑，引导患者遇事豁达，树立治病信心，保持心情愉快。嘱患者遵循饮食治疗原则和计划。居室应勤通风，注意养成良好的个人卫生习惯，避免着凉及不洁饮食，预防感染。

2.活动与休息指导：指导患者合理安排起居时间，保证睡眠充足。不宜进行重体力劳动及高强度体育锻炼，代偿期患者可从事轻体力劳动，避免过度疲劳，失代偿期患者应多卧床休息，根据病情适量活动，活动量以不加重疲劳感和其他症状为度。

3.皮肤护理指导：沐浴时应注意避免水温过高，避免用力擦拭皮肤，避免使用刺激性皂类、沐浴液，沐浴后可使用性质柔和的润肤品。对于皮肤瘙痒者可给予止痒处理，嘱患者勿用手抓搔，以免导致皮肤破损和继发感染。患者宜穿柔软、宽松的衣物，床铺要平整、洁净，定时更换体位，以防局部组织长期受压，造成皮肤损伤。

4.用药指导与病情监测：指导患者了解常用、有肝毒性的药物，遵医嘱用药，不能随意服用或更改剂量，以免加重肝脏损害，避免使用镇静安眠药。向患者详细介绍所用药物的名称、剂量，以及给药时间和方法，教会患者及其家属观察药物疗效和分辨有无不良反应。服用利尿药的患者应注意记录尿量，如果出现软弱无力、心悸等情况，常提示低钠血症、低钾血症，应及时就医。嘱患者定期门诊随访。

5. 照顾指导：指导家属理解和关心患者，给予患者精神支持和生活照顾。细心观察、及早识别病情变化，比如当患者出现性格、行为改变等疑似肝性脑病前驱症状，或出现消化道出血等其他并发症时，应及时就诊。

（黄心梅）

参考文献

［1］万学红，卢雪峰.诊断学［M］.10版.北京：人民卫生出版社，2024.

［2］徐士伟.临床内科常见疾病诊疗新进展［M］.上海：上海交通大学出版社，2022.

［3］张梦林，李艳芬.内科疾病诊疗指南［M］.沈阳：辽宁科学技术出版社，2022.

［4］尤黎明，吴瑛.内科护理学［M］.7版.北京：人民卫生出版社，2022.

［5］唐艳著.消化内科常见疾病诊疗方法［M］.西安：陕西科学技术出版社，2021.

［6］张国欣，张莉，柳朝晴.消化内科常见疾病治疗与护理学［M］.7版.北京：中国纺织出版社，2021.

［7］蒋冬，关幸求.现代消化性疾病与内镜治疗［M］.南昌：江西科学技术出版社，2021.

［8］杨民慧，刘雪莲，尧颖，等.消化内科专科护理服务能力与管理指引［M］.沈阳：辽宁科学技术出版社，2020.

［9］王肖龙.内科学［M］.2版.上海：上海科学技术出版社，2020.

［10］唐亮，姜萍，牛玉芹.临床内科常见疾病治疗与护理［M］.广州：世界图书出版广东有限公司，2020.

［11］沙金平，李茜.消化内科疾病临床诊治学［M］.南昌：江西科学技术出版社，2020.

［12］王姗姗，王晓霞.实用内科疾病诊治与护理［M］.青岛：中国海洋大学出版社，2019.

［13］王维，石丽.消化疾病护理与专科实践［M］.2版.长春：吉林科学技术出

版社，2019．

［14］李曙晖，杨立东，单靖．精编消化内科疾病诊疗学［M］．2版．长春：吉林科学技术出版社，2019．

［15］宋美茹．最新内科护理精要［M］．天津：天津科学技术出版社，2018．

［16］贺延新，黄明霞．新编消化内科学［M］．上海：上海交通大学出版社，2018．

第十四节　肺栓塞

肺栓塞是由栓子阻塞肺动脉及其分支引起的疾病，最常见的栓子为血栓（深静脉血栓，DVT）。肺栓塞可分为急性、亚急性和慢性三种类型，其中急性肺栓塞发病迅速，高危急性肺栓塞患者 30 天病死率达 22%，尽早给予治疗有望改善预后。

一、肺栓塞的基本知识

（一）临床表现

肺栓塞的临床表现多样，取决于栓塞的范围、部位，以及患者有何基础疾病。

1. 症状：不明原因的呼吸困难、胸痛、心悸、晕厥、咯血、咳嗽、烦躁不安或惊恐，甚至出现濒死感。

2. 体征：具体如下。

（1）呼吸急促、发绀。

（2）肺部可闻及哮鸣音和（或）细湿啰音。

（3）发热。

（4）颈静脉充盈或异常搏动。

（5）心动过速，血压下降，甚至休克。

（6）肺动脉瓣区第二心音亢进或分裂，三尖瓣区可闻及收缩期杂音。

（二）辅助检查

1. 常规检查：具体项目如下。

（1）D-二聚体：在急性血栓形成的情况下该指标升高，但该指标升高并不能用于肺栓塞的确诊，仅能用作排除性诊断。当 D-二聚体＜500μg/L 时，可基本排除急性肺栓塞。

（2）动脉血气分析：该检查用于评估血液中的氧气和二氧化碳水平，肺栓塞患者往往会出现血液中氧气含量降低。

（3）心电图检查：可出现非特异性心电图异常，以窦性心动过速最为常见。

（4）下肢静脉超声：用于发现深静脉血栓形成。

（5）超声心动图：可发现右心室扩大、右心功能障碍及肺动脉高压。

2. 专科检查：具体项目如下。

（1）CT 肺动脉造影（CTPA）：该检查是诊断肺栓塞的金标准，能明确栓塞的部位和范围。

（2）肺通气/血流灌注（V/Q）显像：适用于对造影剂过敏或肾功能不全的患者。

（3）MRI 检查：空间分辨率低、技术要求高，不作为一线诊断方法使用。

（4）肺动脉造影：该检查为有创性检查，更多应用于指导经皮导管介入治疗或经导管溶栓治疗。

（三）治疗方法

肺栓塞的治疗目标是尽快恢复肺循环通畅、改善氧合指数和右心功能，同时预防复发。

1. 紧急处理：一旦患者被确诊为肺栓塞，应立即进行紧急处理，包括让患者绝对卧床休息，避免剧烈活动，防止血栓再次脱落；给予吸氧以改善缺氧症状，维持患者的生命体征稳定；迅速建立静脉通道，为后续治疗做好准备。

2. 抗凝治疗：抗凝治疗是肺栓塞治疗的基础，能有效预防血栓再形成，常用药物包括肝素和华法林等。抗凝治疗通常需要持续一段时间，治疗时长根据患者的具体情况确定。在抗凝过程中，要密切监测患者的凝血功能，警惕出血等不良反应的出现。

3. 溶栓治疗：对于一些严重的肺栓塞，比如大面积肺栓塞患者，可能需要进行溶栓治疗。溶栓治疗可以迅速溶解血栓，恢复肺组织的血液灌注，但溶栓治疗可能导致出血等并发症，需要严格把握适应证和禁忌证。溶栓治疗的常用药物有尿激酶、链激酶等。

4. 介入治疗：对于急性高危或伴临床恶化的中危肺栓塞患者，若有肺动脉主干或主要分支血栓，并存在高出血风险或溶栓禁忌，或经溶栓治疗（或积极的内科治疗）无效，在具备介入专业技术和条件的情况下，可行经皮导管介入治疗。操作时可根据深静脉血栓的部位放置下腔静脉或上腔静脉滤器，定期复查有无滤器上血栓形成。对于低危肺栓塞患者，不建议行导管介入治疗。对于已接受抗凝治疗的患者，不推荐放置下腔静脉滤器。

5.外科手术：对于急性高危肺栓塞患者，若有肺动脉主干或主要分支血栓，如果存在溶栓禁忌，或溶栓治疗（或介入治疗）失败，或其他内科治疗无效，在具备外科专业技术和条件情况下，可考虑行肺动脉血栓切除术。

6.对症治疗：改善低氧血症；给予血流动力学支持，比如使用升压药物（如多巴胺、去甲肾上腺素等）维持血压等。

二、肺栓塞的护理

（一）护理评估

1.一般情况评估：具体内容如下。

（1）生命体征：重点监测呼吸频率、血压、心率及血氧饱和度。评估患者是否存在烦躁、嗜睡或意识丧失问题。

（2）既往病史：了解是否存在深静脉血栓、手术史、恶性肿瘤等高危因素。

2.整体情况评估：具体内容如下。

（1）呼吸状况：关注患者是否有呼吸困难、胸痛、咳血痰等表现。

（2）下肢情况：评估有无深静脉血栓形成的表现，如下肢肿胀、压痛、皮肤色泽改变等。

（3）心理状况：了解患者对疾病的认知及情绪反应，评估其焦虑和恐惧程度。

（二）护理要点及措施

护理工作贯穿肺栓塞的治疗全过程，主要包括以下要点及措施。

1.呼吸道管理：具体要点及措施如下。

（1）保持气道通畅，根据缺氧严重程度选择适当的给氧方式，改善低氧血症。

（2）绝对卧床休息，可协助患者取半卧位，减轻呼吸困难。

（3）指导患者进行深慢呼吸，减轻恐惧心理，以降低耗氧量。

2.生命体征监测：具体要点及措施如下。

（1）重点监测呼吸频率、血压、心率及血氧饱和度，关注血气分析结果。

（2）关注患者的末梢循环情况，关注肢体温度，警惕低血压、心率加快等休克表现，如有异常，及时处理。

3.抗凝治疗的护理：具体要点及措施如下。

（1）严格执行医嘱，按时、正确使用肝素或新型口服抗凝药，关注药物不良反应。

（2）关注患者有无出血倾向，如全身皮肤出现出血点、瘀斑，或牙龈出血等。

（3）定期监测血小板变化，若血小板迅速或持续降低30%以上，需立刻停用肝素。

4.溶栓治疗的护理：具体要点及措施如下。

（1）留置外周静脉套管针，避免反复穿刺。

（2）密切关注出血征象，如皮肤青紫、血管穿刺处出血过多、尿血、腹痛（或背痛）、严重头痛等，评估患者的疼痛情况。

（3）关注患者的神志变化，严密监测血压，当血压过高时及时报告医生。

（4）监测凝血功能指标（如凝血酶原时间、活化部分凝血活酶时间、国际标准化比值等），评估溶栓效果，把握后续应用肝素抗凝的时机。

5.心理护理：向患者讲解疾病的基本知识及治疗过程，缓解其焦虑和恐惧情绪；鼓励患者积极配合治疗，增强信心；针对患者的焦虑程度采取适当的措施，遵医嘱适当采取镇静、止痛等对症治疗措施。

6.消除再栓塞危险因素：具体要点及措施如下。

（1）急性期：嘱患者绝对卧床，避免下肢过度屈曲，保持大便通畅，避免用力。

（2）恢复期：预防下肢静脉血栓形成，如患者仍需卧床，下肢应进行适当的活动或被动关节活动，并穿弹力袜、抗血栓袜等，不要在腿下放置垫子或枕头，以免加重下肢循环障碍。

（3）关注下肢深静脉血栓形成的征象：单侧下肢肿胀是最为普遍的现象。此时，应进行双下肢周径的测量与对比，并仔细观察是否存在局部皮肤颜色的改变。测量下肢周径时，大腿、小腿周径的测量点分别为髌骨上缘以上15cm处和髌骨下缘以下10cm处，双侧下肢周径差＞1cm有临床意义。检查霍曼氏征（Homans sign）是否为阳性。

7.饮食护理：具体要点及措施如下。

（1）鼓励患者高膳食纤维、低盐、低脂肪饮食，预防便秘。

（2）补充优质蛋白质，增强机体免疫力。

（3）根据患者的具体情况调整每日饮水量，促进血液循环，降低血液黏稠度。

（4）避免摄入影响抗凝药物疗效的食物（如富含维生素K的食物等）。

（5）饮食护理需结合患者的病情和医生建议进行个性化调整。

（三）健康教育

健康教育是肺栓塞护理的重要组成部分，旨在提高患者及其家属对疾病的认知和患者的自我管理能力。

1.疾病知识教育：向患者及其家属讲解肺栓塞的病因、症状及危险性，提高警惕性。

2.抗凝治疗指导：具体内容如下。

（1）指导患者正确服用抗凝药物，避免漏服或过量服用，不可擅自停药。

（2）告知患者用药期间注意观察出血倾向，比如皮肤上出现出血点、瘀斑，以及牙龈出血等，如有异常，及时就诊。

3.生活方式调整：具体内容如下。

（1）鼓励患者戒烟限酒，避免吸入二手烟，养成健康的生活习惯。

（2）低盐、低脂肪、优质蛋白饮食，注意补充膳食纤维和水，预防血栓形成和便秘。

（3）避免久坐、久卧，适当进行下肢活动。

（4）对于无法活动的患者，建议将腿部抬高至心脏水平以上，以促进下肢静脉血液回流。此外，患者可穿弹力袜，或使用下肢间歇性序贯加压充气泵等辅助设备，以进一步促进下肢静脉血液回流。

4.复发预防教育：具体内容如下。

（1）术后患者需尽早下床活动，避免血栓形成。

（2）对于下肢静脉曲张和下肢静脉瓣功能不全者，应指导其穿医用循序减压弹力袜，避免下肢深静脉血液滞留，导致血栓复发。

（3）一旦突然出现胸痛、呼吸困难、咳血痰等情况，应考虑肺栓塞复发的可能，及时就医。

5.心理疏导：帮助患者树立战胜疾病的信心，缓解患者的焦虑和恐惧情绪。

（林玉英）

第八章 外科及骨伤科常见疾病护理

第一节 胆囊结石

胆囊结石是最常见的胆道系统疾病之一，是胆囊内沉积的固体结晶，通常由胆固醇、胆色素或其他成分组成。根据结石成分的不同，可以分为胆固醇结石、色素结石和混合型结石。10%~20%的成人患有胆囊结石，40岁以上的女性和肥胖患者的发病率相对较高，男性的发病率相对较低。

一、胆囊结石的基本知识

（一）病因

胆囊结石的形成受多种因素影响。例如，胆固醇代谢异常，过多的胆固醇沉积是导致胆囊结石形成的主要因素；胆道感染可促使胆汁成分改变，进而促进结石形成；胆囊排空功能障碍、胆囊收缩功能差致使胆汁滞留，可增加结石形成的风险；高脂肪、高胆固醇饮食会提高胆结石的发病率；遗传因素也在胆囊结石形成的过程中扮演重要角色，有胆囊结石家族史的人群发病率较高。

（二）临床表现

1.症状：具体如下。

（1）上腹部疼痛：疼痛通常位于右上腹，尤其在餐后加剧，疼痛可持续数小时。

（2）恶心与呕吐：结石可能阻塞胆管，导致恶心与呕吐。吃油腻食物后可加重。

（3）消化不良：如腹胀、嗳气、食欲减退等。

2. 体征：具体如下。

（1）右上腹压痛：触诊时右上腹可出现压痛，特别是在胆囊区域。

（2）墨菲征（Murphy sign）阳性：患者取仰卧位，医生将左手掌置于患者右肋缘下，拇指指腹勾压于右肋下胆囊点处，让患者缓慢深吸气，当发炎的胆囊随吸气移动至被拇指按压处时会产生疼痛，导致患者吸气动作突然停止，这种情况被称为墨菲征阳性，常提示胆囊存在急性炎症，是临床医生诊断胆囊疾病的重要依据。

（3）黄疸：皮肤、巩膜发黄，提示有胆管梗阻或炎症反应。

（三）辅助检查

1. 血液检查：血常规可提示炎症反应，肝功能检查可评估胆道系统是否受到影响，胆红素水平升高常见于胆道梗阻。

2. 超声检查：超声检查是诊断胆囊结石的首选方法。结石通常表现为清晰的高回声影，后伴声影。

3. CT 检查：进行 CT 检查有助于评估胆囊结石的大小、形态，以及有无胆囊炎等并发症。

4. 内镜逆行胰胆管造影术（endoscopic retrograde cholangiopancreatography，以下称"ERCP"）：用于诊断胆道结石及排除胆管病变，适用于需要进一步评估或处理的患者。

5. 超声内镜检查术（EUS）：对于有细小结石者或早期病例，超声内镜的敏感性更强。

（四）治疗方法

1. 手术治疗：具体方法如下。

（1）胆囊切除术：这是治疗胆囊结石的主要方法，适用于有症状的胆囊结石、胆囊结石合并胆囊炎反复发作、胆囊结石直径＞1cm、胆囊壁增厚钙化或伴有胆囊息肉等情况。手术方式包括传统的开腹胆囊切除术和腹腔镜胆囊切除术。腹腔镜胆囊切除术具有创伤小、恢复快、住院时间短等优点，目前已成为胆囊切除术的首选手术方式，但对于胆囊炎症严重、胆囊三角解剖结构不清、合并胆总管结石等复杂情况，开腹胆囊切除术可能更为安全可靠。

（2）胆囊结石取出术：对于一些年老体弱、因合并严重心肺疾病等而不能耐受胆囊切除术的患者，或胆囊结石数量较少、胆囊功能良好的患者，可考虑行胆囊结石取出术，如经皮胆囊镜取石术、小切口胆囊切开取石术等。但是，这类手术方式存在术后结石复发的风险，术后需要长期服用利胆药物，并密切随访观察。

2.非手术治疗：具体方法如下。

（1）饮食调整：对于无症状的胆囊结石患者，一般无须进行特殊治疗，但需注意进行饮食调整，减少高脂肪、高胆固醇食品，如动物内脏、油炸食品、蛋黄等的摄入，多吃新鲜蔬菜、水果，规律饮食，避免暴饮暴食或过度饥饿，以减少胆囊收缩和胆汁分泌，降低胆囊炎发作的风险。

（2）药物治疗：对于症状较轻的胆囊结石患者，或胆囊炎急性发作的患者，可采用药物治疗缓解症状。常用的药物包括解痉止痛药物（如山莨菪碱、阿托品等）、消炎利胆药物（如消炎利胆片、胆宁片等）、抗生素（合并细菌感染时使用，如头孢菌素类、甲硝唑等）等。但是，药物治疗只能缓解症状，不能根治胆囊结石，且在结石较大、胆囊功能受损严重等情况下效果不佳。

二、胆囊结石的护理

（一）护理评估

1.一般情况评估：具体内容如下。

（1）体温、脉搏、呼吸、血压：定期监测生命体征，评估患者是否存在感染或休克等急性并发症。

（2）体重与营养状况：评估患者是否存在营养不良，特别是长期腹泻或胆道梗阻的患者。

2.专科情况评估：具体内容如下。

（1）腹部检查：定期检查患者腹部的压痛情况，评估是否有肝大、腹水等表现。

（2）黄疸评估：通过皮肤、巩膜检查评估患者的黄疸程度，必要时进行肝功能检验。

（3）疼痛评估：了解疼痛的部位、性质、强度及缓解情况，为进一步治疗提供依据。

（二）护理要点及措施

1.术前护理：具体措施如下。

（1）术前准备：确认患者是否有手术禁忌证，特别是是否存在高危因素，如心肺功能不全等。

（2）禁食与禁水：术前6~8小时禁食、禁水，以降低麻醉风险。

（3）心理护理：与患者沟通，减轻患者的术前焦虑，向患者讲解手术的必要性，手术和麻醉的方式，手术的预期效果，以及疾病预后。

（4）术前检查：完成血常规、肝功能、心电图等术前检查，为手术做准备。

2.术后护理：具体措施如下。

（1）生命体征监测：术后严密监测患者的生命体征，包括体温、脉搏、呼吸、血压等，每15~30分钟测量一次，直至生命体征平稳后改为每1~2小时测量一次。注意观察患者的面色、神志、末梢循环等情况，及时发现并处理术后出血、休克等并发症。

（2）切口护理：观察手术切口有无渗血、渗液，保持切口处敷料清洁、干燥，如有渗湿应及时更换敷料。对于腹腔镜胆囊切除术后患者，注意观察脐部及腹部穿刺孔的愈合情况，关注有无局部红肿、疼痛加剧、分泌物增多等异常表现，如有异常，及时报告医生进行处理。一般术后7~9天可拆除切口缝线，对于年老体弱、营养不良或合并糖尿病等疾病的患者，可适当将拆线时间延后。

（3）引流管护理：部分患者术后可能会留置腹腔引流管，应注意妥善固定引流管，防止引流管扭曲、受压、脱落，保持引流管通畅，避免堵塞。密切观察引流液的颜色、量、性质，并做好记录。正常情况下，腹腔引流液早期为淡红色血性液体，然后逐渐变为淡黄色清亮液体，一般24小时内引流量不超过100mL。如果出现引流液突然增多、颜色鲜红，或出现引流液浑浊、有异味等异常情况，提示可能有腹腔内出血、胆瘘等并发症，应及时报告医生并进行处理。

（4）饮食护理：若患者术后6小时麻醉清醒，无腹胀、腹痛情况，可考虑少量多次饮水，再逐渐给予少量流食，如米汤、果汁等，如无不适可逐渐过渡到半流食（如米粥、面条、蒸蛋等）、软食，直至恢复正常饮食。饮食原则为由少到多、由稀到稠、由清淡易消化到富含营养，逐渐过渡，避免过早吃油腻、高脂肪食物，以防引起腹泻等不适症状，同时注意饮食的均衡和多样化，保证患者摄入足够的蛋白质、维生素和能量，促进身体康复。

（5）并发症的观察与护理：密切关注患者有无术后并发症，如出血、胆瘘、肺部感染、尿潴留等。

①对于术后出血的患者，应密切监测其生命体征变化，观察切口处敷料的渗血情况，以及引流液的颜色和量，如果发现出血量大，应立即报告医生，并配合医生进行紧急处理，如输血、补液、手术止血等。

②胆瘘患者常表现为腹痛、发热、腹腔引流液增多且呈胆汁样，一旦发现上述异常，应及时确保引流通畅，并给予抗感染、营养支持等治疗，必要时需再次进行手术

治疗。

③肺部感染多为患者术后卧床、不敢咳嗽咳痰所致，应鼓励患者早期下床活动，协助患者翻身、拍背，指导患者进行有效咳嗽、咳痰，必要时遵医嘱给予雾化吸入，促进痰液排出，预防肺部感染的发生。

④对于尿潴留患者，可通过诱导排尿（如听流水声、热敷下腹部等）、针灸等方法帮助患者排尿，必要时可行导尿术。

3.特色护理：具体内容如下。

（1）疼痛护理：胆囊结石术后患者常有不同程度的疼痛，尤其是切口处、安置引流管处和胆囊床处的疼痛。护理人员应根据患者疼痛的程度和性质，采取相应的止痛措施。对于疼痛较轻的患者，可通过与患者聊天、播放音乐等方式分散患者的注意力，缓解疼痛；对于疼痛较重的患者，可遵医嘱适当给予止痛药物，如口服非甾体抗炎药或肌内注射阿片类镇痛药，并观察药物的止痛效果和有无不良反应。同时，注意指导患者摆放舒适的体位，如半卧位等，以减轻腹部切口的张力，缓解疼痛。

（2）中医护理：中医护理技术在胆囊结石的护理中具有一定的应用价值。例如，临床上可采用穴位按摩的方法，比如按摩胆囊穴、阳陵泉穴、足三里穴等，起到疏肝利胆、理气止痛的作用，缓解患者的疼痛和腹胀等不适症状，还可采用中药外敷的方法，比如将芒硝研末后装入布袋外敷右上腹胆囊区，通过药物的渗透作用，减轻局部炎症反应，缓解疼痛和肿胀。此外，对于术后胃肠功能恢复较慢的患者，可采用中药灌肠或艾灸神阙、关元等穴位的方法，促进胃肠蠕动，加速胃肠功能恢复。

（三）健康教育

1.饮食调整：建议患者术后避免高脂肪、高胆固醇饮食，以降低胆囊结石复发的风险。

2.生活方式调整：建议患者保持健康的生活方式，如合理饮食、适度运动等，控制体重，避免肥胖。

3.术后自我管理：指导患者在术后恢复期间关注身体状况，向患者说明手术可能引起的并发症（胆瘘、感染、出血等）及临床表现（腹痛、黄疸、发热、切口愈合不良等），提醒患者术后定期随访，如有不适及时就医。

4.定期复查：提醒患者定期到医院进行复查，监测胆道系统的健康状况。

（石小莉）

第二节　胆管结石

胆管结石是指在胆管内形成的结石，根据结石所在部位的不同可分为肝外胆管结石和肝内胆管结石，肝外胆管结石又可分为胆总管结石和肝总管结石。胆管结石在全球大部分地区均有发病，其发病率因地区、生活方式等因素的影响而有所不同。一般来说，成年人的胆管结石发病率为 5%～10%，且发病率随着年龄的增长逐渐上升。

一、胆管结石的基本知识

（一）病因

胆管结石的病因较为复杂，主要与以下因素有关。

1.胆汁成分异常：胆汁中胆固醇、胆色素、钙等成分比例失调是结石形成的重要原因。例如，胆汁中胆固醇含量过高，或胆色素、钙等含量异常，可导致结石形成。

2.胆道感染：细菌、寄生虫等感染可引起胆管炎症，促使胆汁成分发生变化，形成结石。引起胆道感染的常见细菌有大肠埃希菌、金黄色葡萄球菌等，常见寄生虫有蛔虫、华支睾吸虫等。

3.胆管狭窄：胆管狭窄可导致胆汁引流不畅，胆汁在胆管内淤积，容易形成结石。先天性胆管狭窄、胆管外伤、胆管肿瘤等都可能引起胆管狭窄。

4.胆囊功能异常：胆囊收缩功能减退、胆汁排空障碍等可导致胆汁在胆囊内潴留，增加结石形成的风险。

（二）临床表现

1.症状：具体如下。

（1）腹痛：腹痛是胆管结石最常见的症状之一，疼痛通常位于全上腹或右上腹，呈阵发性绞痛，可向右肩部和背部放射，疼痛程度因结石大小、部位及是否合并感染等因素而异。当结石梗阻于胆管时，胆汁排出受阻，胆囊内压力升高，可引起胆囊强烈收缩，导致疼痛加剧。

（2）黄疸：结石梗阻胆管后，胆汁排泄不畅，胆红素反流入血，可导致黄疸，出现尿色深黄、大便颜色变浅等症状。黄疸的程度与结石梗阻程度有关，梗阻越严重，黄疸越明显。

（3）发热：胆管结石合并感染时可出现发热，体温一般为 38~39℃，严重时可高达 40℃。发热是细菌感染引起的炎症反应所致，可伴有寒战、乏力等症状。

（4）恶心、呕吐：结石刺激胆管及胃肠道，引起胆囊、胃肠道反射性痉挛，导致恶心、呕吐。呕吐物多为胃内容物，严重时可吐出胆汁。

2. 体征：具体如下。

（1）右上腹压痛：多数患者在右上腹胆囊区有压痛，疼痛程度因结石大小、炎症程度等因素而异。胆囊炎症较重时腹部压痛明显，可伴有腹部反跳痛和腹肌紧张。

（2）墨菲征阳性：当胆管结石合并胆囊结石并发胆囊炎时可出现墨菲征阳性（见本章第一节）。

（3）黄疸：除皮肤、巩膜黄染外，还可出现其他黄疸相关体征，如肝大、胆囊肿大等。在胆管梗阻部位的上方可触及肿大的胆囊，质地较硬，表面光滑，有触痛。

（三）辅助检查

1. 超声：超声检查是诊断胆管结石的常用方法，具有操作简便、无创伤、准确性高等优点。超声可显示胆管内结石的大小、数量、位置，以及胆管扩张的情况，对胆管结石的诊断准确率可达 90%。通过超声检查还可以观察胆囊的大小、形态，了解胆囊壁厚度等，有助于判断是否合并炎症。

2. CT：CT 检查能更清晰地显示胆管系统的解剖结构，以及结石的位置、大小、形态等。对于超声检查难以确定的结石，CT 检查可提供更准确的信息。CT 还可以发现胆管周围组织的病变，如胆管炎、胆囊肿大等，对胆管结石的诊断和治疗具有重要价值。

3. MRCP：MRCP 检查可清晰地显示胆管的走行、管径大小，以及是否存在结石、狭窄等病变，能提供全面的胆管系统图像，对胆管结石的诊断和治疗方案的制定具有重要指导意义。MRCP 检查无须注射造影剂，对患者无创伤，但检查费用较高，成像时间较长。

4. 经皮穿刺肝胆道成像（以下称"PTC"）：PTC 是一种有创检查，通过穿刺肝内胆管注入造影剂，可显示胆管结石的位置、大小、数量，以及胆管梗阻情况。该检查有助于明确胆管结石诊断，但存在一定的引起并发症，如出血、胆瘘等的风险。

5. ERCP：通过内镜将造影剂注入胆管，可直接观察胆管结石的情况，并进行取石、引流等操作。ERCP 对胆管结石的诊断和治疗具有重要作用，但操作复杂，可能会引起胰腺炎、胆管炎等并发症。

（四）治疗方法

1. 手术治疗：具体方法如下。

（1）胆总管切开取石术：适用于胆总管结石较大、结石数量较多，或合并胆管狭窄、胆管炎等情况。手术时切开胆总管，取出结石，同时放置 T 管引流，以保证胆汁引流通畅，预防胆管梗阻和感染。术后一般需要留置 T 管 2~3 周，待胆管愈合后再拔除 T 管。

（2）胆管空肠吻合术：对于胆管狭窄或胆管结石合并胆管炎等情况，可采用胆管空肠吻合术，将胆管与空肠进行吻合，将胆汁引流到肠道，避免胆汁淤积和结石复发。该手术适用于胆管狭窄严重、胆管扩张明显且不适合进行胆总管切开取石术的患者。

（3）肝内胆管结石取出术：对于肝内胆管结石，可根据结石的位置、大小、数量等情况选择合适的手术方式。常用的方法包括肝叶切除、胆管切开取石等。对于肝内胆管结石合并胆管狭窄、胆管炎等情况，可采用肝叶切除联合胆管切开取石术，以彻底清除结石，改善胆管引流。

2. 非手术治疗：具体方法如下。

（1）药物治疗：主要用于缓解胆管结石引起的疼痛和炎症，常用的药物包括解痉止痛药物（如阿托品、山莨菪碱等）、消炎利胆药物（如消炎利胆片、胆舒胶囊等）、抗生素（如头孢菌素类、甲硝唑等）等。

（2）体外冲击波碎石：对于部分胆管结石患者，可采用体外冲击波碎石技术将结石击碎，使其随胆汁排出体外。该方法适用于结石较小、结石位置较特殊且不适合进行手术治疗的患者。但是，体外冲击波碎石可能会对胆管周围组织造成一定损伤，且结石复发率较高。

（3）内镜下取石：通过内镜将结石取出，可避免手术创伤。对于胆管结石较小、位置较浅的患者，可采用内镜下取石的方法。该方法具有创伤小、恢复快等优点，但需要具备专业的设备和技术，且对结石的大小和位置有一定要求。

二、胆管结石的护理

（一）护理评估

1. 一般情况评估：具体内容如下。

（1）健康史：了解患者的既往病史，包括是否有胆管结石、胆囊炎家族史，有无高脂血症、糖尿病、肥胖症等病史，了解患者的饮食习惯，以及是否有长期饮酒、吸烟或过度劳累等不良生活习惯，这些因素与胆管结石的发病密切相关。

（2）身体状况：评估患者的生命体征，包括体温、脉搏、呼吸、血压等。了解患者的营养状况、体重变化情况，观察患者的精神状态、面容表情、皮肤色泽等。

（3）心理状态：胆管结石患者可能对疾病感到担忧、对手术治疗感到恐惧，常伴有焦虑、恐惧、抑郁等心理问题，护理人员应加强心理护理。

2.专科情况评估：具体内容如下。

（1）腹部症状和体征：详细询问患者腹痛的性质、程度、发作频率、持续时间、诱发因素及缓解方式等。了解有无腹部压痛、反跳痛及腹肌紧张，墨菲征是否阳性，是否可触及肿大的胆囊等。了解患者黄疸的程度、出现时间、变化情况，以及是否伴有发热、恶心、呕吐等症状。通过评估这些专科情况，可初步判断胆管结石的病情进展情况，以及有无胆管炎、胆囊穿孔等并发症。

（2）胆管功能评估：通过进行超声、CT等检查，了解胆管的形态、大小，以及结石位置、胆管扩张情况等，评估胆管的功能。了解胆管是否存在狭窄、梗阻等情况，以及胆汁引流是否通畅。对于术后留置T管的患者，应观察T管的引流情况，包括引流液的颜色、量、性质等，评估胆管的愈合情况。

（3）肝功能评估：了解肝功能指标，如丙氨酸转氨酶、天冬氨酸转氨酶、胆红素、白蛋白等，了解肝脏功能。胆管结石患者可能会出现肝功能异常，如胆红素升高、转氨酶升高等，通过检查肝功能可评估患者的肝脏损害程度，为治疗和护理提供依据。

（二）护理要点及措施

1.术前护理：具体要点及措施如下。

（1）心理护理：主动与患者沟通交流，向患者讲解胆管结石的相关知识，手术治疗的必要性和安全性，以及手术过程、术后注意事项等，解答患者的疑问，消除患者的焦虑和恐惧心理。鼓励患者积极配合治疗，可邀请手术成功的患者进行经验分享，增强患者的信心。

（2）饮食护理：术前指导患者吃低脂肪、高蛋白质、高维生素、易消化的食物，如瘦肉、鱼类、蔬菜、水果等，避免吃油腻、辛辣等刺激性食物。同时，注意保持饮食均衡，保证患者摄入足够的能量和营养素。

（3）术前准备：具体要点如下。

①完善各项术前检查，如血常规、凝血功能、肝肾功能、心电图、腹部超声等，以全面了解患者的身体状况，评估手术耐受性。

②做好皮肤准备，尤其是腹部皮肤，预防术后切口感染。

③遵医嘱预防性使用抗生素，以降低术后感染的风险。

④指导患者进行深呼吸、有效咳嗽咳痰等训练，预防术后肺部并发症。

⑤对于拟行胆管手术的患者，还需进行肠道准备，术前1天口服泻药以清洁肠道，利于手术操作，降低术后腹胀的发生风险。

2. 术后护理：具体要点及措施如下。

（1）生命体征监测：术后密切监测患者的生命体征，包括体温、脉搏、呼吸、血压等，每15~30分钟测量一次，直至生命体征平稳后改为每1~2小时测量一次。注意观察患者的面色、神志、末梢循环等情况，及时发现并处理术后出血、休克等并发症。

（2）切口护理：观察手术切口有无渗血、渗液，保持切口处敷料清洁、干燥，如有渗湿应及时更换敷料。关注有无切口周围红肿、疼痛加剧、分泌物增多等异常情况，如有异常，及时报告医生进行处理。一般术后7~9天可拆除切口缝线，对于年老体弱、营养不良或合并糖尿病等疾病的患者，可适当将拆线时间延后。

（3）引流管护理：若术后留置T管、腹腔引流管等，应妥善固定引流管，防止引流管扭曲、受压、脱落，保持引流管通畅，避免堵塞。密切观察引流液的颜色、量、性质，并做好记录。正常情况下，腹腔引流液早期为淡红色血性液体，然后逐渐变为淡黄色清亮液体，一般24小时内引流量不超过100mL。如果出现引流液突然增多、颜色鲜红，或出现引流液浑浊、有异味等异常情况，提示可能有腹腔内出血、胆瘘等并发症，应及时报告医生并进行处理。对于留置T管的患者，还需注意进行T管护理，比如定期更换引流袋，以及保持T管周围皮肤清洁、干燥等，一般术后2周左右可根据患者的恢复情况考虑夹闭T管，夹闭期间关注患者有无腹痛、发热、黄疸等不适表现，若无异常，可在术后4~6周行T管造影，证实胆总管通畅后拔除T管。

（4）饮食护理：术后禁食水，待胃肠功能恢复后（一般在术后1~2天肛门排气后）可逐渐给予少量流食，如米汤、果汁等，如无不适可逐渐过渡到半流食（如米粥、面条、蒸蛋等）、软食，直至恢复正常饮食。饮食原则为由少到多、由稀到稠、由清淡易消化到富含营养，逐渐过渡，避免过早吃油腻、高脂肪食物，以防引起腹泻等不适症状。同时，注意饮食的均衡和多样化，保证患者摄入足够的蛋白质、维生素和能量，促进身体康复。

（5）并发症的观察与护理：密切关注患者有无术后并发症，如出血、胆瘘、肺部感染、胆管炎、肠梗阻等。

①对于术后出血的患者，应密切监测其生命体征变化，观察切口处敷料的渗血情况，以及引流液的颜色和量，如果发现出血量大，应立即报告医生进行处理。

②胆瘘患者常表现为腹痛、发热、腹腔引流液增多且呈胆汁样，一旦发现上述异常，应及时确保引流通畅，并给予抗感染、营养支持等治疗。

③肺部感染多为患者术后卧床、不敢咳嗽咳痰所致，应鼓励患者早期下床活动，协助患者翻身、拍背，指导患者进行有效咳嗽、咳痰，必要时遵医嘱给予雾化吸入，促进痰液排出。

④胆管炎患者可有发热、腹痛、黄疸等表现，应及时给予抗感染、利胆等治疗。

⑤肠梗阻患者常表现为腹痛、腹胀、呕吐、停止排气排便等，应及时给予胃肠减压、补液等治疗，必要时进行手术治疗。

3.特色护理：具体要点及措施如下。

（1）疼痛护理：胆管结石术后患者常有不同程度的疼痛，尤其是切口处疼痛和胆管痉挛引起的疼痛。护理人员应根据患者疼痛的程度和性质，采取相应的止痛措施。对于疼痛较轻的患者，可通过与患者聊天、听音乐等方式分散患者的注意力，缓解疼痛；对于疼痛较重的患者，可遵医嘱适当给予止痛药物，如口服非甾体抗炎药或肌内注射阿片类镇痛药，并观察药物的止痛效果和有无不良反应。同时，注意指导患者摆放舒适的体位，如半卧位等，以减轻腹部切口的张力，缓解疼痛。

（2）中医护理：中医护理技术在胆管结石的护理中具有独特的优势。例如，可采用中药熏洗、热敷等方法，促进局部血液循环，减轻疼痛，缓解炎症。进行中药熏洗时可选用具有清热解毒、活血化瘀、消肿止痛作用的中药，如黄柏、大黄、川芎等，通过熏洗使药物直接作用于局部，缓解疼痛和肿胀。进行热敷时可将热水袋或热毛巾敷于腹部，促进局部血液循环，缓解疼痛。此外，还可采用针灸、推拿等方法，调节经络气血功能，缓解疼痛和腹胀等不适症状。

（3）营养支持：胆管结石患者由于长期患病，营养消耗较大，术后需要给予适当的营养支持。护理人员应根据患者的病情和营养状况，制定合理的营养方案。对于术后不能进食或进食不足的患者，可通过静脉营养（包括氨基酸、脂肪乳、维生素等）补充能量和营养素。同时，鼓励患者多吃富含蛋白质、维生素、矿物质等的食物，如瘦肉、鱼类、蛋类、新鲜蔬菜、水果等，促进身体恢复。

（三）健康教育

1.饮食调整：向患者及其家属强调饮食调整的重要性，指导患者养成良好的饮食习惯。术后早期应遵循低脂肪、高蛋白质、高维生素的饮食原则，然后逐渐过渡到正常饮食。避免吃油腻、辛辣等刺激性食物，减少胆固醇的摄入，多吃新鲜蔬菜、水果，以及粗粮等富含膳食纤维的食物。保持规律饮食，避免暴饮暴食或过度饥饿，戒烟限酒。同时，注意饮食卫生，不吃不洁食物，预防肠道感染。

2. 休息与活动：告知患者术后适当休息和活动的重要性。术后早期应避免剧烈运动和重体力劳动，可根据自身恢复情况逐渐增加活动量。适当活动有助于促进胃肠蠕动，预防肺部并发症，增强机体抵抗力，但要注意避免劳累，保证充足的睡眠和休息时间，规律作息。

3. 定期复查：嘱患者出院后定期到医院进行复查，一般在术后 1 个月、3 个月、6 个月各复查 1 次，以后每年复查 1 次，复查项目包括腹部超声、肝功能、血常规等，以便及时发现胆管结石复发，以及胆管狭窄、胆管炎等并发症，并给予相应的治疗。告知患者如果出现腹痛、黄疸、发热等不适情况，应及时到医院就诊。

4. 心理调节：鼓励患者保持乐观、积极的心态，正确对待疾病和术后恢复过程中可能出现的不适症状。提醒患者家属给予患者足够的关心和支持，帮助患者树立康复的信心。同时，引导患者采用适当的方式缓解压力，如听音乐、看电影、与朋友交流等，避免因患病产生焦虑、抑郁等不良情绪。

（石小莉）

第三节　急性梗阻性化脓性胆管炎

急性梗阻性化脓性胆管炎（AOSC）是由胆管梗阻、细菌感染引发的急性化脓性炎症，是严重的急腹症之一。在我国，该病的发病率较高，尤其在农村地区，由于卫生条件和医疗资源相对有限，此类疾病较为常见。

一、急性梗阻性化脓性胆管炎的基本知识

（一）病因

该病的病因主要包括胆管结石、胆管狭窄、胆道寄生虫及其他因素。胆管结石是最常见的病因，结石阻塞胆管，导致胆汁排出不畅，细菌滋生，引发炎症。胆管狭窄、胆道寄生虫等也会使胆汁引流受阻，增加感染风险。

（二）临床表现

1. 症状：具体如下。

（1）腹痛：多为突发右上腹（或整个上腹部）疼痛，呈持续性胀痛或绞痛，可向

右肩部和背部放射，疼痛程度剧烈，常由结石梗阻胆管，胆汁排出不畅，胆管内压力升高导致。

（2）发热：体温39~40℃，呈弛张热或稽留热，这是细菌感染引发炎症反应，大量毒素释放，机体体温调节中枢功能紊乱导致的。

（3）黄疸：尿色深黄，大便颜色变浅。黄疸的出现是胆管梗阻，胆汁排泄受阻，胆红素反流入血导致的。

（4）休克症状：病情严重时可出现休克症状，这是细菌感染引发大量毒素进入血液循环，引起全身炎症反应，微循环障碍，组织器官灌注不足导致的。常见的休克症状有出冷汗等。

（5）神经系统症状：神志不清、淡漠、嗜睡，甚至昏迷，还可能出现烦躁不安、谵妄等症状。

（6）其他消化道症状：胆管梗阻刺激胃肠道，引起胃肠道反射性痉挛，导致恶心、呕吐。呕吐物多为胃内容物，严重时可吐出胆汁。

2.体征：具体如下。

（1）腹膜刺激征：右上腹胆囊区有明显压痛，这是胆管炎症刺激周围组织所致；可出现腹肌紧张，呈板状腹，这是机体对炎症的一种防御反应。

（2）黄疸：皮肤、巩膜黄染。

（3）休克体征：常见的休克体征有面色苍白、脉搏细速、血压下降等。

（4）肝大：肝脏可因炎症充血而肿大，触诊时可感觉到肝脏边缘钝圆，质地较硬。

（5）墨菲征阳性：见本章节第一节。

（6）其他体征：患者还可能出现黄疸、皮肤黏膜瘀斑等体征，严重时可出现意识障碍、昏迷等。

（三）辅助检查

1.实验室检查：具体项目如下。

（1）血常规：白细胞计数明显升高，中性粒细胞百分比增高。

（2）肝功能：胆红素、转氨酶等指标升高，提示肝脏功能受损。

（3）血培养：可培养出细菌，明确病原菌的种类，为诊断和治疗提供依据。

2.影像学检查：超声检查操作简便、无创，能显示胆管扩张、结石、胆管壁增厚等情况，对胆管梗阻的位置、程度及病因有重要诊断价值。如果病情允许，可行MRCP或CT检查。

（四）治疗方法

总体治疗原则是立即解除梗阻、有效引流、控制感染和挽救生命。

1. 手术治疗：具体方法如下。

（1）胆总管切开引流术：这是治疗急性梗阻性化脓性胆管炎的关键手术方法，通过切开胆总管，解除胆管梗阻，引流胆汁，可降低胆管内压力，控制感染。在手术过程中应尽量清除结石，保证胆管通畅。

（2）胆囊切除术：对于胆囊结石合并胆囊炎的患者，可同时行胆囊切除术。切除胆囊可以去除感染原，预防胆囊炎复发。

2. 非手术治疗：具体方法如下。

（1）抗感染治疗：使用时应根据细菌培养和药敏试验结果选择敏感抗生素。抗生素可以抑制细菌的生长繁殖，减轻炎症反应。

（2）支持治疗：包括补充液体、电解质、营养物质等，维持水电解质平衡，满足患者的营养需求。同时，给予吸氧、镇痛等对症治疗有助于缓解患者的症状。

（3）胆管减压：通过内镜下胆管引流或经皮肝穿刺胆管引流等方法，可减轻胆管内压力，缓解症状。这些方法可以在一定程度上缓解胆管梗阻，减轻炎症反应。

二、急性梗阻性化脓性胆管炎的护理

（一）护理评估

1. 一般情况评估：同本章第二节。
2. 专科情况评估：同本章第二节。

（二）护理要点及措施

1. 术前护理：具体要点及措施如下。

（1）心理护理：主动与患者沟通交流，向患者讲解疾病的基本知识、治疗方案及预后情况，解答患者的疑问，消除患者的焦虑和恐惧心理。鼓励患者积极配合治疗，树立战胜疾病的信心。

（2）饮食护理：给予患者低脂肪、高蛋白质、高维生素、易消化的食物，避免吃油腻、辛辣等刺激性食物。对于腹痛、恶心、呕吐等症状严重的患者，应禁食水，给予胃肠减压。同时，注意保持营养均衡，保证患者摄入足够的能量和营养素。

（3）术前准备：完善各项术前检查，如血常规、凝血功能、肝肾功能、心电图、

腹部超声等，以全面了解患者的身体状况，评估手术耐受性。做好皮肤准备，尤其是腹部皮肤，预防术后切口感染。遵医嘱给予预防性抗生素应用，以降低术后感染的风险。同时，指导患者进行深呼吸、有效咳嗽咳痰等训练，预防术后肺部并发症。

2. 术后护理：具体要点及措施如下。

（1）生命体征监测：术后密切监测患者的生命体征，包括体温、脉搏、呼吸、血压等，每 15~30 分钟测量一次，直至生命体征平稳后改为每 1~2 小时测量一次。注意观察患者的面色、神志、末梢循环等情况，及时发现并处理术后出血、休克等并发症。

（2）切口护理：观察手术切口有无渗血、渗液，保持切口处敷料清洁、干燥，如有渗湿应及时更换敷料。注意观察有无切口周围红肿、疼痛加剧、分泌物增多等异常情况，如有异常，及时报告医生进行处理。一般术后 7~9 天可拆除切口缝线。

（3）引流管护理：若术后留置 T 管、腹腔引流管等，应妥善固定引流管，防止引流管扭曲、受压、脱落，保持引流管通畅，避免堵塞。密切观察引流液的颜色、量、性质，并做好记录。正常情况下，腹腔引流液早期为淡红色血性液体，然后逐渐变为淡黄色清亮液体。如果出现引流液突然增多、颜色鲜红，或出现引流液浑浊、有异味等异常情况，提示可能有腹腔内出血、胆瘘等并发症，应及时报告医生并进行处理。对于留置 T 管的患者，还需注意进行 T 管护理，比如定期更换引流袋，以及保持 T 管周围皮肤清洁、干燥等，一般术后 2 周左右可根据患者的恢复情况考虑夹闭 T 管。

（4）饮食护理：术后禁食水，待胃肠功能恢复后（一般在术后 1~2 天肛门排气后）可逐渐给予少量流食，如米汤、果汁等，如无不适可逐渐过渡到半流食、软食，直至恢复正常饮食。饮食原则为由少到多、由稀到稠、由清淡易消化到富含营养，逐渐过渡，避免过早吃油腻、高脂肪食物。

（5）并发症的观察与护理：密切关注患者有无术后并发症，如出血、胆瘘、肺部感染、胆管炎、肠梗阻等。

3. 特色护理：具体要点及措施如下。

（1）疼痛护理：术后患者常有疼痛的症状，包括切口疼痛及胆管痉挛痛。护理人员应依据患者疼痛的程度与性质，采取相应措施。对于轻痛者，可通过聊天、听音乐分散注意力；对于重痛者，可遵医嘱给予止痛药物，如口服非甾体类抗炎药或肌内注射阿片类镇痛药等，注意观察药物的止痛效果及有无不良反应。指导患者取半卧位，以减轻腹部切口张力。

（2）中医护理：可利用中药熏洗、热敷等方式，促进局部血液循环，减轻疼痛，缓解炎症。进行中药熏洗时可选用黄柏、大黄等具清热解毒、活血化瘀功效的中药，热敷时将热水袋或热毛巾敷于腹部。还可通过针灸、推拿调节经络气血功能，缓解疼痛与腹胀。

（3）营养支持：患者长期患病，营养消耗大，术后需给予合理的营养支持。注意根据患者的病情与营养状况制定营养方案，对于术后不能进食或进食不足的患者，可通过静脉补充营养物质，鼓励患者多吃富含蛋白质、维生素、矿物质的食物，促进身体恢复。

（三）健康教育

1. 心理调节：鼓励患者保持乐观、积极的心态，正确对待疾病和术后恢复。嘱家属给予患者关心与支持，帮助患者树立康复信心，指导患者通过听音乐等方式缓解压力，避免产生焦虑、抑郁情绪。

2. 饮食调整：向患者强调饮食调整的重要性，引导患者养成良好的饮食习惯。术后早期遵循低脂肪、高蛋白质、高维生素的饮食原则，然后逐渐过渡到正常饮食。避免吃油腻、辛辣等刺激性食物，减少胆固醇摄入，多吃新鲜蔬果、粗粮等富含膳食纤维的食物。规律饮食，注意饮食卫生，戒烟限酒。

3. 休息与活动：告知患者术后适当休息和活动的重要性。术后早期应避免剧烈运动和重体力劳动，然后根据恢复情况逐渐增加活动量，以促进胃肠蠕动，预防肺部并发症，增强抵抗力。术后应避免劳累，保证充足睡眠。

4. 定期复查：嘱患者出院后定期复查，术后 1 个月、3 个月、6 个月各复查 1 次，以后每年复查 1 次。复查项目包括腹部超声、肝功能、血常规等，以便及时发现异常，并进行治疗。如果出现腹痛、黄疸、发热等情况，应及时就医。

（石小莉）

第四节　阑尾炎

阑尾炎是指阑尾由于多种因素发生的炎性改变，为外科常见病，以青年最为多见，男性患者多于女性患者。临床上急性阑尾炎较为常见，各年龄段及妊娠期妇女均可发病；慢性阑尾炎较为少见。

一、阑尾炎的基本知识

（一）病因

阑尾炎的病因主要包括阑尾管腔堵塞和细菌入侵。阑尾的解剖特点使其容易出现管腔堵塞或因血供中止导致阑尾坏死，并继发细菌感染，从而导致阑尾炎。

（二）临床表现

1. 症状：具体如下。

（1）腹痛：典型的急性阑尾炎初期可出现中上腹或脐周疼痛，数小时后腹痛转移并固定于右下腹。慢性阑尾炎右下腹疼痛可间断、反复多次发作，有的患者可能仅有右下腹隐痛或不适。

（2）其他胃肠道症状：病初可有厌食、恶心、呕吐、腹泻等症状，并发腹膜炎时可有腹胀、排气排便减少等症状。

（3）发热：一般只有低热，无寒战，化脓性阑尾炎导致的发热一般不超过 38℃。

2. 体征：具体如下。

（1）右下腹固定性压痛：这是急性阑尾炎最重要的体征。

（2）腹膜刺激征：右下腹腹肌紧张、压痛、反跳痛，肠鸣音减弱或消失。

（3）右下腹肿块：阑尾周围形成脓肿时，可触及压痛性包块。

（4）直肠指诊：少数患者可有压痛。

（三）辅助检查

1. 常规检查：具体项目如下。

（1）血常规：多数急性阑尾炎患者的白细胞计数、中性粒细胞百分比明显升高。

（2）尿常规：用于排除尿路感染或尿路结石。

2. 专科检查：具体项目如下。

（1）站立位腹部 X 线平片：X 线平片通常对于确诊阑尾炎的帮助不大，粪石梗阻引起的阑尾炎可见粪石影。

（2）CT 检查：常规推荐，90% 急性阑尾炎患者的 CT 图像可见阑尾增粗、周围脂肪肿胀模糊。

（四）治疗方法

1. 非手术治疗：具体如下。

（1）主要措施：有效抗生素及补液治疗，抗生素选择需覆盖肠道需氧菌群和厌氧菌群。

（2）适应证：单纯性阑尾炎，急性阑尾炎早期阶段；患者不接受手术治疗；全身情况差或客观条件不允许，无法手术治疗；伴其他严重疾病，存在手术禁忌证。

2.手术治疗：具体如下。

（1）手术治疗的特点：早期手术操作简单，并发症少；化脓性坏疽或穿孔后手术操作困难，且并发症增多。

（2）腹腔镜阑尾切除术：适用于大多数阑尾炎。优势为创口较小，患者恢复快、出院早、发生粘连性肠梗阻等并发症的概率较低。

（3）开腹阑尾切除术：适用于可耐受开腹手术的阑尾炎患者。如果存在穿孔或化脓坏疽的情况，切除阑尾的同时要清除流入腹腔中的脓液和细菌，并合理使用抗生素。

二、阑尾炎的护理

（一）护理评估

1.一般情况评估：具体内容如下。

（1）评估患者的营养状况，了解有无消瘦、近期体重明显减轻等情况。

（2）评估患者的心理状态和对疾病的认知程度。

2.专科情况评估：具体内容如下。

（1）评估患者的消化功能，如果患者有呕吐的症状，注意记录呕吐的次数、性质，以及呕吐物的颜色、气味和量。

（2）评估患者的疼痛程度，关注疼痛的部位和性质。

（二）护理要点及措施

1.术前护理：具体要点及措施如下。

（1）病情观察：护理人员需要加强巡视，对患者的精神状态、血压、呼吸、心率等进行观察和记录。

（2）对症处理：嘱患者在疾病观察期间禁食，可以根据医嘱进行静脉输液，并做好输液护理。

（3）术前准备：护理人员需要协助患者完善血常规、二便常规、凝血功能、肾功能、心功能、肝功能、肺功能等多项检查，并遵医嘱对手术部位进行备皮。

（4）心理护理：了解患者及其家属的需求，及时解决患者及其家属的困惑，缓解焦虑、紧张等情绪。

2.术后护理：具体要点及措施如下。

（1）体位护理：在患者安返病房以后，护理人员需根据麻醉的方式为患者选择合适的卧位。

（2）病情观察：加强病房巡视，密切关注并记录患者的生命体征、病情变化，以及切口局部情况和引流液等的变化。

（3）切口及引流管护理：保持切口部位的敷料干燥、清洁，及时更换有渗血、渗液的敷料。

（4）饮食护理：术后当天禁食，可遵医嘱进行静脉补液，待肠蠕动恢复后即可逐步恢复经口饮食。

（5）并发症护理：关注患者是否出现腹部不适，警惕粘连性肠梗阻，以及腹腔内炎症或脓肿等的发生，一旦发现异常，需立即通知医生并有序地采取相应的处理措施。

（三）健康教育

1. 指导患者了解阑尾炎的症状和体征，提高患者对疾病的认识。

2. 嘱患者保持良好的饮食习惯，避免暴饮暴食，降低阑尾炎的发病风险。

3. 嘱患者定期体检，尤其是有家族史的高危人群。

4. 嘱患者注意个人卫生，勤洗手，减低感染的风险。

5. 嘱患者一旦出现疑似阑尾炎的症状，应及时就医，避免病情加重。

（刘月）

第五节　疝

疝，也称疝气，是指内脏或脂肪组织从正常解剖位置的薄弱点或缺损处突出的病症。在医学上，疝是指腹膜或腹膜后脂肪和（或）腹腔内器官从其正常解剖位置突出到体表或体内其他部位的病症。疝的发生通常与腹壁某个部位的弱点或缺陷有关，这可能是由正常的解剖变异造成的，也可能是由外伤、手术或慢性咳嗽等因素造成的。疝的类型包括腹股沟疝、股疝、脐疝、切口疝、膈疝等，每种疝的具体病因可能略有不同，但基本原理相似，即腹内压力增加和（或）存在腹壁弱点。

一、疝的基本知识

（一）病因

疝的发生可能由多种因素引起，包括但不限于以下原因。

1. 先天性因素：有些患者出生时腹壁就有弱点，这可能是由遗传因素或在胎儿期发育过程中有异常造成的。

2. 外伤或手术：腹部外伤或手术可能导致腹壁组织损伤，形成疝的潜在弱点。

3. 慢性咳嗽：长期咳嗽（比如慢性支气管炎或吸烟引起的咳嗽）可使腹压增加，导致腹壁弱点处的组织突出。

4. 排便困难：长期便秘或排便困难会使腹压增加，推动内脏组织向腹壁的弱点处突出。

5. 提重物：频繁或用力提举重物可能会使腹压增加，导致或加剧疝的形成。

6. 肥胖：超重或肥胖会使腹压增加，使腹壁组织承受更大压力，从而增大疝形成的风险。

7. 怀孕：怀孕期间，子宫增大和激素变化可能导致腹壁组织松弛，增大疝形成的风险。

8. 年龄因素：随着年龄的增长，腹壁肌肉和结缔组织的弹性可能会减弱，使腹壁更容易出现弱点。

9. 其他：任何导致腹压增加的因素，如肝硬化腹水、长期剧烈运动等，都可能增大疝形成的风险。

（二）临床表现

1. 症状：具体如下。

（1）疼痛：早期可能只有轻微的局部胀痛，随着病情进展，疼痛可能加重，并可能影响疝内容物的功能。

（2）肠梗阻症状：若发展成嵌顿性疝和绞窄性疝，可能会出现完全肠梗阻症状，表现为局部剧烈疼痛、腹部绞痛、腹胀，以及停止排便、排气等。

2. 体征：具体如下。

（1）局部肿块：患者可能会在腹股沟、腹股沟韧带下方、阴囊等部位看到或摸到肿块，肿块于站立、行走、咳嗽、负重时更加明显，平卧或用手推时肿块可变小或消失。

（2）腹肌紧张：在疝囊感染或疝内容物绞窄时，可能出现腹肌紧张。

（3）红肿和压痛：疝块局部可能出现红肿和压痛。

（三）辅助检查

1. 常规检查：具体项目如下。

（1）血常规：血常规可能无异常，但嵌顿性疝或绞窄性疝可能会导致白细胞计数升高。

（2）尿常规：若有尿潴留，尿常规可能出现异常。

2. 影像学检查：超声、CT、MRI 等可以帮助确定疝是否存在、疝的类型、疝内容物的性质，以及是否有梗阻或绞窄。

（四）治疗方法

1. 非手术治疗：适用于部分易复性疝，特别是儿童和年老体弱的患者。使用疝带或疝托可以暂时缓解症状，但不能治愈疝。

2. 手术治疗：手术是疝的根治方法，可以解决疝的解剖缺陷问题。常用的手术方法包括传统的疝修补术和无张力疝修补术，以及腹腔镜疝修补术。

二、疝的护理

（一）护理评估

1. 一般情况评估：具体内容如下。

（1）评估患者的营养状况和整体状况。

（2）评估患者的心理状态和对手术的期望。

2. 专科情况评估：具体内容如下。

（1）评估疝的大小、性质（易复性、难复性、嵌顿性、绞窄性）。

（2）评估疝内容物的功能状态，如肠蠕动情况等。

（二）护理要点及措施

1. 术前护理：具体要点及措施如下。

（1）向患者讲解疝的病理生理、手术的必要性和预期效果。

（2）消除使腹内压增高的因素，如治疗咳嗽、便秘等。

（3）按手术室要求进行皮肤准备和术前禁食。

2. 术后护理：具体要点及措施如下。

（1）协助患者进行体位摆放，指导患者活动。术后取仰卧位，膝下垫枕，术后次日进行适当的床上活动，1 周后下床活动。

（2）术后 6~12 小时可进流食，然后逐步恢复正常饮食。

（3）保持切口处敷料清洁、干燥，预防感染。

3. 并发症的护理：具体要点及措施如下。

（1）观察切口处有无红肿、渗血、渗液等感染迹象。

（2）关注患者的疼痛控制程度和舒适度。

（三）健康教育

1.指导患者避免进行剧烈运动和重体力劳动，以降低疝复发的风险。

2.指导患者正确咳嗽和排便，避免用力过度。

3.鼓励患者保持健康的体重，避免肥胖。

4.定期随访，监测疝的复发情况。

（刘月）

第六节 痔

痔是指直肠底部及肛管黏膜下的静脉丛发生曲张而形成的一个或多个柔软的静脉团。这些静脉团的形成可能与各种原因导致直肠肛门周围的静脉回流不畅，引起静脉曲张有关，进而出现一系列临床症状。

一、痔的基本知识

（一）病因

痔的形成可能与多种因素有关，目前最常被提及的有两种学说——肛垫下移学说和静脉曲张学说。

1.肛垫下移学说：肛管内侧有一个环状血管垫，被称为肛垫，是由丰富的静脉血管网、平滑肌和结缔组织组成的，起着闭合肛管、控制排便的作用。当肛垫的弹性回缩作用减弱后，会发生充血、下移，并导致增生、肥大，久而久之就形成了痔。

2.静脉曲张学说：肛垫里有丰富的静脉，这些静脉丛比较特殊，不仅内部没有静脉瓣，位于腹盆腔的最低处，而且周围组织松弛，这就使得这些静脉丛很容易充血、淤血，又因为静脉壁承受着压力，久而久之就导致了静脉曲张。如果同时有长期坐立、便秘、怀孕、前列腺肥大、肝硬化、盆腔肿瘤这些容易导致静脉曲张的因素的影响，痔就更容易发生了。

此外，排便习惯不良、慢性疾病、低纤维饮食、经常抬重物、妊娠、肥胖等因素也可能成为痔的诱发因素。

（二）临床表现

1.症状：具体如下。

（1）大便出血：一般为间歇性出血，颜色鲜红，多见于内痔和混合痔。

（2）大便疼痛：大便时可出现肛门、肛周部位疼痛，还可伴有坠胀感，多见于血栓性外痔。

2.体征：具体如下。

（1）肿物脱出：肛门部位可出现肿物脱出的现象，轻者只有在排便时内部的肿物才会脱出，便后可自行回纳，严重者在咳嗽或打喷嚏时即可有肿物脱出。

（2）肛门视诊：可直接观察到肛门周围的肿物。

（3）直肠指检：通过指诊可触及痔。直肠指检可用于排除其他直肠病变，如直肠癌、直肠息肉等。

（三）辅助检查

1.常规检查项目：长期便血者查血常规可能提示贫血。

2.专科检查项目：具体如下。

（1）肛门镜检查：可直接观察直肠下端和肛管内痔的情况。

（2）肠镜检查：对于便血患者，进行肠镜检查有助于排除其他肠道疾病。

（四）治疗方法

1.非手术治疗：适用于症状较轻的患者，包括药物治疗（如局部使用的栓剂、软膏，以及口服的静脉张力调节药物和缓泻剂等）和生活方式调整（如增加膳食纤维的摄入、保持大便通畅，以及避免久坐、久站等）。

2.手术治疗：适用于症状严重或非手术治疗无效的患者，常用的手术方法包括传统手术（如内痔结扎术、外痔切除术、混合痔外剥内扎术等）和微创手术〔如痔上黏膜环切吻合术（PPH）、选择性痔上黏膜切除术（TST）等〕。

二、痔的护理

（一）护理评估

1.一般情况评估：具体内容如下。

（1）评估患者的营养状况和整体状况。

（2）评估患者的心理状态和对疾病的认知程度。

2.专科情况评估：具体内容如下。

（1）评估痔的严重程度，如出血量、疼痛程度、肿物脱出情况等。

（2）评估患者的日常生活习惯，如饮食、排便习惯等。

（二）护理要点及措施

1.术前护理：具体要点及措施如下。

（1）心理护理：向患者讲解手术的必要性和预期效果，缓解患者的紧张和恐惧情绪。

（2）饮食护理：指导患者吃高膳食纤维食物，保持大便通畅，避免术前便秘。

（3）术前准备：协助患者完成术前各项检查，如血常规、凝血功能等。

2.术后护理：具体要点及措施如下。

（1）休息与活动：术后患者应适当休息，避免剧烈运动，以降低术后出血的风险。

（2）饮食护理：术后初期以流质或半流质饮食为主，然后逐渐过渡到正常饮食。

（3）切口护理：保持切口清洁、干燥，遵医嘱更换敷料，观察切口愈合情况。

3.并发症的护理：具体要点及措施如下。

（1）病情观察：观察有无术后出血、感染等并发症的征象，及时通知医生并进行处理。

（2）疼痛管理：评估患者的疼痛程度，遵医嘱给予止痛药物。

（三）健康教育

1.指导患者改善生活习惯，如避免久坐久站、保持大便通畅、增加膳食纤维摄入等。

2.指导患者正确进行肛门护理，如便后清洗、保持肛门干燥等。

3.鼓励患者定期进行肛肠检查，及时发现并处理潜在的肛肠问题。

4.提醒患者注意观察术后恢复情况，如出现异常，应及时就医。

（刘月）

第七节　颈椎病

颈椎病是指颈椎间盘退行性改变。随着椎间盘脱水和收缩，可导致椎间盘突出，后纵韧带和黄韧带骨化、肥大，骨赘形成，椎间孔狭窄。脊髓和神经根受到压迫可引起颈部疼痛、僵硬，放射到手臂和手指产生刺痛、麻木，导致运动和感觉功能改变，严重的可引起四肢瘫痪。颈椎病常见于40岁以上的人群，随着人口老龄化和生活方式的变化，颈椎病的发病率不断上升。

一、颈椎病的基本知识

（一）病因

导致颈椎病的主要因素是吸烟、肥胖、心血管疾病、不良坐姿、头部外伤和剧烈运动等。

（二）临床表现

颈椎病的常见症状为颈部疼痛，手臂或肩膀麻木、有异常感觉，头痛，颈部活动能力受限，耳痛。疼痛通常位于中线或椎管的后侧，可广泛放射至肩膀、头部、胸部和背部。急性疼痛持续时间少于6周，亚急性疼痛持续6周~3个月，慢性疼痛超过3个月。颈椎病的体征与病变部位、组织受累程度及个体差异有一定的关系。

颈型颈椎病可引起枕颈部痛、颈活动受限、颈肌僵硬。神经根型颈椎病是颈神经受刺激或受压引起的，主要会导致颈部僵硬疼痛，病情发展后会造成局部感觉退化、肌肉萎缩等。脊髓型颈椎病可分为单纯脊髓型颈椎病和脊髓神经根混合型颈椎病，这两种类型颈椎病的症状主要会出现上肢麻木、活动障碍、头痛头晕等神经症状；椎动脉型颈椎病会造成椎动脉供血不足，引起多种临床表现，如眩晕、恶心、耳鸣等；交感型颈椎病会引起交感神经兴奋，导致心动过速、心律失常、视力模糊、瞳孔散大等情况。

（三）辅助检查

1. X线：可显示颈椎的退行性变化，比如椎间盘高度减低、骨赘等。

2. MRI：可显示脊髓和离开脊柱的神经，提示脊柱退化、椎间盘突出、感染和肿瘤等。

3. CT：可显示椎管的形状和大小，以及椎管内容物和周围的骨骼，有助于诊断感染或肿瘤引起的骨赘、骨融合和骨破坏。

4. 脊髓造影：可用于检查椎骨和椎间盘之间的关系，勾勒出脊髓和离开脊柱的神经，可用于分辨肿瘤、骨赘或椎间盘突出等因素，以及是否压迫了脊髓、神经或神经根（患者常有疼痛、麻木或无力等表现）。

5.肌电图：可测量静止和收缩期间肌肉的电脉冲，有助于评估神经和肌肉的健康程度和功能状态，有助于确定持续的神经损伤和神经压迫部位。

（四）治疗方法

1.手术治疗：手术入路的选择通常基于主要的神经压迫位置，受到受影响颈椎的数量、颈椎矢状面对齐情况和医生经验的影响。临床常用的术式包括颈前路椎间盘切除融合术、颈前路椎体次全切除减压融合术、颈前路椎体骨化物复合体前移融合术、颈椎人工间盘置换术、颈前路混合术、微创内镜辅助下颈椎前路减压融合术、颈椎椎板成形术、颈椎椎板切除术等。采用射频消融术通常可使疼痛缓解数月。

2.非手术治疗：注意休息，避免剧烈运动，可通过头颈部牵引、颈托制动、适度按摩、适度运动和不良姿势矫正改善症状。应用解热镇痛药（如对乙酰氨基酚等）、肌肉松弛药（如盐酸乙哌立松等）、糖皮质激素、苯二氮䓬类药等有助于缓解颈椎痛。类固醇注射可通过颈椎硬膜外阻滞或颈椎小关节阻滞起到治疗作用。中医康复治疗，如针灸、推拿等也是常用的非手术治疗方法。如果经过4~6周的非手术治疗症状没有改善，或经过非手术治疗病情反而加重时，应考虑进行手术治疗。

二、颈椎病的护理

（一）护理评估

1.一般情况评估：评估患者的生命体征、精神状态、身体功能、活动能力、营养状况等，了解诊断情况，评估尿管、静脉导管等各类管路的情况，评估并发症的发生风险。

2.专科情况评估：具体内容如下。

（1）体格检查：检查脊柱对齐情况，有无压痛、红斑或水肿，进行步态模式评估、反射测试，评估导致感觉运动障碍加重或减轻的因素。

（2）疼痛评估：评估神经根性疼痛的部位（可放射至肩部或肩胛骨处），有无手臂疼痛（单侧或双侧）、背部疼痛和步态障碍，颈部倾斜、屈曲和（或）做伸展活动时有无疼痛。

（3）脊髓受压情况评估：评估有无颈肩背疼痛、压痛，有无颈部畸形、僵硬，有无肌肉萎缩，上肢牵拉试验、压头试验是否阳性。

（4）交感神经兴奋情况评估：评估有无枕部疼痛、颈后痛、视物模糊、视力下降、头昏眼花、心动加快、血压升高等情况。

（二）护理要点及措施

1. 术前护理：具体要点及措施如下。

（1）指导患者进行功能锻炼，保持患肢姿势正确，合理补充营养，预防便秘。根据医嘱进行治疗，观察患者用药后的反应，如有异常，及时通知医生。

（2）正确采集标本，指导患者完善相关检查。落实相关化验、检查结果的回报情况，进行常规术前准备及指导。如有异常，及时通知医生。

（3）加强生活护理，指导患者床上大小便，讲解卧床的必要性、颈托的佩戴方法等，保持轴线翻身。指导患者学会做踝泵运动。

（4）术晨为患者测量体温、脉搏、呼吸、血压，如有发热、血压过高、女性月经来潮等情况，均应及时报告医生，以便确定是否延期手术。将长发患者的头发扎起，协助患者取下义齿、项链、耳钉、手链、发夹等物品，并交给家属妥善保管。

2. 术后护理：具体要点及措施如下。

（1）术后患者应去枕平卧6小时，佩戴颈托。关注患者的意识及血氧饱和度等的变化，关注患者四肢的感觉和运动情况，如有异常，及时通知医生。

（2）观察切口处敷料的情况，保持敷料整洁，如有渗出或污染，及时通知医生，予以更换。记录患者疼痛的时间、部位、性质和规律，鼓励患者表达疼痛的感受，及时告知医生，遵医嘱适时给予镇痛药。

（3）关注引流液的颜色、性状及量，保持引流管固定可靠、通畅，勿打折、受压、扭曲或脱出。观察尿液的颜色、性状及量。如有异常，及时通知医生。在留置导尿期间，每日应进行会阴护理2次，预防尿路感染。

（4）术后6小时内患者禁食水，麻醉清醒后遵医嘱进普食，注意少食多餐。遵医嘱进行相关的治疗和处置，并观察患者用药后的反应。

（5）术后患者大多会带有镇痛泵，注意评估镇痛泵的治疗作用，如果患者出现头晕、呕吐、腹胀等症状，应考虑暂停使用镇痛泵。如果口服镇痛药物，或肌内注射，或静脉用药，应注意观察患者用药后的反应，评估镇痛效果。若患者应用镇痛药后出现心悸、气促等情况，应及时报告值班医生。

（6）对于后路手术患者，应注意保持切口负压引流通畅，做好管路标识，关注患者有无胸闷、呼吸增快等表现，注意颈部是否增粗，了解敷料渗湿速度，每2小时记录1次。在床旁备好气管切开包及吸痰装置，便于抢救使用。注意观察引流液的性状及量，若引流量大于100mL/小时，且呈鲜红色，则提示有出血的可能；若引流液呈血清样，色淡或无色，且量多，则提示有脑脊液漏的可能。若出现以上情况，应及时报告医生。关于体位，多取俯卧位或头低脚高位，以便引流。引流液无明显异常且引流量较少时，可拔除引流管，促进早期切口愈合。

（7）定时进行夹闭尿管训练，锻炼膀胱括约肌功能，嘱患者多饮水，起到自然冲洗尿道的作用，预防尿路感染。尽早拔除尿管。术后1~2天应佩戴颈托，保持头颈部处于中立位，根据患者情况适时起床活动。注意侧身起卧，忌仰卧起坐。忌头颈过早主动或被动前屈。

（8）循序渐进地进行康复练习。

①颈部旋转：慢慢向右看，保持数秒，然后直视前方，休息数秒。重复10次，同法向左。

②颈部左右倾斜：直视前方，然后将颈部向右倾斜，尝试用右耳触碰右肩，不要抬起肩膀，保持数秒，将颈部摆正。重复10次，同法向左。

③颈部屈曲：将头向前倾，尝试通过点头的动作用下巴触碰前胸，保持数秒，慢慢吸气，然后慢慢呼气，将颈部摆正。重复10次。屈曲颈部时随着动作呼气，有助于放松颈部和背部肌肉。

④肩部转动：取坐位或站位，将手臂放在身体两侧，肘部屈曲，尝试将肩胛骨挤压在一起，肩膀向后，做有节奏的划船动作，然后放松。重复10次。在这项练习中，保持正确的颈部对齐姿势很重要。

⑤肩胛骨回缩：取坐位，将颈部保持在中立位置，将肩胛骨向后拉做回缩动作，保持10秒，然后放松。重复10次。

⑥颈深屈肌强化：取仰卧位，将颈部向下（朝向胸部）、向内拉，同时收缩颈部的深层肌肉，保持5秒，然后放松。重复10次。

⑦胸部伸展：站在门口，将手臂伸向身体两侧，肘部屈曲，手掌朝外，将肘部靠在门框上，略低于肩部水平，将胸部前倾，保持颈部处于中立位置，同时慢慢伸展肩部和胸部肌肉，保持伸展动作20秒，然后放松。重复10次。

（三）健康教育

1. 嘱患者在日常生活中保持良好颈部姿势，继续佩戴颈托3个月，避免颈部受外伤，避免颈部过度屈曲、后伸、旋转。外出或长时间坐车时，应确保颈部处于舒适位置，可通过佩戴颈托使颈部保持在中立位置，帮助预防或减轻颈部疼痛，并最大限度减少支撑肌肉和韧带的紧张感。注意不可长时间佩戴颈托，以免削弱颈部肌肉力量并导致颈部僵硬。

2. 指导患者改善与调节睡眠，夜间枕高应适宜，注意将颈后部用枕头垫实，以放松颈旁肌，使其获得完全休息。侧卧时当用枕头将头部垫高至颈椎水平位，避免将头偏向一侧。

3. 如果患者有严重的脊髓或神经根压迫问题，则损伤可能是永久性的，应重视颈椎病的治疗和康复，重复进行颈部运动、姿势不良或进行大量负重工作会损伤颈椎，应避免长期低头工作，定期休息，保持良好的姿势，尽量避免向前弯腰。进行有氧运动，如游泳、步行等，将有助于加速康复。

4. 肥胖和吸烟与颈椎病的发病有关，应指导患者科学饮食，控制体重，积极戒烟。

5. 情绪不畅、压力增大会加重颈部紧张，干扰或延长恢复过程。进行放松练习有助于缓解肌肉、骨骼紧张。深吸一口气，屏气数秒，然后完全呼气，再正常呼吸数秒，重复上述动作。

（曹惠贞）

第八节　腰椎间盘突出

腰椎间盘突出是在腰椎间盘退变性改变和外力作用下，椎间盘的纤维环破裂，髓核突出，刺激、压迫神经根，导致麻木、疼痛、下肢肌肉力量下降的疾病。腰椎间盘突出可分为 3 种类型，即肩上型、前根型和腋下型，临床上以腰 4/5、腰 5/ 骶 1 椎间盘突出为多见。

一、腰椎间盘突出的基本知识

（一）病因

腰椎间盘突出最常见的病因是椎间盘退化，随着年龄的增长，椎间盘纤维软骨细胞会衰老，蛋白聚糖的产生减少，导致腰椎间盘脱水和椎间盘塌陷，引起腰椎间盘突出。另外，举起重物或不自然扭动下背部可能会引发急性腰椎间盘突出。重体力劳动、久坐、姿势不良、肥胖和吸烟均为腰椎间盘突出的高风险因素。

（二）临床表现

腰椎间盘突出的主要表现有神经根痛、感觉异常、肢体麻痹、躯干屈曲受限，以及腰部用力、咳嗽和打喷嚏时腿痛，坐着时疼痛加剧，严重者可表现为马尾综合征，出现下背部剧烈疼痛、急性尿失禁或大便失禁。

椎间盘突出压迫腰 1 神经根时，提睾反射检查提示腹股沟区域的感觉丧失。压迫腰 2 和腰 3 神经根时，打喷嚏、咳嗽或伸直腿时症状加重。压迫腰 4 神经根时，疼痛放射到大腿前部和内侧，并伴有相应区域的感觉丧失，髋关节屈曲和内收无力，膝关节伸展无力，膝跳反射减弱。压迫腰 5 神经根引起的背痛，可放射到臀部、大腿外侧、小腿外侧、足背和足大趾；感觉丧失区域为足大趾和足二趾之间，以及足背和小腿外侧；髋关节外展、膝关节屈曲、足背屈、足大趾背屈、足内翻和外翻无力；趾短伸肌、胫骨前肌萎缩。压迫骶 1 神经根时，可表现为骶部或臀部疼痛，并放射到大腿后外侧、小腿、足底、足外侧或会阴，感觉丧失出现在小腿外侧或足底等区域，足底屈曲、髋关节伸展和膝关节屈曲无力，无法踮脚，还可能导致尿失禁、大便失禁及性功能障碍。

若直腿抬高试验提示疼痛和感觉异常，且牵涉膝盖以下，提示腰 4、腰 5 和骶 1 神经根压迫。

（三）辅助检查

1. X 线：椎间盘间隙变窄、腰椎前凸缺失、脊柱代偿性侧弯。

2. CT：评估椎间盘钙化及任何可能导致骨质流失或破坏的过程。

3. MRI：明确脊髓或神经根受压情况，椎间盘信号高低可反映其退变程度，有助于鉴别诊断。

4. 肌电图：测试神经根的电活动有助于确定引起疼痛的原因。

5. 脊髓造影：可见椎间盘膨出或突出引起的脊髓液囊凹陷，以及可能压迫脊髓或神经的骨赘显影。

（四）治疗方法

1. 非手术治疗：腰椎间盘突出的大多数表现是短暂的，经 8~12 周可消退，使用非甾体抗炎药、对乙酰氨基酚、肌肉松弛剂盐酸乙派立松、皮质类固醇类药物有助于缓解腰痛。中医康复治疗包括针灸、推拿等。如果症状持续超过 6 周，可选择性进行神经根注射糖皮质激素治疗，经椎间孔硬膜外注射复方倍他米松或注射用甲泼尼龙琥珀酸钠。

2. 手术治疗：腰椎间盘突出的常用手术方式有微创显微镜外科手术及传统切开手术，手术的目的是切除突出的髓核，以减轻神经根受压，缓解疼痛、麻木等症状。常见手术方式包括单侧双通道脊柱内镜腰椎间盘切除术、经皮椎间孔镜下腰椎间盘髓核摘除术、经皮内镜下腰椎间盘切除术、经皮椎间孔镜椎间盘切除术、经椎间孔入路腰椎椎体间融合术、腰椎减压融合内固定术、腰椎后路全椎板切除减压植骨融合内固定术等。

二、腰椎间盘突出的护理

（一）护理评估

1. 一般情况评估：评估患者的一般资料、现病史、既往史、过敏史，注意评估患者是否患有冠心病、高血压、糖尿病等全身性疾病。

2. 专科情况评估：评估患者的疼痛部位，有无腰痛及放射性下肢痛。评估疼痛的程度、性质，疼痛与腹压、活动、体位有无明显关系，并进行疼痛评分。评估患者有无跛行、腰肌痉挛、脊柱畸形及活动受限，棘突旁侧有无压痛及反射痛，双下肢感觉、运动及反射情况如何，有无大小便功能障碍及性功能障碍。

（二）护理要点及措施

1. 术前护理：具体要点及措施如下。

（1）嘱患者术前 1 日勿外出，患者及其家属需签署手术及麻醉知情同意书。完成相关手术常规准备及指导，清洁术区皮肤，修剪指甲，剃胡须，更衣。

（2）术前留置尿管，完成各项术前准备，填写术前准备单，指导患者床上大小便，指导患者了解术后卧床的重要性、腰带佩戴方法，交代配合注意事项，保持轴线翻身，指导患者学会做踝泵运动。

（3）术晨为患者测量体温、脉搏、呼吸、血压，如有发热、血压过高、女性月经来潮等情况均应及时报告医生，以确定是否延期手术。将长发患者的头发扎起，协助患者取下义齿、项链、耳钉、手链、发夹等物品，并交给家属妥善保管。

2. 术后护理：具体要点及措施如下。

（1）术后平卧 2 小时后翻身，保持腰部稳定，减轻损伤和疼痛。注意检查引流管通畅与否，保持手术切口处敷料清洁干燥，进行常规脱水、止痛、补液等治疗，保持大小便通畅。

（2）若短时间（30 分钟）内引流量过多（≥ 50mL）且引流液为鲜红色，应警惕是否有活动性出血，及时报告医生，及时处理。动态观察患者双下肢的运动情况。若引流液清亮、透明且引流量较大，应警惕是否有脑脊液漏，及时报告医生，及时处理，同时观察有无颅内压降低的表现，采取相应措施。

（3）手术部位为 1 个节段时，24 小时引流量合计 100~200mL；手术部位为 2 个节段时，24小时引流量合计200~400mL；手术部位为3个节段时，24小时引流量合计400~600mL。

（4）术后并发症的关注要点如下。

①疼痛：为减轻术后切口疼痛，术后常规使用镇痛泵，观察患者用药后的反应及镇痛效果。

②尿路感染：嘱患者多饮水，每日饮水量应达2000mL；注意会阴部清洁，每日予会阴擦洗2次，争取早日拔除尿管。

③肺部感染：鼓励患者咳嗽咳痰，必要时行雾化吸入，注意口腔卫生。

④神经功能异常：动态观察患者双下肢的感觉、运动情况，进行术前、术后对比，及时发现神经功能改变，及时报告医生。

⑤手术切口感染：观察手术切口有无红、肿、热、痛、波动感，保持切口处敷料清洁、干燥。

⑥深静脉血栓形成：鼓励患者早期运动，促进静脉回流，必要时行气压治疗。若患者出现下肢深静脉血栓形成，严禁按摩、热敷患肢，注意保持大便通畅，避免用力排便，避免碰撞患肢，翻身动作不宜过大。

（5）术后卧床3~5天，然后遵医嘱可在腰围保护下下床活动，注意避免滑倒摔伤，指导患者进行直腿抬高和腰背肌锻炼。为患者提供健康教育，结合康复锻炼，提高患者的生活质量和自我护理能力。

（三）健康教育

1. 在电脑前长时间工作或玩游戏的人群是腰椎间盘突出的高危人群，应当注意劳逸结合，建议坐60分钟后活动10分钟，养成良好的生活习惯，规律饮食，减少通宵熬夜加班，戒烟酒。

2. 术后3个月可恢复轻体力工作，半年内避免进行重体力劳动或弯腰抬重物，避免举起任何重量超过10kg的东西，搬重物、抱小孩或突然扭腰都有可能损伤腰部肌肉及椎间盘。注意保持背部挺直，举物时保持膝盖屈曲并收紧腹部肌肉，以避免拉伤下背部力量较弱的肌肉。

3. 随着年龄的增长，椎间盘自然退化，日常活动对椎间盘也会产生磨损。老年人常伴有骨质疏松，因此在日常生活中需格外注意，注意腰部保暖，了解如何改善走路、坐着、站立和睡觉时的姿势，保持良好的姿势可以降低脊柱的压力。不要穿高跟鞋，以免引起脊柱错位。

4. 可与理疗师共同制订个性化康复锻炼计划，进行伸展、屈曲练习，以及力量训练和有氧运动等。增强背部灵活性、增强支撑背部的肌肉力量有助于预防腰痛复发，推荐进行有氧运动，如步行、游泳和骑行等。

（曹惠贞）

第九节　股骨头坏死

股骨头坏死是一种由髋关节供血不足引起的股骨头缺血性坏死，局部坏死病变区域的毛细血管血运重建修复，包括骨坏死区域再吸收和新骨形成，损害了股骨头的结构完整性，使得骨骼结构容易坍塌，股骨头塌陷往往伴随着股骨头的逐渐变平，破坏了髋关节的一致性，可引起髋关节疼痛及功能障碍。股骨头坏死主要发生于 30~40 岁的成年人。

一、股骨头坏死的基本知识

（一）病因

股骨头坏死可分为创伤性和非创伤性两类。创伤性股骨头坏死的致病因素为直接创伤，如股骨颈或髋臼骨折，髋关节脱位，髋部挫伤，等等。非创伤性股骨头坏死的致病因素包括使用皮质类固醇、过量饮酒、吸烟、患有高脂血症和凝血功能异常等。股骨颈或股骨头的直接创伤、使用皮质类固醇和过量饮酒是股骨头坏死最常见的危险因素。

（二）临床表现

股骨头坏死最常见的症状是疼痛、跛行和髋关节活动受限。

股骨头坏死发病后可在很长时间内无症状，然后逐渐出现疼痛，疼痛主要局限于髋关节或腹股沟，可放射到大腿和膝盖，在行走、下蹲等时加重，休息和服用止痛药后可得到缓解；早期跛行不明显，随着病情进展还可出现骑自行车或盘腿坐困难；可有髋关节内旋活动受限。此外，由于股骨头进行性塌陷和关节间隙缩小，部分患者可见髋关节肢体缩短，但一般小于 2cm。若肢体缩短超过 4cm，注意与其他髋关节病变进行鉴别诊断。

常用专科检查如下。

1.前、后关节线压痛：前关节线位于腹股沟中部点下方和外侧 2cm 处，后关节线位于大转子和髂后上棘连线内侧 2/3 和外侧 1/3 的连接处，对股骨头坏死患者进行检查时可触及前、后关节线压痛。

2. 莫里斯（Morris）双转子压缩试验：检查者同时压缩患者的两个大转子，若臀部疼痛则提示阳性，注意对患者的臀部和背部进行系统触诊，以确定压痛的区域或是否存在肿胀。髋关节畸形评估应在运动检查之前进行，评估时注意确定患者的冠状面或矢状面等是否存在髋关节畸形。

（三）辅助检查

1. MRI 检查：MRI 对股骨头坏死具有高敏感性，在 T1 加权像中表现为局限性软骨下线样低信号，或在 T2 加权像中表现为"双线征"。

2. X 线检查：前后位和蛙腿位是诊断股骨头坏死的基本 X 线检查体位，图像上通常可见硬化、囊性改变和早期"新月征"。晚期股骨头塌陷，原有的球形度丧失，可呈现退行性关节炎表现。

3. CT 检查：CT 图像可显示坏死骨和修复骨周围的骨硬化区域，或显示软骨下骨折。

4. 放射性核素检查：股骨头坏死急性期患者的骨扫描结果可显示寒冷区域，坏死修复期可显示热区域的中间有冷区域。放射性核素检查具有检测多灶性骨坏死（髋关节以外的其他部位）的优势，有助于预测股骨头坏死的进展。

5. 骨组织活检：股骨头坏死的病理形态可分为 3 个阶段，即血运变化早期、血运变化中期和血运变化晚期。在血运变化早期，骨骺的血液供应受阻，一些细胞出现坏死迹象，骨小梁的骨细胞空陷窝比例超过 50%，且累及许多相邻的骨小梁，部分骨髓出现坏死。

6. DSA 检查：表现为股骨头血供减少、受损和中断，对预防股骨颈骨折后骨坏死的发生具有重要指导意义。非创伤性股骨头坏死早期出现静脉瘀滞、回流受阻，中期出现动脉缺血，晚期出现动脉闭塞。

（四）治疗方法

1. 手术治疗：临床上常通过各种髋关节手术来防止股骨头进行性塌陷，包括不同程度的整骨手术，以及细胞治疗、血管（或非血管）化骨移植的核心减压术，对于股骨头坏死塌陷期的患者，常选择股骨近端截骨术、植骨内体减压伴骨移植、全髋关节置换术等。

2. 非手术治疗：非手术治疗的主要目的是缓解症状，包括使用镇痛药、避免负重

（使用拐杖或助行器）、药物治疗（使用阿仑膦酸钠、抗凝剂、抗血小板聚集药、他汀类药物和血管扩张剂等）和生物物理治疗（体外冲击波治疗、脉冲电磁治疗和高压氧治疗）等。

二、股骨头坏死的护理

（一）护理评估

1.一般情况评估：具体内容如下。

（1）评估生命体征、精神状态、身体功能、活动能力、营养状况。

（2）检查切口引流管、尿管、静脉导管等各类管路的情况，评估并发症的发生风险。

2.专科情况评估：具体内容如下。

（1）进行临床评估时可使用髋关节功能评分、重建髋关节评分、西安大略和麦克马斯特大学骨关节炎指数评分，以及中华医学会骨科分会百分比法。注意根据分期、坏死区域和治疗方法进行评估，同时进行步态分析。

（2）早期患者可有轻微的疼痛，没有步态异常。在股骨头塌陷和关节塌陷的晚期病例中，患者可能有不同程度的髋关节僵硬或短肢体步态。注意观察双肩、髂前上棘、髌骨和足踝的水平，检查有无大腿肌肉萎缩。注意检查有无腰椎前凸、膝关节畸形，以及踝关节的位置（任何髋关节畸形均可由腰椎前凸、膝关节畸形等代偿）。观察肩膀的水平，检查髂后上棘处皮肤和臀褶皱情况。如果患者的髋后部有瘢痕，提示可能有髋臼骨折或股骨头骨折手术史。

（二）护理要点及措施

1.术前护理：具体要点及措施如下。

（1）指导患者进行功能锻炼，使患肢保持在正确的位置，合理补充营养，预防便秘。观察肢体血液循环、感觉、运动情况及足背动脉搏动情况，以便确定是否合并神经血管损伤，遵医嘱进行治疗，观察患者用药后的反应，如有异常，及时通知医生。

（2）正确采集标本，指导患者完善相关检查。落实相关化验、检查结果的回报情况，进行术前常规准备及指导，如有异常，及时通知医生。

（3）加强生活护理，指导患者床上大小便，向患者讲解卧床、患肢制动、保持外展中立位的必要性，以及牵引的目的、配合注意事项，保持牵引治疗有效。指导患者学会做踝泵运动。

（4）术晨为患者测量体温、脉搏、呼吸、血压，如有发热、血压过高、女性月经来潮等情况，均应及时报告医生，以确定是否延期手术。将长发患者的头发扎起，协助患者取下义齿、项链、耳钉、手链、发夹等物品，并交给家属妥善保管。

（5）备皮范围一般上至髋关节，下至足趾。如需行自体髂骨植骨术，则备皮范围上至肋缘，下至膝关节，躯干前后至中线（包括会阴部），协助患者更换清洁病员服。嘱患者排尿，携带病历资料、影像资料、术中用物等，由平车护送患者入手术室。

2. 术后护理：具体要点及措施如下。

（1）术后患者需去枕平卧 6 小时，在患肢下方置软枕，协助患者将髋膝微屈，保持外展中立位。

（2）关注患者意识及血氧饱和度等的变化，观察患肢末梢血液循环、感觉、运动情况及足背动脉搏动情况，如有异常，及时通知医生。

（3）观察切口处敷料的情况，保持敷料整洁，如有渗出及污染，及时通知医生，予以更换。记录患者疼痛的时间、部位、性质和规律，鼓励患者表达疼痛的感受，及时告知医生，遵医嘱适时给予镇痛药。

（4）关注引流液的颜色、性状及量，保持引流管固定可靠、通畅，勿打折、受压、扭曲或脱出。关注尿液的颜色、性状及量。如有异常，及时通知医生。在留置导尿期间，每日应进行会阴护理 2 次，预防尿路感染。

（5）术后 6 小时内患者需禁食水，麻醉清醒后可遵医嘱进普食，注意少食多餐。遵医嘱进行相关的治疗和处置，并观察患者用药后的反应。

（6）预防压疮，指导、协助患者进行功能锻炼。术后第 1 天先进行床边站立，然后逐渐进行原地踏步、助行器辅助下行走，直至正常行走，功能锻炼的时间、频次、行走距离等均逐渐增加，建议在患者能耐受的情况下，每天活动 20~30 分钟，每天活动 2~3 次，步行距离可由 5~10m 开始逐渐增加，鼓励患者早期下床活动。

（三）健康教育

1. 鼓励患者高蛋白饮食，术后注意补充维生素 D 和钙。运动时应穿合适的鞋，积极进行关节锻炼，做好长期关节保护。

2. 介绍早期运动的有效性和必要性，取得患者及其家属的积极配合，鼓励患者尽可能独立运动，介绍术后具体运动措施和应当避免的动作和体位，保持正确的坐位、卧位，避免髋关节屈曲 < 90°，选择合适的马桶，不坐矮板凳，不做下蹲、盘腿等动作。

3. 接受双侧髋关节手术的患者应使用拐杖负重 1 周或 2 周。部分患者在术后 1 个月疼痛会加重，但通常不会持续超过 2 个月，而且大多数患者的疼痛在数周内就会有明显的缓解。

4.进行康复锻炼有助于预防股骨头坏死患者的肌肉萎缩，是促进患者早期康复的有效手段。功能性运动应以主动运动为主，以被动运动为辅，逐渐从小幅运动发展到大幅运动。

（1）平躺位抬腿：取平躺位，抬高患肢，屈曲髋部和膝盖，然后将患肢放平。

（2）坐位开合腿：坐在椅子上，双手放在膝盖上，双脚与肩膀同宽，然后完全伸展，同时双腿内收。

（3）站立抬腿：双手放在固定支架上，保持身体挺直，抬起患肢，屈曲臀部和膝盖，使身体和大腿成 90°，放下患肢。

（4）有支撑的下蹲：双手放在固定的支撑物上，保持身体挺直，双脚与肩膀同宽，蹲下，然后站起。

（5）内旋和伸展：双手放在固定支架上，一条腿依次进行完整的内旋、伸展和圆周运动。

（曹惠贞）

第十节　骨盆骨折

骨盆骨折通常是由高冲击力创伤引起骨盆环（包括髋骨、骶骨和尾骨）受损造成的，并经常伴有身体其他部位的损伤，最常见的损伤是腹膜后损伤，其他损伤包括血管损伤、泌尿生殖系统损伤、其他肌肉骨骼损伤，以及创伤性脑损伤、胸腔内损伤、腹腔内损伤等。高速汽车或摩托车碰撞，或汽车与行人碰撞，或从高处坠落，可能导致整个骨盆严重骨折，引起的低血压性休克可危及生命，附近的神经和器官，如膀胱、生殖器官和肠道等也可能受损。

骨盆骨折可分为分离型、压缩型、垂直型和混合外力型，现场的损伤程度判断及对合并损伤的估计可以指导抢救，早期妥善固定可降低出现并发症、多发伤的风险，减少住院时间，提高总生存率。

一、骨盆骨折的基本知识

（一）临床表现

骨盆骨折的常见临床表现为主观性髋关节疼痛，髋部肿胀、疼痛，不敢坐起或站立。有大出血或严重内脏损伤的患者可有出冷汗、烦躁不安等低血压和休克早期表现。查体可见腿内旋，腿压痛，骶骨压痛，臀部扩散压痛，骨盆周围的伤口可延伸至患者的直肠、阴道或尿道（关注是否存在伤口被尿液、粪便等污染的问题）。肢体长度不对称或活动畸形时，应检查脊柱和四肢，注意穿过骨盆的神经血管结构也可能受累。若损伤累及神经，可出现神经系统查体异常，比如臀部或下肢麻木、感觉减退等。有大出血或严重内脏损伤的患者可有面色苍白、脉搏细数等低血压和休克早期表现。

（二）辅助检查

1. X线检查：X线检查是骨盆骨折的快速诊断工具，可用于需要快速干预的血流动力学不稳定患者。

2. CT检查：CT图像可显示骨盆解剖结构，有助于评估骨盆、腹膜后间隙或腹膜腔内的潜在出血，确认髋关节是否脱位并确认是否存在相关的髋臼骨折。

3. 逆行尿道造影检查：适用于疑似尿道撕裂的患者，如尿道口带血的男性、阴道撕裂伤口靠近尿道口的女性等。

4. 盆腔血管造影检查：如果患者在接受充分的静脉液体复苏和盆腔稳定治疗后仍有持续性出血，可以进行盆腔血管造影检查。该检查有助于明确是否有隐匿性或明显损伤，允许栓塞任何受损的动脉，有助于在进行手法复位前进行可视化判断。

5. MRI检查：MRI检查在诊断骨盆脆性骨折方面较CT检查具有更高的准确性和敏感性。

（三）治疗方法

1. 非手术治疗：骨盆骨折患者极易出现多发性创伤，对于任何危及生命的急性创伤性损伤，都应使用高级创伤生命支持方案进行管理。对于心肺功能不稳定的患者，应立即开始心肺复苏，建立大口径静脉通道，用于液体复苏，以及正性肌力药和镇痛药的给药，治疗过程中应密切监测患者的心脏功能、氧合指数等。使用床单进行包扎固定，有助于稳定骨盆环结构并阻止静脉丛出血。对于垂直剪切性骨盆环损伤患者，可进行骨骼牵引。

2. 手术治疗：对于血流动力学不稳定的患者，可通过血管介入栓塞急救止血，并考虑进行盆腔外固定，比如通过使用外固定支架、C形夹和骨盆带对骨盆环进行加压，该治疗可以与紧急手术一起进行。临床常用的手术治疗方法包括切开复位和内固定术，术中先将移位的骨盆骨碎片重新定位到正常的对齐位置，然后用固定在骨骼外表面的螺钉或金属板对碎片进行固定。

二、骨盆骨折的护理

（一）护理评估

1. 一般情况评估：盆腔损伤患者发生多发性创伤的风险很高，应注意评估患者的气道、呼吸和循环情况。呼吸、心搏骤停者意识模糊，呼吸困难，需要立即进行复苏。一旦患者病情稳定，可进行更详细的检查。

2. 专科情况评估：注意检查是否有肢体畸形（骨盆损伤伴移位）、髋关节脱位，注意进行完整的神经血管检查，并检查整个骨盆周围的皮肤，确保没有相关的开放性伤口，其中需要特别注意检查会阴部和臀侧褶皱。通过直肠指诊可检查有无直肠损伤。有潜在尿道损伤的征象包括在膀胱充盈的情况下无法排尿、尿道出血、有骑跨伤和前列腺异常等。

（二）护理要点及措施

1. 术前护理：具体要点及措施如下。

（1）在骨盆骨折现场立即采用任何可用的方法（如用床单、骨盆带、沙袋等进行骨盆外固定）初步稳定骨盆，将膝盖和脚踝绑在一起可以最大限度地减少额外的外部旋转运动，并有助于改善通过使用床单实现的骨盆复位效果。

（2）若患者血流动力学不稳定，应对其腹部、胸部或其他部位可能存在的损伤，以及出血部位进行适当评估，适当放置骨盆束带或进行牵引。

（3）术晨为患者测量体温、脉搏、呼吸、血压，将长发患者的头发扎起，协助患者取下义齿、项链、耳钉、手链、发夹等物品，并交给家属妥善保管。

（4）备皮范围为从肋缘至膝关节，前后过正中线，包括会阴部，更换清洁病员服。嘱患者排尿，携带病历、影像资料、术中用物等，由平车护送入手术室。

2. 术后护理：具体要点及措施如下。

（1）术后去枕平卧6小时，监测患者的生命体征，比如意识状态、血氧饱和度的变化等，观察患者四肢末梢血液循环、感觉和运动情况，如有异常，及时通知医生。

（2）观察切口处敷料的情况，保持敷料整洁，如有渗出及污染，及时通知医生，予以更换。记录患者疼痛的时间、部位、性质和规律，及时告知医生，遵医嘱适时给予镇痛药。

（3）注意观察引流液的颜色、性状、量，保持引流管固定可靠、通畅，观察是否有打折、受压、扭曲及脱出等情况。观察患者尿液的颜色、性状、量。以上情况若有异常，应及时通知医生。

（4）患者术后 6 小时内禁食水，麻醉清醒后遵医嘱进普食，少食多餐。遵医嘱进行相关的治疗和处置，并观察患者用药后的反应。

（5）骨盆骨折手术后的恢复程度与损伤的严重程度有关，康复计划通常由外科医生制订，通常术后 8~9 周可下床行走。

（6）盆腔创伤和相关伤害会对患者的身体、心理和经济情况产生影响，从长远来看会影响生活质量。早期活动和康复可最大限度地减少并发症并改善盆腔创伤患者的功能恢复结果。在患者的整个住院和恢复期间，有必要密切监测有无潜在并发症，如神经血管损伤、内脏损伤、感染和静脉栓塞形成等。

（三）健康教育

1. 老年人跌倒的风险较高，尤其是从浴缸中出来时、下台阶时，甚至站在平地上时都可能因跌倒导致骨盆骨折，使用手杖等助行器可以预防跌倒。

2. 老年人应确保摄入足够的钙和维生素 D，以改善骨密度和肌肉力量。进行家庭环境改造有助于降低创伤风险，注意远离易导致骨盆受伤的危险因素。

3. 高冲击力车辆事故是导致骨盆骨折的常见原因，因此应当始终注意安全驾驶，遵守交通法规，开车时不要分心。

4. 使用梯子前需要确保梯子处于安全位置，避免爬高。

5. 在运动过程中有可能会因肌腱撕裂而发生骨盆撕脱骨折，运动前适当热身，有助于确保运动安全。

（曹惠贞）

第十一节　骨关节炎

骨关节炎是一种全关节疾病，是由多种因素引起关节软骨纤维化、皲裂、溃疡和脱失导致的以关节疼痛为主要症状的退行性疾病，常累及膝关节、髋关节、脊柱、手等部位。该病的发病率逐年增高。

骨关节炎的发病机制复杂，主要的风险因素包括遗传易感性、女性、增龄、肥胖或超重、关节力线紊乱、代谢综合征、创伤等，好发于中老年人，65 岁及以上人群中超过半数者罹患骨关节炎，该病也是老年人致残的首要原因，严重影响患者的健康和生活质量。

一、骨关节炎的基本知识

（一）临床表现

骨关节炎的主要表现是受累关节疼痛、僵硬和活动受限，其他症状包括关节不稳定、发软，以及肌无力和平衡性差等。

疼痛是骨关节炎最常见的症状，早期疼痛常在关节活动时加重，休息后可缓解，可伴有短暂的晨僵（一般不超过 30 分钟），常侵犯远端指间关节、拇指腕掌关节、膝关节、腰关节等。

早期关节周围可有局限性肿胀，可伴有关节压痛，随着病情进展可出现弥漫性肿胀、滑囊增厚，或伴有关节积液。继发性滑膜炎也可造成关节肿胀。膝骨关节炎患者活动时可有弹响或骨摩擦感。晚期可出现关节畸形或功能丧失。浮髌试验（＋）。

（二）辅助检查

1.常规检查：目前没有针对该病的特异性实验室检查。类风湿因子、抗环瓜氨酸肽抗体和抗核抗体谱一般为阴性，多用于鉴别诊断。血沉、C 反应蛋白大多正常或轻度升高。

2.专科检查：放射学检查对骨关节炎的诊断十分重要，早期软骨可无明显异常，晚期关节间隙可完全消失，关节面变形，可伴关节半脱位和畸形。通过关节超声可识别软骨破坏、滑膜炎、关节积液及骨赘，有利于早期诊断。

（三）治疗方法

1.手术治疗：主要用于关节疼痛已严重影响日常生活、经非手术治疗无效的患者。手术类型主要包括关节镜手术及关节置换手术。

2.药物治疗：具体方法如下。

（1）可使用缓解疼痛药物，如非甾体抗炎药（包含内服及外用）等。针对剧烈关节痛急性发作或关节积液严重的患者，可向关节腔注射糖皮质激素，注意注射治疗的间隔时间应大于 3 个月。

（2）可使用改善病情抗风湿药物（DMARDs）及骨保护剂，常用药物有硫酸氨基葡萄糖、硫酸软骨素、双醋瑞因等，还可向关节腔内注射透明质酸等。

二、骨关节炎的护理

（一）护理评估

1. 一般情况评估：初次确诊骨关节炎时，应对患者进行生物、心理、社会全方位评估，包括了解完整的病史，进行体格检查，评估患者的情绪、睡眠质量、社会支持网络、对骨关节炎疾病的健康认知、对锻炼的态度、对手术选择的理解、对手术适应证及疼痛状况的了解程度，了解骨关节炎是否对患者的生活和工作产生了影响。

2. 专科情况评估：进行疼痛评估，包含疼痛评分与分级；进行伴发疾病和治疗评估，包括对代谢综合征、心脑血管疾病及精神疾病（如抑郁症、焦虑症等）发病风险等的评估；进行治疗风险评估，包括对胃肠道、心血管系统和肾脏功能等的评估；进行其他评估，包括评估患者对骨关节炎知识的了解程度、既往治疗经过及对治疗的期望。

（二）护理要点及措施

1. 护理目标：包括短期目标及长期目标。

（1）短期目标：控制炎症，减轻或消除疼痛，预防畸形，矫正不良姿势，维持或改善肌力、体力及关节活动范围，最大限度恢复日常生活、工作及社交能力。

（2）长期目标：通过采取理疗、心理、营养等综合措施，最大限度促进功能障碍的恢复，帮助患者回归社会。

2. 活动期的护理：具体内容如下。

（1）活动期应以休息为主，对于疼痛明显者，可指导其使用放松技巧，并可通过理疗缓解疼痛，或通过使用助行器、拐杖等辅助性器械减轻关节负重。遵医嘱使用止痛剂，关注其疗效及有无不良反应，及时评价疼痛减轻程度。

（2）嘱患者注意保护关节，避免过度使用和负重，同时注意天气变化，避免因环境潮湿引起不适。对于晨僵明显者，可用温水浸泡受累关节，而后活动关节。注意避免长久站立、上下楼梯、长距离行走、剧烈运动，注意保暖防寒，预防跌倒。

（3）对于需要进行关节腔注射治疗的患者，注射前应向患者及其家属介绍注射的方法、过程及配合要点，消除患者的恐惧心理。注射后关注局部有无渗血、疼痛，以及有无起皮疹、红肿、发热等情况。长期、多次向关节腔内注射糖皮质激素，有加速关节软骨损害的风险，应谨慎使用。

3.稳定期的护理：具体内容如下。

（1）鼓励患者进行功能锻炼，锻炼强度以能耐受为限，可通过做关节操、练习八段锦、打太极拳等进行锻炼，或选择低强度有氧运动（如慢步行、水中运动等）、受累关节周围肌肉力量锻炼（如等长收缩、抗阻力锻炼等）和关节非负重锻炼（如非负重位主动、被动伸屈活动等）等。膝骨关节炎患者应避免进行剧烈的膝关节伸屈、半蹲、旋转活动（如爬山、上下高层楼梯、跳广场舞等）。

（2）食物中的橄榄叶提取物、姜黄素等具有一定的抗炎作用，有助于延迟病理性软骨破坏。鱼油补充剂有助于改善骨关节炎患者的疼痛和关节功能。维生素 D、维生素 E、维生素 K 在骨关节炎患者的病理生理方面发挥关键作用。患者可适当多吃含有以上成分的食物。

（3）针对有工作残疾风险或想要重返工作岗位的骨关节炎患者，应提供相应的职业康复技巧，比如改变工作行为，调整工作任务、工作时长、工作场所，获得领导、同事、家人的支持，等等。

（4）对超重及肥胖者进行体重管理，特别是对 $BMI > 25kg/m^2$ 的骨关节炎患者，应进行个性化减重教育。指导患者定期进行自我监测，记录每个月的体重变化。

（5）定期进行骨质疏松风险评估，指导患者改变生活习惯，避免过量饮酒，戒烟，改善日照时间不足、营养摄入不足等情况。

（三）健康教育

1.对骨关节炎患者进行多形式健康教育，包括社区教育、远程管理、定期义诊等，以及引入家庭医生模式、进行规范性教育课程研发等。健康教育内容可涵盖与骨关节炎的病因、预防、进展及治疗相关的知识，通过减轻患者的思想负担，提高患者的自我管理能力。

2.指导患者规律饮食，吃营养丰富、易消化，且富含优质蛋白、抗氧化维生素及钙的食物。

3.嘱患者避免关节受到反复冲击或产生扭力，减少负重运动。

4.嘱患者遵医嘱服药，切勿擅自停药或减量，嘱患者定期到骨科或风湿免疫科门诊复诊。

5.根据患者的具体情况，提供个性化心理支持。

（李晓玲）

参考文献

［1］赵彦萍，林志国，林书典，等.骨关节炎诊疗规范［J］.中华内科杂志，2022，61（10）：1136-1143.

［2］膝骨关节炎运动治疗临床实践指南编写组.膝骨关节炎运动治疗临床实践指南［J］.中华医学杂志，2020，100（15）：1123-1129.

［3］中华医学会骨科学分会关节外科学组.中国骨关节炎疼痛管理临床实践指南（2020年版）［J］.中华骨科杂志，2020，40（8）：469-476.

［4］风湿免疫疾病慢性病管理全国护理专家协作组.骨关节炎慢性病管理专家建议［J］.中华风湿病学杂志，2020，24（4）：221-225.

第九章　妇科常见疾病护理

第一节　子宫肌瘤

子宫肌瘤（uterine myoma）是女性生殖系统疾病中最常见的良性肿瘤，在育龄期女性中，其发病率可达25%，而在围绝经初期女性中，其发病率可达70%。由于子宫肌瘤患者大多没有或少有临床症状，所以临床报道的子宫肌瘤发病率远低于实际发病率。

子宫肌瘤的确切发病机制尚未明了，目前已知的与子宫肌瘤相关的因素包括年龄因素、遗传因素、生殖因素、激素水平、内分泌干扰物、生活方式及饮食习惯等，其中肌瘤组织局部对雌激素的高敏感性是导致肌瘤生成的重要因素之一。

一、子宫肌瘤的基本知识

（一）分类

1. 按肌瘤生长部位分类：包括子宫体肌瘤（约90%）和子宫颈肌瘤（约10%）。

2. 按肌瘤与子宫肌壁的关系分类：可分为以下3类。

（1）肌壁间肌瘤：占60%~70%，是子宫肌瘤最常见的类型，肌瘤位于子宫肌壁间，周围均被肌层包围。

（2）浆膜下肌瘤：约占20%，肌瘤向子宫浆膜面生长，并突出于子宫表面，肌瘤表面仅由子宫浆膜覆盖。

（3）黏膜下肌瘤：占10%~15%，肌瘤向宫腔方向生长，突出于宫腔，表面仅由子宫内膜覆盖。

3. 按肌瘤数量分类：子宫肌瘤常为多个，各种类型的肌瘤可出现在同一子宫中，即多发性子宫肌瘤。

4.肌瘤变性：肌瘤变性是指肌瘤失去原有的典型结构，常见的变性类型有玻璃样变性、囊性变、红色变性、肉瘤变、钙化等。

明确肌瘤的分类有助于治疗方案的选择。

（二）临床表现

子宫肌瘤多无明显症状，仅在体检时发现，症状轻重与肌瘤的数目关系不大，与肌瘤的位置、大小和有无变性相关。子宫肌瘤的体征与肌瘤的大小、位置、数目，以及有无变性相关。肌瘤较大者可在下腹部扪及实质性肿块。黏膜下肌瘤位于宫腔内，如果肌瘤增大脱出宫颈外口，通过阴道窥器检查即可看到宫颈口处有肿物，若伴有感染，还可见坏死、出血及脓性分泌物。

子宫肌瘤的常见临床表现如下。

1.经量增多及经期延长，这是子宫肌瘤最常见的表现。

2.下腹包块。

3.白带增多。

4.压迫症状。

5.不孕。

6.其他：包括下腹坠胀、腰酸背痛、急性下腹痛等。

（三）辅助检查

结合患者的临床症状与体征，超声检查可初步鉴别子宫肌瘤与其他盆腔肿块；MRI 可准确判断肌瘤的大小、数目和位置；宫腔镜、腹腔镜等内镜检查及子宫输卵管造影可协助明确诊断。

（四）治疗方法

1.期待治疗：肌瘤小、症状不明显或已近绝经期的妇女可随访观察，每 3~6 个月随访 1 次，若出现症状可考虑进一步治疗。

2.药物治疗：适用于症状轻、近绝经年龄、全身情况不能耐受手术、存在禁忌证等的患者。

（1）能缓解症状而不能缩小瘤体的药物：具体如下。

①性激素类药物：复方口服避孕药（COC）、左炔诺孕酮宫内缓释节育系统（LNG-IUS）能有效缓解月经过多等症状。

②其他西药：非甾体抗炎药、止血药（氨甲环酸等）能减少出血，可用于治疗月经过多、缓解痛经症状。

③中药：活血化瘀类中药制剂也有一定疗效。

（2）既能缓解症状又能缩小瘤体的药物：具体如下。

①促性腺激素释放激素类似物（GnRHa）：该药缩小子宫及瘤体的效果最为显著，一般使用 3~6 个周期，但因用药后可引起绝经综合征，长期使用可引起骨质疏松等不良反应，故不推荐长期用药。

②选择性孕激素受体调节剂：常用药有米非司酮等，可作为术前用药或用于提前绝经的患者，因其拮抗孕激素后，子宫内膜长期受雌激素刺激，可增加子宫内膜病变的风险，故不推荐长期用药。

3. 手术治疗：手术是治疗子宫肌瘤最有效的方法之一。

（1）手术适应证：具体如下。

①月经过多致继发性贫血。

②肌瘤体积过大。

③有疼痛或压迫症状。

④影响妊娠。

⑤可疑肌瘤恶变。

（2）手术方式：可以根据患者的年龄、症状和生育要求，以及肌瘤的类型、大小、数目全面考虑。手术可经腹、经阴道，或经宫腔镜及腹腔镜进行。全子宫切除是子宫肌瘤的根治性手术，适用于已完成生育且无相关需求的患者。

4. 其他治疗：对于不能耐受或不愿手术者，可选择高强度聚焦超声（HIFU）治疗或子宫动脉栓塞术（UAE）等。

二、子宫肌瘤的护理

（一）护理评估

1. 一般情况评估：具体内容如下。

（1）评估患者有无异常子宫出血：异常子宫出血表现为月经量增多、月经周期缩短及经期延长，也可表现为不规则阴道出血。注意排除妊娠、内分泌失调或癌症所致的子宫出血。

（2）评估患者有无腹部包块：子宫肌瘤患者常诉腹部胀大，下腹部可扪及包块，膀胱充盈时包块更为明显。

（3）评估患者的疼痛情况：子宫肌瘤患者常见的症状是下腹坠胀、腰背酸痛。浆膜下肌瘤蒂扭转可导致急性腹痛。子宫肌瘤红色变性患者常腹痛剧烈，可伴有发热。

（4）评估患者的压迫症状：大肌瘤可压迫邻近器官，引起尿频、间歇性溢尿、肾盂积水、盆腔静脉淤血、下肢水肿或便秘。

（5）评估继发性贫血的情况：出血过多可导致继发性贫血，严重者可有全身乏力、面色苍白、气短、心慌等表现。

2. 专科评估：具体内容如下。

（1）评估既往月经史、生育史，了解是否有（子宫肌瘤所致的）不孕史或自然流产史。

（2）评估并记录是否存在长期使用激素等诱发因素。

（3）了解发病后的月经变化情况，以及白带的颜色、性状、量。

（4）记录治疗经过、疗效及用药后的机体反应。

虽然子宫肌瘤极少发生恶变，但是如果肌瘤迅速增大或绝经后仍有症状出现，应排除其他可能。

3. 心理 – 社会状况评估：了解患者得知自己患有子宫肌瘤后，是否对疾病性质及如何选择治疗方案感到忧虑，年轻未生育的患者是否担心子宫肌瘤对生育产生影响。对于即将接受手术治疗的患者，了解其是否存在不同程度的焦虑和恐惧心理，是否担心出现手术意外。对于手术治疗后的患者，注意评估手术后的疼痛程度，以及手术给患者带来的身心变化。

（二）护理要点及措施

1. 术前护理：具体要点及措施如下。

（1）常规准备：术晨为患者测量体温，检查患者有无异常情况，如发热、上呼吸道感染、月经来潮等，如有异常，应及时通知医生，及早采取相应措施。

（2）皮肤准备：备皮范围上至剑突下缘，下至大腿上 1/3 及外阴部，两侧达腋中线。因手术的其中一个切口常在脐下 0.5cm 或脐底部，故术前还需清洁脐部。

（3）肠道准备：随着康复医学的快速发展，术前肠道准备的要求也得以优化。对于无胃肠功能紊乱的非糖尿病患者，建议术前 8 小时禁油炸、高脂肪及肉类食物，术前 6 小时禁乳制品及淀粉类固体食物，术前 2 小时禁清淡流质食物。术前 2 小时可摄入总量 ≤ 300mL 的清饮料。对于即将接受妇科良性疾病手术的患者，应避免常规进行机械性肠道准备，如果预计手术中有发生肠损伤的可能或患者存在长期便秘的情况，可进行肠道准备，并建议同时口服覆盖肠道菌群的抗生素。高强度聚焦超声治疗的肠道准备应严格按照饮食计划单进行，术前 48 小时半流质饮食，术前 24 小时流质饮食，术前 1 日的下午将复方聚乙二醇电解质散（68.56g/ 袋）2 袋溶于 2000mL 温水中并口服导泻，术前 1 日晚间及术日晨间清洁灌肠至大便清亮无渣。

（4）阴道准备：术前 1 日使用碘伏溶液或遵医嘱使用其他溶液冲洗阴道，早、晚各 1 次。有阴道出血者不做阴道冲洗，仅用碘伏纱布做阴道擦拭。无性生活者不做阴道准备。特殊情况请遵医嘱。

（5）膀胱准备：术前无须留置导尿管，嘱患者排空膀胱，携带导尿管进手术室，在手术需要时留置。

（6）预防静脉血栓栓塞（以下称"VTE"）：指导患者每日进行踝泵运动。对于手术时间超过 60 分钟，以及 VTE 中、高风险的患者，建议穿抗血栓弹力袜，并在术前皮下注射低分子肝素。术前服用雌激素或口服避孕药的患者要遵医嘱更换其他治疗方式。

2. 术后护理：具体要点及措施如下。

（1）病室及物品准备：手术后宜将患者安置于安静、舒适的房间，便于患者术后恢复，以及护理人员对患者进行观察、抢救。

（2）了解手术情况：护理人员应向手术医生或麻醉医生了解患者的手术情况，如手术范围、术中出血情况、是否有意外情况等，术后有无特殊护理要求和注意事项。

（3）监测生命体征：术后 24 小时内注意监测血压、脉搏、呼吸，并做好记录。

（4）出血护理：护理人员应注意观察患者有无出血征象、切口处有无渗血，了解阴道出血情况，关注引流液的量、色、性质等有无异常。如果患者出现口唇苍白、烦躁不安、出冷汗等情况，且血压下降、脉搏快而弱，应警惕发生内出血或休克的可能。

（5）疼痛护理：分散患者的注意力，减少病室噪声，创造良好环境，使患者能够安静休息，增强患者的舒适感。必要时遵医嘱给予止痛药物。

（6）恶心、呕吐护理：由于术中牵拉内脏，术中、术后应用麻醉药和止痛药，患者可能会出现恶心、呕吐等问题。轻度恶心、呕吐无须特殊处理，协助患者将头偏向一侧，及时清理呕吐物，保持口腔清洁即可，待药物作用消失后症状会自行缓解。对于呕吐严重的患者，可遵医嘱适当给予止吐药。

（7）尿管、引流管的观察与护理：基于解剖位置的特点，在妇科手术中输尿管、膀胱经常会受到牵拉或推压，分离粘连时极易损伤输尿管，因此术后对尿管、引流管的观察与护理非常重要。

①尿管：在术后留置导尿管期间要注意保持导尿管通畅，勿折、勿压。随时注意记录尿液的颜色、性质和量。如果尿液为血性、鲜红色，应考虑是否存在输尿管及膀

胱损伤；如果尿量较少，在排除导尿管阻塞后，应考虑患者是否存在入量不足的情况，或有无内出血、休克等情况。如果发现上述异常，应及时报告医生，及早处理。导尿管通常在术后第 1 日晨拔除。拔除导尿管后，护理人员应嘱患者多饮水，及时排尿，并关注有无尿急、尿痛等尿路刺激征及尿潴留情况的发生，必要时重新留置导尿管。为了降低在留置导尿管期间发生感染的概率，护理人员应每日早晨用清水为患者清洁外阴，必要时遵医嘱使用安尔碘进行会阴抹洗，同时关注阴道出血情况。

②引流管：留置引流管的目的是引流腹腔及盆腔内的冲洗液、渗血、渗液，以便了解有无内出血并预防感染。在引流管留置期间注意保持引流管通畅，勿压、勿折，注意密切观察引流液的颜色、性质、量，若发现异常情况，应及时通知医生处理。

（8）腹胀护理：指导患者通过深呼吸缓解切口疼痛，避免因呻吟而吸入过多气体。鼓励患者在术后 24 小时内尽早离床活动，并逐渐增加活动量，以促进肠道蠕动的恢复，同时可预防盆腔、腹腔粘连，以及下肢血栓形成。饮食上应注意未排气之前不要吃豆制品、奶制品、甜食及油腻食品等容易产气的食品，以免增加肠道内的积气。腹腔镜手术中使用的人工气腹也是造成患者术后腹胀的主要原因之一，这就更需要患者术后早期下床活动，以利气体自然吸收。

（9）饮食护理：一般术后 6 小时可全流饮食，术后第 1 天肛门排气后可进半流食，术后第 2 日可进普食。术后患者应注意加强营养，增加蛋白质、维生素的摄入量，促进切口愈合。

（10）抗凝治疗：对于 VTE 高风险患者，术后需继续进行抗凝治疗，可考虑使用低分子肝素联合弹力袜或间歇性充气压缩泵。

3. 心理支持：子宫肌瘤是良性肿瘤，只要选择适宜的治疗方法，即可获得良好的生活状态。对于全子宫切除的患者，护理人员要及时评估患者的心理状态，在手术前让患者了解生殖系统的相关知识，了解手术方式，告知患者子宫的切除不会影响性生活或改变女性特征。配偶有必要与患者共同学习，以减轻患者的焦虑情绪。

即使在术前做了详尽的健康指导，部分患者术后仍会有焦虑、抑郁的表现。患者往往会对手术创伤和身体功能恢复产生忧虑情绪，这就需要对护理人员进行更多的健康指导，需要家庭及患者的社会关系网给予更多的心理支持。子宫切除术后需要进行较长时间的适应调整，这个过程可能需要 12~24 个月，在这段时间里，家庭成员，特别是配偶的支持尤为重要。

4. 子宫肌瘤合并妊娠的护理：子宫肌瘤合并妊娠者应及时就诊，主动接受并配合医疗指导。子宫肌瘤合并中晚期妊娠者需要定期接受孕期检查，大多能自然分娩，不用急于干预，但要警惕子宫肌瘤在妊娠期及产褥期容易发生红色变性，注意积极预防产后出血。

（三）健康指导

1. 协助接受保守治疗的患者明确随访的时间、目的，记录联系方式，嘱患者按时接受随访。

2. 向接受药物治疗的患者讲明药物名称、用药目的、用药剂量、用药方法、可能出现的不良反应及应对措施等。

3. 指导患者在出院以后选择安静、舒适的环境休养，注意通风，保持室内空气清新。可根据自身情况适当活动、锻炼，注意劳逸结合。在恢复期应适当多吃富含维生素、蛋白质、膳食纤维的食物，如瘦肉、蛋类、新鲜水果和蔬菜等，以尽快恢复身体功能。

4. 指导患者注意个人卫生，使用流动的温水冲洗外阴，勤换内衣裤，腹腔镜及宫腔镜术后 1 个月内禁止性生活及盆浴，子宫全切术后 3 个月内禁止性生活及盆浴。

5. 腹腔镜术后 1 周内可用温水擦身，1 周后可淋浴。如果腹部切口有疼痛、红肿、硬结、渗血、渗液等情况，且伴有体温升高，应及时到医院诊治。

6. 对于有生育需求的子宫肌瘤剔除术后患者，为了降低瘢痕子宫妊娠期破裂的风险，一般建议子宫浆膜下肌瘤术后避孕 3 个月，子宫肌壁间肌瘤术后避孕 6 个月。如果 2~5 型子宫肌瘤贯穿子宫肌壁，建议术后避孕不少于 12 个月。高强度聚集超声治疗后避孕半年。

7. 因不具有手术指征而未行手术者，应严格遵医嘱随诊。

（雷婷婷）

参考文献

［1］汪雯雯，王世宣.子宫肌瘤诊治相关指南解读［J］.实用妇产科杂志，2022，38（2）：101-103.

［2］孔北华，马丁，段涛.妇产科学［M］.10 版.北京：人民卫生出版社，2024：316-319.

［3］安力彬，陆虹.妇产科护理学［M］.7 版.北京：人民卫生出版社，2022：280-283.

第二节 异位妊娠

受精卵在宫腔以外着床的称为异位妊娠（ectopic pregnancy），习称宫外孕，是妇产科常见急腹症之一。

一、异位妊娠的基本知识

（一）分类

根据受精卵在子宫体腔种植位置的不同，可将异位妊娠分为以下 6 类。

1.输卵管妊娠：输卵管妊娠在异位妊娠中最为常见（占 95%），根据发生部位的不同又可分为间质部妊娠、峡部妊娠、壶腹部妊娠和伞部妊娠，以壶腹部妊娠为多见，约占 78%，其次为峡部妊娠，伞部妊娠和间质部妊娠较少见。

2.卵巢妊娠。

3.腹腔妊娠。

4.宫颈妊娠。

5.子宫阔韧带妊娠。

6.特殊类型的异位妊娠：包括子宫残角妊娠、剖宫产切口部妊娠和宫内外复合妊娠。

本节主要介绍输卵管妊娠的相关内容。

（二）病因

1.输卵管炎症：这是导致输卵管妊娠最主要的原因。

2.输卵管发育不良或功能异常：除输卵管本身发育异常或输卵管功能失调外，精神因素亦可干扰受精卵的运送，导致输卵管妊娠。

3.输卵管妊娠史：有 1 次输卵管妊娠史者，输卵管妊娠的再发风险约为 10%；有 2 次及以上输卵管妊娠史者，输卵管妊娠的再发风险超过 25%。

4.采用了辅助生殖技术。

5.其他：内分泌失调、神经功能紊乱、子宫内膜异位症等都可增大受精卵着床于输卵管的可能性。因宫内节育器避孕失败而受孕时，发生异位妊娠的概率也会增高。

（三）临床表现

输卵管妊娠的临床表现与受精卵着床部位、是否流产或破裂，以及出血量多少和出血时间长短等有关。输卵管妊娠的典型症状为停经、腹痛与阴道流血，即异位妊娠三联征。

1. 停经：多数患者停经 6~8 周，而后出现不规则阴道流血。

2. 腹痛：腹痛是输卵管妊娠患者就诊时的主要症状。输卵管妊娠发生流产或破裂之前，常表现为一侧下腹部隐痛或有酸胀感，发生输卵管妊娠流产或破裂时，患者可突感一侧下腹部撕裂样疼痛，常伴有恶心、呕吐。

3. 阴道流血：输卵管妊娠患者常有不规则阴道流血。阴道流血常在病灶去除后或绒毛滋养细胞完全坏死吸收后方能停止。

4. 晕厥与休克：晕厥由腹部剧烈疼痛及腹腔内急性大量出血所致，严重者可出现失血性休克，休克程度与阴道流血量不成正比。

5. 腹部包块：如果输卵管妊娠流产或破裂后形成的血肿长时间未清除，由于血液凝固，逐渐机化变硬并与周围器官（子宫、输卵管、卵巢、肠管等）发生粘连，可形成包块。

（四）辅助检查

1. 超声检查：完善超声检查可明确异位妊娠的部位等，超声检查是可疑异位妊娠病例的首选检查方法。

2. 人绒毛膜促性腺激素（以下称"hCG"）测定：根据尿或血 hCG 浓度，结合患者的病史、临床表现和超声检查可协助诊断异位妊娠。

3. 经阴道后穹隆穿刺：适用于疑有腹腔内出血的患者。如果抽出暗红色不凝血液，说明有腹腔积血；如果抽出的血液较红，血标本放置 10 分钟左右凝结，则说明抽出的是静脉血。

4. 腹腔镜检查：腹腔镜检查已不再是异位妊娠诊断的"金标准"，目前临床上很少将腹腔镜作为检查手段，更多是将其作为手术治疗手段。

5. 诊断性刮宫：该法很少应用。

（五）治疗方法

1. 期待治疗：适用于无腹痛或合并轻微腹痛的病情稳定的患者。超声未提示有明显的腹腔内出血，输卵管妊娠包块平均直径不超过 3cm 且没有心管搏动，血清 hCG <

2000IU/L 且呈下降趋势时可进行期待治疗。

2. 药物治疗：主要适用于病情稳定的输卵管妊娠患者，以及接受保守性手术后发生持续性异位妊娠的患者。

（1）药物治疗的适应证：具体如下。

①没有药物治疗的禁忌证。

②输卵管妊娠未发生破裂。

③输卵管包块直径＜ 4cm。

④低血清 hCG 水平（＜ 5000IU/L）。

⑤无明显腹腔内出血。

（2）药物治疗的主要禁忌证：具体如下。

①生命体征不稳定。

②输卵管妊娠破裂。

③输卵管包块直径≥ 4.0cm，或输卵管包块直径≥ 3.5cm 伴有心管搏动。

④有药物过敏史，有慢性肝病、血液系统疾病、活动性肺部疾病、免疫缺陷、消化性溃疡等病史。

（3）常用药物：常用药物为甲氨蝶呤（以下称"MTX"），用药方法为肌注。在治疗后第 1 周内（第 4 天和第 7 天）进行 2 次血 hCG 测量，此后每周进行 1 次血 hCG 测量，若血 hCG 下降并连续 3 次阴性，腹痛缓解或消失，阴道流血减少或停止，则为显效。

3. 手术治疗：具体方法如下。

（1）手术治疗的适应证：具体如下。

①生命体征不稳定或有腹腔内出血征象。

②异位妊娠病情有进展（比如血 hCG ＞ 3000IU/L 或持续升高，有心管搏动，附件区有大包块，等等）。

③随诊不可靠。

④有药物治疗禁忌证或药物治疗无效。

⑤持续性异位妊娠。

（2）手术方式：若为伞部妊娠可行挤压术将妊娠产物挤出；若为壶腹部妊娠可行输卵管切开术，取出胚胎后再缝合；若为峡部妊娠可行病变节段切除及断端吻合术。患侧输卵管切除术为根治性手术，适用于无生育要求的输卵管妊娠、内出血并发休克的急症患者。术后应密切监测血 hCG 水平，每周复查 1 次，直至恢复正常水平。若术后血 hCG 不下降或升高，或术后 1 日血 hCG 未下降为术前的 50% 以下，或术后 12

日未下降为术前的 10% 以下，均可诊断为持续性异位妊娠。

二、异位妊娠的护理

（一）护理评估

1. 一般情况评估：具体内容如下。

（1）评估腹部情况：输卵管妊娠流产或破裂后患侧下腹部有明显压痛和反跳痛，出血多时叩诊有移动性浊音。

（2）评估整体状况：当出现输卵管妊娠破裂出血时，患者会剧烈腹痛，伴有肛门坠胀感，严重者可有意识淡漠、面色苍白、四肢湿冷、血压下降，以及脉搏快、弱、细等休克表现。

（3）评估盆腔情况：输卵管妊娠流产或破裂者，阴道后穹窿饱满，有触痛。将宫颈轻轻上抬或左右摇动时可引起剧烈疼痛，这种疼痛称为宫颈抬举痛或摇摆痛，是输卵管妊娠的主要体征之一。

（4）评估心理状况：发生腹腔内大出血时因病发突然，患者及其家属可能会有激烈的反应或感到恐慌，护理人员应注意及时进行心理护理。

2. 专科评估：仔细询问患者的孕产史及月经史，推断停经时间。评估有无不孕、盆腔炎，是否放置了宫内节育器，有无绝育术史、输卵管复通术史等与异位妊娠相关的高危因素。

（二）护理要点及措施

1. 手术患者的护理：具体要点及措施如下。

（1）术前护理：严密监测患者的生命体征，积极配合医生纠正休克症状，迅速建立静脉通道，交叉配血，做好输液、输血的准备，按急诊手术要求迅速做好手术前的准备，包括备皮、备血、留置导尿等。

（2）术后护理：同本章第一节术后护理内容。

2. 非手术治疗患者的护理：具体要点及措施如下。

（1）严密关注病情变化：患者的阴道出血量与腹腔内出血量不成正比，因此需密切监测患者的生命体征，关注患者的腹痛情况，重视患者的主诉。

（2）药物护理：常用药物为 MTX，用药期间应注意患者的病情变化及有无药物不良反应。常见的 MTX 不良反应为以消化道反应、白细胞下降为主要表现的骨髓抑制，以及轻微肝功能异常、药物性皮疹、脱发等，大部分不良反应是可逆的。指导患者多饮水，多排尿，以减轻药物不良反应。

（3）休息与饮食：在药物治疗期间仍存在输卵管妊娠破裂的风险，因此应指导患者避免做剧烈运动和会使腹压增大的活动，以预防输卵管妊娠破裂。适当摄取富含铁蛋白的食物，如黑木耳、动物肝脏、绿叶蔬菜等，以促进血红蛋白的增长，增强患者的抵抗力。

（4）判断治疗效果：遵医嘱为患者进行血 hCG、血生化、血常规等检查，判断治疗效果。

3. 提供心理支持：护理人员应主动关心、开导患者，减轻患者的恐惧心理，为患者讲解手术方案，帮助患者树立战胜疾病的信心。

（三）健康指导

1. 指导患者注意休息，术后 2 个月内避免进行体力劳动、腹部受压运动。

2. 加强营养，纠正贫血，提高机体抵抗力；保持外阴清洁，术后 1 个月内避免盆浴、性生活。

3. 定期复查血 hCG、B 超，只有连续监测血 hCG 3 次均为阴性，才能判定治疗有效。如在复查期间出现腹痛加剧、阴道流血量增加等情况，需及时就诊。

4. MTX 治疗不会对患者的后续生育结局或卵巢储备功能产生不良影响，建议患者在接受最后一次 MTX 治疗至少 3 个月后再妊娠，在此期间应采取有效的避孕措施。

（雷婷婷）

参考文献

［1］王玉东，陆琦.输卵管妊娠诊治的中国专家共识［J］.中国实用妇科与产科杂志，2019，35（7）：780-787.

［2］孔北华，马丁，段涛.妇产科学［M］.10 版.北京：人民卫生出版社，2024：78-85.

［3］安力彬，陆虹.妇产科护理学［M］.7 版.北京：人民卫生出版社，2022：118-122.

第十章 儿科常见疾病护理

第一节 小儿急性胃炎

小儿急性胃炎多为继发性，是由严重感染、休克、颅内损伤、严重烧伤、呼吸衰竭和其他危重疾病导致的应激反应（又称急性胃黏膜损伤、急性应激性黏膜病变）。误服毒性物质和腐蚀剂、摄入由细菌及其毒素污染的食物、服用对胃黏膜有损害的药物（比如阿司匹林等非甾体抗炎药）、食物过敏、胃内异物、情绪波动、精神紧张等均能引起胃黏膜的急性炎症。

一、小儿急性胃炎的基本知识

（一）临床表现

小儿急性胃炎发病急骤，轻者仅有食欲缺乏、腹痛、恶心、呕吐，严重者可出现呕血、黑便、脱水、电解质紊乱及酸碱平衡紊乱。有感染者常伴有发热等全身中毒症状。

（二）辅助检查

1.胃镜检查：胃镜检查是该病最有价值、可靠的诊断手段，可直接观察胃黏膜病变及其程度，可见黏膜广泛充血、水肿、糜烂、出血，有时可见黏膜表面的黏液斑或反流的胆汁。Hp 感染时，可见到胃黏膜微小结节形成（又称胃窦小结节或淋巴细胞样小结节增生）。同时，通过胃镜检查可取病变部位组织进行 Hp 检测和病理学检查。

2.Hp 检测：分为侵入性和非侵入性两大类。

①侵入性 Hp 检测：需通过胃镜检查采集胃黏膜组织进行检测，包括幽门螺杆菌

快速尿素酶试验、组织学检查、Hp 培养等。

②非侵入性 Hp 检测：包括 ^{13}C- 尿素呼气试验、粪便 Hp 抗原检测、血清学检测抗 Hp-IgG 抗体等。

（三）治疗

去除病因，积极治疗原发病，避免食用或服用一切刺激性食物和药物，及时纠正水电解质平衡失调。有上消化道出血者应卧床休息，保持安静，监测生命体征，关注呕吐与黑便等情况。临床上可用抑酸剂和胃黏膜保护剂治疗，对于有细菌感染者，可应用有效抗生素。

二、小儿急性胃炎的护理

（一）护理评估

1. 定期监测生命体征（心率、呼吸、体温等）。

2. 评估脱水程度（关注尿量、皮肤弹性、口腔干燥程度）。

3. 注意记录腹痛性质、程度和频率的变化。

4. 记录体重变化，评估营养状况。

（二）护理要点及措施

1. 提供安静、温暖的环境，减轻患儿的焦虑情绪。

2. 定期评估和记录皮肤弹性、口腔湿度和尿量，调整补液方案，保证良好的水电解质平衡。

3. 症状改善后即开始逐渐添加易消化的食物，如米汤、面条等，不要选择油腻、辛辣等刺激性食物。

4. 给予患儿心理支持，安抚情绪，亲切地与患儿进行沟通，减轻患儿的恐惧感。

5. 保持卧室环境干净、安静，定期通风，提供舒适的休息环境。

（三）健康教育

1. 向家长讲解小儿急性胃炎的病因、诱因，对家长进行饮食卫生指导，强调养成良好饮食卫生和生活习惯的重要性，不要给患儿吃生冷食物及不洁食物。

2. 鼓励患儿养成勤洗手、健康饮食和适度运动的习惯，以增强免疫力，预防疾病。

（黄会荣）

第二节　小儿慢性胃炎

一、小儿慢性胃炎的基本知识

（一）常见症状

常见症状为反复发作、无规律性的腹痛，疼痛经常出现于进食过程中或进食后，多位于上腹部、脐周，部分患儿疼痛部位不固定，轻者呈间歇性隐痛或钝痛，严重者呈剧烈绞痛，常伴有食欲减退、恶心、呕吐、腹胀，继而影响营养状况及生长发育。胃黏膜糜烂出血者可伴有呕血、黑便。

（二）辅助检查

1. 胃镜检查：胃镜检查是针对该病最有价值、可靠的诊断手段，可直接观察胃黏膜病变程度，常可见黏膜广泛糜烂、出血，有时可见黏膜表面的黏液斑或反流的胆汁，有 Hp 感染时还可见到胃黏膜微小结节形成，可取病变组织进行 Hp 检测和病理学检查。

2. Hp 检测：见本章第一节。

3. 胃酸分泌测定：评估胃酸分泌状态。

（三）治疗

1. 饮食治疗：养成良好的饮食习惯，定时定量，避免吃刺激性食品和对胃黏膜有损害的药物。规律作息。

2. 药物治疗：具体方法如下。

（1）使用黏膜保护剂，如碱式碳酸铋、硫糖铝、蒙脱石粉剂等。

（2）使用抑制胃酸的药物，常用西咪替丁、雷尼替丁、法莫替丁等。

（3）使用胃肠促动药，腹胀、呕吐或胆汁反流者加用多潘立酮、西沙必利、莫沙必利等。

（4）对于 Hp 感染者应进行规范的抗 Hp 治疗（见本章第三节）。药物治疗时间视病情而定。

二、小儿慢性胃炎的护理

（一）护理评估

1. 定期监测体重和身高，关注患儿的生长发育情况。
2. 观察患儿的饮食习惯和进食情况，记录饮食和排便情况，评估营养状况。
3. 关注腹痛的性质、进食后的不适感，评估治疗后有无改善。
4. 关注患儿的情绪变化，了解情绪变化是否会影响饮食情况。

（二）护理要点及措施

1. 采用少食多餐的进食方法，避免一次进餐过多。
2. 提供均衡饮食，丰富营养摄入，必要时可考虑补充维生素和矿物质。
3. 指导家长记录患儿每天的饮食情况，以调整和优化饮食结构。
4. 适当对患儿进行心理疏导，提供支持与鼓励，增强患儿的社交能力，减轻焦虑情绪。

（三）健康教育

1. 向家长详细介绍小儿慢性胃炎的病因、症状及预防知识。
2. 强调儿童要养成良好的饮食习惯，定期进行健康检查，及时处理异常情况。
3. 强调定期去医院复诊的重要性，嘱家长关注患儿的病情变化。

（黄会荣）

第三节　小儿消化性溃疡

消化性溃疡主要是指发生在胃和十二指肠的溃疡，即胃溃疡和十二指肠溃疡。各年龄段儿童均可发病，以学龄儿童为多见。婴幼儿所患多为急性、继发性溃疡，常有明确的原发疾病，胃溃疡和十二指肠溃疡的发病率相近；年长儿所患多为慢性、原发性溃疡，以十二指肠溃疡为多见，男孩多于女孩，可有明确的家族史。

一、小儿消化性溃疡的基本知识

（一）临床表现

由于溃疡在各年龄段的好发部位、类型和演变过程不同，临床症状和体征也存在差异。不同年龄段患儿的临床表现有各自的特点，但通常年龄越小，症状越不典型。

1. 新生儿期：以继发性溃疡为多见，常见诱发因素有早产、新生儿窒息、败血症、低血糖、ARDS 和中枢神经系统疾病等，常急性起病，表现为呕血、黑便。出生后 2~3 天亦可出现原发性溃疡。

2. 婴儿期：以继发性溃疡为多见，起病急，首发症状可为消化道出血和穿孔。原发性溃疡以胃溃疡为多见，表现为食欲差、呕吐、进食后啼哭、腹胀、生长发育迟缓，也可表现为呕血、黑便。

3. 幼儿期：胃溃疡和十二指肠溃疡发病率相似，常见进食后呕吐，脐周及上腹部疼痛间歇性发作，有烧灼感，少数可见夜间及清晨痛醒，可导致呕血、黑便，甚至穿孔。

4. 学龄前至青春期：以原发性十二指肠溃疡为多见，主要表现为反复发作的脐周及上腹部胀痛、有烧灼感，饥饿时或夜间多发，严重者可出现呕血、便血、贫血，并发穿孔时疼痛剧烈并放射至背部或两侧上腹部，也有些患儿仅表现为贫血，少数患儿表现为无痛性黑便、晕厥，甚至休克。

（二）辅助检查

1. 实验室检查：血常规常提示失血性贫血，粪便潜血试验阳性。

2. 胃镜检查：胃镜检查是诊断溃疡准确率最高的方法。内镜观察不仅可以准确诊断溃疡，观察病灶大小、周围炎症的轻重，以及溃疡表面有无血管暴露，可以采集黏膜组织行病理学检查和细菌学检查，还可以在内镜下控制活动性出血。内镜下溃疡可呈圆形或椭圆形，边界清楚，中央有灰白色苔状物，可分为活动期（A）、愈合期（H）和瘢痕期（S），其中每个病期又可分为 1~2 个阶段。

3. 胃肠 X 线钡餐造影：适用于有胃镜检查禁忌证者。

（1）直接征象：发现胃和十二指肠壁龛影即可确诊。

（2）间接征象：胃溃疡对侧痉挛切迹，以及十二指肠球部痉挛、畸形对消化性溃疡的诊断有参考价值。因儿童溃疡浅表，钡剂通过快，故检出率比成人的检出率低，且假阳性率较高，采用气钡双重对比造影检查效果会有改善。

4. Hp 检测：见本章第一节。

我国儿童 Hp 现症感染的诊断应符合下述 4 项条件之一。

（1）Hp 培养阳性。

（2）组织病理学检查和快速尿素酶试验均阳性。

（3）组织病理学检查与快速尿素酶试验结果不一致时，需进一步行非侵入性检查，

如 ^{13}C– 尿素呼气试验或粪便 Hp 抗原检测等。

（4）消化性溃疡出血时，组织病理学检查和快速尿素酶试验中任意一项阳性。

（三）治疗

治疗目的是缓解和消除症状，促进溃疡愈合，预防复发，并预防并发症。

1.一般治疗：养成良好的生活习惯，定时定量饮食，避免过度疲劳及精神紧张，消除有害因素（比如避免吃刺激性食物和药物）。如有出血，应积极监护治疗，预防失血性休克；注意监测生命体征，如血压、心率及血氧饱和度等；禁食，注意保证足够的血容量；严重时应及时输血，必要时可进行消化道局部止血（比如喷药，以及胃镜下硬化、电凝治疗），或使用全身止血药。

2.药物治疗：药物治疗应注意抑制胃酸分泌和中和胃酸，强化黏膜防御能力，以及抗 Hp 治疗。

（1）抑制胃酸分泌和中和胃酸治疗：抑制胃酸分泌和中和胃酸是消除侵袭因素的主要途径。

①H_2 受体拮抗剂：可直接抑制组胺、乙酰胆碱分泌，达到抑酸和加速溃疡愈合的目的。可用西咪替丁，每天 10~15mg/kg，分 4 次于饭前 10~30 分钟口服，或每天分 1~2 次静脉滴注；可用雷尼替丁，每天 3~5mg/kg，每 12 小时服用 1 次，或每晚口服 1 次，或每天分 2~3 次静脉滴注，疗程为 4~8 周；可用法莫替丁，每天 0.9mg/kg，睡前口服 1 次，或每天静脉滴注 1 次（严重者每 12 小时 1 次），疗程为 2~4 周。

②质子泵抑制剂：质子泵抑制剂作用于胃黏膜壁细胞，可降低壁细胞中的 H^+–K^+– ATP 酶活性，阻止 H^+ 从细胞质内转移到胃腔，抑制胃酸分泌。常用药物为奥美拉唑，剂量为每天 0.6~0.8mg，清晨顿服，疗程为 2~4 周。还可选用兰索拉唑、埃索美拉唑等，可根据小儿的年龄特点选用。

③中和胃酸的抗酸剂：起到缓解症状和促进溃疡愈合的作用。

（2）使用胃黏膜保护剂：包括硫糖铝、铋剂等。

①硫糖铝：参考剂量为每次 10~25mg/kg，或按年龄用药，1 个月 ~1 岁每次 250mg，2~11 岁每次 500mg，每天 4~6 次，餐前 1 小时或睡前口服，最大剂量每天 8g，疗程为 4~8 周；

②铋剂（≥ 6 岁）：常用铋剂为枸橼酸铋钾或胶体果胶铋，按铋元素的量计算剂量为每天 6~8mg/kg，分 2 次口服，最大剂量每次 165mg，每天 2 次，疗程为 4~6 周，但本药有导致神经系统不可逆损害和急性肾衰竭等不良反应的风险，长期大剂量应用时应谨慎，最好进行血铋监测。

（3）抗 Hp 治疗：对于有 Hp 感染问题的消化性溃疡患儿，需要进行 Hp 感染根除治疗。常用的药物有以下 3 种。

①抗生素：阿莫西林 50mg/（kg·d），分 2 次服用；克拉霉素 15~20mg/（kg·d），分 2 次服用；甲硝唑 20mg/（kg·d），分 2 次服用；替硝唑 20mg/（kg·d），分 2 次服用。

②铋剂（＞6 岁的患儿使用）。

③抑制胃酸分泌药：如奥美拉唑等。

目前主张联合用药，疗程为 14 天。在有条件的情况下，首选基于药敏试验结果的个体化三联方案，若明确对克拉霉素敏感，首选质子泵抑制剂＋克拉霉素＋阿莫西林的方案，疗程为 14 天，若明确对青霉素过敏，则将阿莫西林换为甲硝唑。在克拉霉素耐药率较高或情况未知的地区，若无法获得药敏试验结果，≥6 岁者首选含铋剂的四联疗法（质子泵抑制剂＋阿莫西林＋甲硝唑＋铋剂），若对青霉素过敏，则将阿莫西林换为克拉霉素，疗程为 14 天；＜6 岁且无法获得药敏试验结果，或明确对克拉霉素和甲硝唑均耐药者，应严格把握根除治疗的指征。

3. 手术治疗：消化性溃疡一般无须手术治疗，但如有以下情况，应考虑手术治疗。

（1）溃疡合并穿孔。

（2）有难以控制的出血，失血量大，48 小时内失血量超过血容量的 30%。

（3）有瘢痕性幽门梗阻，经胃肠减压等保守治疗 72 小时后情况仍无改善。

（4）有慢性难治性疼痛。

二、小儿消化性溃疡的护理

（一）护理评估

1. 监测患儿的生命体征变化，尤其是体温和脉搏的变化。

2. 进行专科情况评估，关注腹痛、消化不良的改善情况与支持治疗的效果，定期记录腹痛的性质和缓解情况。

3. 监测患儿的体重和营养状况，以防出现营养不良。

（二）护理要点及措施

1. 避免给患儿吃刺激性食物，应提供易消化的食谱。指导家长记录患儿的饮食情况，识别并避免选择可能会诱发消化性溃疡的食物。

2. 鼓励按时进餐，避免过饥或过饱。

3.提供心理支持，缓解焦虑情绪，辅助减轻症状。

（三）健康教育

1.向家长普及消化性溃疡的相关知识，讲解该病的病因、症状和治疗方法，强调定期复查的意义。

2.提供饮食指导，鼓励患儿养成健康的生活习惯，如合理膳食和适量运动等。

3.定期检查：指导家长定期带患儿进行复诊，并及时处理出现的问题。

（黄会荣）

第四节　小儿腹泻

腹泻是一组由多因素引起的以大便次数增多和大便性状改变为特点的消化道综合征，是我国婴幼儿最常见的疾病之一。6 个月 ~2 岁婴儿的发病率较高，1 岁以内的患儿约占 50%。腹泻是造成儿童营养不良、生长发育障碍的主要原因之一。

一、小儿腹泻的基本知识

（一）分类

不同病因引起的腹泻常具有不同的临床特点。连续病程在 2 周以内的腹泻称为急性腹泻，病程为 2 周 ~2 个月的称为迁延性腹泻，病程为 2 个月以上的称为慢性腹泻。国外亦有学者将病程持续 2 周以上的腹泻统称为慢性腹泻或难治性腹泻。

1.急性腹泻：特点如下。

（1）急性腹泻的共同临床表现：具体如下。

①轻型：常由饮食因素及肠道外感染引起。起病可急可缓，以胃肠道症状为主，表现为食欲缺乏，偶有溢乳或呕吐，大便次数增多，但每次的排便量不多，质稀薄或带水，呈黄色或黄绿色，有酸味，常见白色或黄白色奶瓣和泡沫，无脱水及全身中毒症状，多在数日内痊愈。

②重型：多由肠道内感染引起，常急性起病，也可由轻型逐渐加重转变而来，除有较重的胃肠道症状外，还有较明显的脱水、电解质紊乱和全身中毒症状，比如发热或体温不升，情绪烦躁或精神萎靡，以及嗜睡、面色苍白、意识模糊，甚至昏迷、休克等。

重型腹泻的胃肠道症状包括食欲低下等，常伴有呕吐，严重者可吐咖啡色液体。腹泻频繁，大便每天十余次，甚至数十次，多为黄色水样或蛋花样便，含有少量黏液，少数患儿可排少量血便。

重型腹泻可导致水电解质平衡失调及酸碱平衡紊乱。若因吐泻而丢失体液或摄入量不足，体液总量，尤其是细胞外液量减少，可导致不同程度（轻度、中度、重度）的脱水。由于腹泻患儿丢失的水和电解质的比例不尽相同，可造成等渗、低渗或高渗性脱水，以前两者为多见，患儿可出现眼窝、囟门凹陷，尿少、哭时泪少，皮肤黏膜干燥、弹性下降，甚至血容量不足引起的末梢循环改变。

重型腹泻可导致代谢性酸中毒、低钾血症等。腹泻合并代谢性酸中毒的常见原因包括以下4种：腹泻导致丢失大量碱性物质；进食少，肠吸收不良，机体得不到正常能量供应，导致脂肪分解增加，产生大量酮体；脱水时血容量减少，血液浓缩，使血流缓慢，组织缺氧，导致无氧酵解增多，使得乳酸堆积；脱水导致肾血流量亦不足，排酸、保钠功能低下，酸性代谢产物滞留在体内。腹泻合并代谢性酸中毒的患儿可有精神不振、唇红、呼吸深大，以及呼出气凉而有丙酮味等临床表现，婴儿的上述症状可不典型。腹泻脱水合并代谢性酸中毒时，虽然由于血液浓缩，钾由细胞内向细胞外转移，以及尿少导致钾排出量减少，可使体内钾的总量减少，但是血清钾大多正常。随着脱水、酸中毒被纠正，由于排尿后钾排出量增加、通过大便继续失钾，以及输入葡萄糖合成糖原时钾从细胞外进入细胞内，因此血钾迅速下降，可出现不同程度的缺钾表现，如精神不振、无力、腹胀、心律失常、碱中毒等。

腹泻还可合并低钙血症和低镁血症。腹泻患儿进食少，吸收不良，从大便丢失钙、镁，可使体内的钙、镁总量减少，这种情况在活动性佝偻病和营养不良患儿中更多见。患儿脱水、酸中毒时，由于血液浓缩、离子钙增多，因此可不出现低钙症状，待脱水、酸中毒纠正后会出现低钙症状（手足搐搦和惊厥等）。极少数久泻和营养不良的患儿输液后会出现震颤、抽搐。补钙治疗无效时应考虑有低镁血症的可能。

（2）几种常见类型肠炎的临床特点：具体如下。

①轮状病毒肠炎：轮状病毒是导致婴儿腹泻最常见的病原体。轮状病毒肠炎多呈散发或小流行，主要传播途径为粪-口传播，也可通过气溶胶形式经呼吸道感染而致病，潜伏期为1~3天，多发生于6~24个月的婴儿。该病起病急，常伴有发热等上呼吸道感染症状，多数无明显感染中毒症状。病初1~2天常发生呕吐，随后出现腹泻，大便次数及含水量多，呈黄色水样便或蛋花样便，带少量黏液，无腥臭味，常并发脱水、酸中毒及电解质紊乱。轮状病毒感染亦可侵犯多个脏器，导致神经系统、呼吸系统、心血管系统、消化系统、血液系统等多系统的病变，如发热惊厥、肺部炎症、心

肌损害、肝胆损害等。该病为自限性疾病，患病数日后呕吐渐停，腹泻减轻，自然病程为 3~8 天，少数病程较长。粪便显微镜检查偶可见少量白细胞，感染后 1~3 天（最长可达 6 天）即有大量病毒自大便中排出。血清抗体一般在感染后 3 周上升。轮状病毒较难分离，有条件者可直接用电镜检测病毒或使用聚合酶链式反应（以下称"PCR"）及核酸探针技术检测病毒抗原。临床常通过酶联免疫吸附分析（ELISA）或胶体金法检测粪便中的病毒抗原。

②诺如病毒肠炎：诺如病毒肠炎全年散发，暴发高峰多见于寒冷季节（11 月至第二年 2 月）。在轮状病毒疫苗普及率高的国家，诺如病毒甚至超过了轮状病毒，成为导致儿童急性胃肠炎的病原体首位。诺如病毒感染最常发生于餐馆、托幼机构、医院、学校、游船、养老院等人员密集的场所或集体机构，其发病常呈暴发性，易造成突发公共卫生问题。诺如病毒感染后的潜伏期多为 12~36 小时，首发症状多为阵发性腹痛、恶心、呕吐和腹泻，全身症状有畏寒、发热、头痛、乏力和肌痛等，可有呼吸道症状，吐泻频繁者可发生脱水、酸中毒、低钾等情况。该病为自限性疾病，症状可持续 12~72 小时。粪便及外周血检查一般无特殊发现。

③产毒性细菌感染引起的肠炎：该类肠炎多发生在夏季，潜伏期为 1~2 天，起病较急，轻症仅见大便次数稍增，性状轻微改变，重症可见腹泻频繁，大便量多，呈水样或蛋花样，混有黏液，镜检无白细胞，伴呕吐，常发生脱水，以及电解质平衡、酸碱平衡紊乱。该病为自限性疾病，自然病程一般为 3~7 天，亦可较长。

④侵袭性细菌（包括肠侵袭性大肠埃希菌、空肠弯曲菌、耶尔森菌、鼠伤寒沙门菌等）感染引起的肠炎：该类肠炎全年均可发病，多见于夏季，潜伏期长短不等，常引起细菌性痢疾样病变，由于病原菌侵袭肠道的部位不同，临床特点各异，一般为急性起病，可出现高热，甚至发生热性惊厥，腹泻频繁，大便呈黏液状，带脓血，有腥臭味，常伴有恶心、呕吐、腹痛和里急后重，可出现严重的中毒症状，如高热、意识改变等，甚至导致感染性休克。大便镜检可见大量白细胞及数量不等的红细胞，粪便细菌培养可找到相应的致病菌，其中空肠弯曲菌常侵犯空肠和回肠，导致患儿排脓血便，腹痛十分剧烈，易被误诊为阑尾炎，可并发严重的坏死性小肠结肠炎、败血症、肺炎、脑膜炎、心内膜炎和心包炎等。相关研究发现，吉兰－巴雷综合征与空肠弯曲菌感染有关。耶尔森菌感染引起的肠炎多发生在冬季和早春，可引起淋巴结肿大，亦可引起肠系膜淋巴结炎，症状可与阑尾炎相似，还可引起咽痛和颈淋巴结炎。鼠伤寒沙门菌感染引起的肠炎可分为胃肠炎型和败血症型，1 岁以内的婴儿尤易感染，新生儿多为败血症型，常可暴发流行，患儿多排深绿色黏液脓便或白色胶冻样便。

⑤出血性大肠埃希菌感染引起的肠炎：患儿大便次数增多，开始时为黄色水样

便，后转为血水便，有特殊臭味。大便镜检可见大量红细胞，常无白细胞。可伴有腹痛，个别患儿可伴发溶血尿毒症综合征和血小板减少性紫癜。

⑥抗生素相关性腹泻：具体临床表现如下。

金黄色葡萄球菌肠炎：多在使用大量抗生素后出现，病程和症状常与菌群失调的程度有关，有时继发于慢性疾病，可表现为发热、呕吐、腹泻、不同程度的中毒症状，可发生脱水和电解质紊乱，甚至发生休克，典型的大便呈暗绿色，量多、带黏液，少数为血便。大便镜检可见大量脓细胞和革兰氏阳性球菌，大便培养有葡萄球菌生长，凝固酶阴性。

假膜性小肠结肠炎：由艰难梭菌感染引起，除万古霉素和胃肠道外用的氨基糖苷类抗生素外，各种抗生素几乎均可诱发该病，可在用药 1 周内或迟至停药后 4~6 周发病，亦见于外科手术后，或患有肠梗阻、肠套叠、巨结肠等疾病的体弱儿童。艰难梭菌大量繁殖，可产生毒素 A（肠毒素）和毒素 B（细胞毒素），进而致病，临床表现为腹泻，轻症可见大便每天数次，停用抗生素后很快痊愈，重症可见腹泻，排黄绿色水样便，可有坏死毒素导致肠黏膜坏死所形成的假膜排出，黏膜下出血可引起大便带血，可出现脱水、电解质紊乱和酸中毒，常伴有腹痛、腹胀和全身中毒症状，甚至发生休克。对可疑病例进行结肠镜检查、大便厌氧菌培养、免疫荧光试验及细胞毒素中和试验等，可协助确诊。

真菌性肠炎：该病多为白念珠菌感染所致，以 2 岁以内婴儿为多见，常并发于其他感染或肠道菌群失调，病势迁延，常伴有鹅口疮。患儿大便次数增多，排黄色稀便，泡沫较多，带黏液，有时可见豆腐渣样细块（菌落），大便镜检可见真菌孢子和菌丝，如果芽孢数量不多，应进一步做真菌培养以便确诊。

2. 迁延性腹泻和慢性腹泻：迁延性腹泻和慢性腹泻的病因复杂，可由感染、食物过敏、酶缺乏、免疫缺陷、药物因素、先天畸形等引起，以急性腹泻未治愈或治疗不当导致腹泻迁延不愈的情况最为常见。

临床上进行迁延性腹泻、慢性腹泻的病因诊断时，必须详细询问患儿的病史，对患儿进行全面的体格检查，正确选用有效的辅助检查。

（1）完善粪便常规、肠道菌群分析和细菌培养，了解粪便的酸碱度、是否含有还原糖等。

（2）进行小肠黏膜活检，有助于了解慢性腹泻的病理生理变化。

（3）进行食物过敏方面的检查，如食物回避 – 激发试验等，必要时还可完善消化道造影或 CT 等影像学检查，以及结肠镜等检查进行综合分析判断。

（二）治疗

治疗原则：调整饮食，预防和纠正脱水，合理用药，加强护理，预防并发症。

不同时期的小儿腹泻治疗方法各有侧重，对于急性腹泻的患儿应多注意维持水电解质平衡，对于迁延性腹泻及慢性腹泻的患儿则应注意改善肠道菌群失调及应用饮食疗法。

1.急性腹泻的治疗：具体方法如下。

（1）饮食疗法：患儿腹泻时进食和吸收减少，而肠黏膜损伤恢复、发热时代谢旺盛、侵袭性肠炎导致蛋白质丢失等因素使得患儿的营养需求量增加，如果饮食限制过严或禁食过久常会造成营养不良，并发酸中毒，以致疾病迁延不愈，影响生长发育，故应调节饮食，满足生理需要，补足疾病消耗，以缩短腹泻后的康复时间。临床上应根据疾病的特殊病理生理状况、个体消化吸收能力和患儿平时的饮食习惯对饮食结构进行合理调整，尽快恢复母乳喂养及患儿原来已经熟悉的饮食，由少到多，由稀到稠，选择与患儿年龄相适应的易消化饮食。病毒性肠炎可能会继发双糖酶（主要是乳糖酶）缺乏症，对疑似病例可以改喂淀粉类食品或去乳糖配方奶粉以减轻腹泻，缩短病程。患儿腹泻停止后应逐渐恢复营养丰富的饮食，并每天加餐1次，共加餐2周。

（2）药物治疗：主要包括以下内容。

①控制感染：排水样便（约占70%）多为病毒感染或非侵袭性细菌感染所致，一般不使用抗生素治疗，如果伴有明显中毒症状且不能用脱水解释，尤其是对于重症患儿、新生儿和衰弱患儿（免疫功能低下）等，应选用抗生素治疗。排黏液脓血便（约占30%）多为侵袭性细菌感染所致，应先根据临床特点，针对病原体经验性选用抗菌药物，再根据大便细菌培养和药敏试验结果进行调整。对于大肠埃希菌、空肠弯曲菌、耶尔森菌、鼠伤寒沙门菌感染，常选用抗革兰氏阴性杆菌及大环内酯类抗生素治疗。明确诊断为金黄色葡萄球菌肠炎、假膜性肠炎、真菌性肠炎后，应立即停用原来使用的抗生素，并根据症状选用苯唑西林钠、万古霉素、利福昔明、甲硝唑或抗真菌药物治疗。

②肠道微生态疗法：该疗法有助于恢复肠道正常菌群的生态平衡，抑制病原菌的定植和侵袭，控制腹泻，临床上常用双歧杆菌、嗜酸乳杆菌、酪酸梭状芽孢杆菌、布拉氏酵母菌、链球菌、地衣芽孢杆菌、蜡样芽孢杆菌、鼠李糖乳杆菌等制剂。

③使用肠黏膜保护剂：肠黏膜保护剂能吸附病原体和毒素，维持肠细胞的吸收和分泌功能，与肠道黏液糖蛋白共同作用，可增强肠道的屏障功能，阻止病原微生物的攻击，常用的肠黏膜保护剂有蒙脱石散等。

④抗分泌治疗：脑啡肽酶抑制剂消旋卡多曲可以通过延长内源性脑啡肽的生理活

性来抑制肠道的过度分泌，可以用于治疗分泌性腹泻。

⑤谨慎使用止泻剂：洛哌丁胺等止泻剂会抑制胃肠动力，使得细菌繁殖和毒素吸收加剧，这对慢性腹泻患儿来说有时是很危险的。

⑥纠正脱水电解质平衡失调及酸碱平衡紊乱：如补镁治疗、补锌治疗等。

补镁治疗：在补钙后若患儿手足搐搦不见好转反而加重，要考虑低镁血症的可能，测定血镁浓度，治疗时可使用25%硫酸镁，每次0.1~0.2mL/kg，深部肌内注射，每天2~3次，症状消失后停用。

补锌治疗：对于急性腹泻患儿，应每天给予元素锌20mg（＞6个月）或10mg（≤6个月），疗程为10~14天。

2.迁延性和慢性腹泻治疗：因迁延性腹泻和慢性腹泻患儿常伴有营养不良和其他并发症，病情较为复杂，故必须采取综合治疗措施，积极寻找引起疾病迁延的原因，针对病因进行治疗，切忌滥用抗生素，以免引起顽固的肠道菌群失调，注意预防和治疗脱水，纠正电解质平衡及酸碱平衡紊乱。营养支持疗法在促进肠黏膜损伤的修复、胰腺功能的恢复、微绒毛上皮细胞双糖酶的产生等方面有较好的作用，是临床必要的治疗措施。

（1）调整饮食：继续母乳喂养；对于人工喂养儿应调整饮食，保证足够的能量摄入。双糖不耐受的患儿若吃含双糖（包括乳糖、蔗糖、麦芽糖）的食品可使腹泻加重，其中以乳糖不耐受最为多见，治疗时应注意减少饮食中的双糖负荷，如选用不含乳糖的代乳品或去乳糖配方奶粉等。

（2）针对过敏性腹泻的治疗：如果在调整为无双糖饮食后患儿的腹泻症状仍不改善，应考虑食物过敏（比如对牛奶敏）的可能性，回避过敏食物，也可以选用游离氨基酸配方饮食或深度水解蛋白配方饮食。

（3）要素饮食：要素饮食是肠黏膜损伤患儿最理想的饮食，系由氨基酸、葡萄糖、中链甘油三酯、多种维生素和微量元素组合而成，选用的浓度和量视患儿临床状态而定。

（4）静脉营养：对于少数不能耐受口服营养补充的患儿，可采用静脉营养的方法。临床常用的静脉营养方案为脂肪乳剂每天2~3g/kg，复方氨基酸每天2~2.5g/kg，葡萄糖每天12~15g/kg，电解质及多种微量元素适量，液体每天120~150mL/kg，能量每天209~377kJ/kg（50~90kcal/kg），好转后改为口服营养补充。

（5）药物治疗：抗生素治疗仅用于分离出了特异病原体的感染患儿，临床上应根据药敏试验结果选用。补充微量元素和维生素，如锌、铁、维生素A、B族维生素、维生素C等，有助于肠黏膜的修复。临床上还常应用微生态调节剂和肠黏膜保护剂。

二、小儿腹泻的护理

（一）护理评估

1.健康史：评估患儿的喂养史，如喂养方式、乳品种类、冲调浓度、喂哺次数、喂哺量，以及添加换乳期食物和断奶的情况；注意有无不洁饮食史、食物过敏史，是否有腹部受凉史或因过热致饮水过多；询问患儿腹泻的变化情况，包括腹泻开始的时间、腹泻的次数，以及粪便的颜色、性状、量、气味，询问患儿有无呕吐、腹胀、腹痛、里急后重等不适；了解是否有上呼吸道感染、肺炎等肠道外感染病史；了解既往有无腹泻史，有无其他病史，是否长期使用抗生素。

2.整体状况：评估患儿的生命体征，如神志、体温、脉搏、呼吸、血压等；评估患儿的体重、前囟、眼窝、皮肤黏膜、循环状况和尿量等；评估患儿脱水的程度和性质，评估有无低钾血症和代谢性酸中毒等的表现；检查患儿肛周皮肤有无发红、糜烂、破损；了解患儿血常规、粪便常规、致病菌培养、血生化等检查的结果及临床意义。

3.心理－社会状况：评估家长对疾病的心理反应及认识程度，评估家长的文化程度、对喂养及护理知识等的了解程度；评估患儿的居住环境、卫生习惯，以及家庭的经济状况等。

（二）护理要点及措施

1.饮食护理：限制饮食过严或禁食过久常造成营养不良，并发中毒，造成疾病迁延不愈，影响生长发育。母乳喂养者可继续哺乳，减少哺乳次数，缩短每次哺乳的时间，暂停换乳期食物添加；人工喂养者可喂米汤、酸奶、脱脂奶等，待腹泻次数减少后给予流质或半流质饮食，如粥、面条等，少食多餐，随着病情的稳定和好转，逐步过渡到正常饮食。呕吐严重者，可暂时禁食4~6小时（不禁水），待好转后恢复进食，由少到多，由稀到稠。病毒性肠炎患儿可能会出现继发性双糖酶（主要是乳糖酶）缺乏，对疑似病例可以改喂淀粉类食物或去乳糖配方奶粉，以减轻腹泻、缩短病程。患儿腹泻停止后逐渐恢复营养丰富的饮食，并每日加餐1次，共加餐2周。对少数严重病例，即对口服营养补充不能耐受者，应加强支持治疗，必要时给予全静脉营养治疗。

2.维持水电解质平衡及酸碱平衡：具体要点及措施如下。

（1）口服补液：口服补液盐（以下称"ORS"）用于预防脱水及纠正轻度、中度脱水。ORS 的用量为轻度脱水 50~80mL/kg，中度脱水 80~100mL/kg，于 8~12 小时内将累积损失量补足。脱水纠正后，可将 ORS 用等量水稀释，按病情需要随时口服。有明显腹胀、休克、心功能不全或有其他严重并发症者及新生儿不宜口服补液。

（2）静脉补液：用于中度、重度脱水，或吐泻严重、腹胀的患儿。临床上根据脱水程度和性质的不同，结合患儿的年龄、营养状况及自身调节功能，决定补液的总量、种类和速度。

①第 1 天补液：总量、种类和速度如下。

补液总量：包括累积损失量、继续损失量和生理需要量。对于营养不良，以及心、肺、肾功能不全的患儿，应根据具体病情分别进行精确计算。

补液种类：据脱水性质而定，若临床判断脱水性质有困难，可先按照等渗性脱水处理。

补液速度：主要取决于累积损失量（脱水程度）和继续损失量，遵循"先快后慢"的原则。若呕吐、腹泻缓解，可酌情减少补液量或改为口服补液。

②第 2 天及以后补液：此时脱水和电解质紊乱已基本纠正，一般只补继续损失量和生理需要量，于 12~24 小时内均匀输入，能改为口服补液者应尽量改为口服补液。

3.控制感染：遵医嘱选用针对病原菌的抗生素以控制感染。严格遵守消毒隔离规定，感染性腹泻患儿与非感染性腹泻患儿应分室居住，护理患儿前后应认真洗手，腹泻患儿用过的尿布、便盆应进行分类消毒，以防交叉感染。对于发热的患儿，根据具体情况给予物理降温或药物降温。

4.保持皮肤完整性（尿布皮炎的护理）：选用吸水性强、柔软的布质或纸质尿布，勤更换，避免使用不透气的塑料布质或橡皮布质尿布。每次便后用温水清洗患儿臀部并擦干，以保持皮肤清洁、干燥。局部皮肤发红处涂以 5% 鞣酸软膏或 40% 氧化锌油并按摩片刻，促进局部血液循环。对于局部皮肤糜烂或溃疡者，可采用暴露法，臀下仅垫尿布，不包扎，使臀部皮肤暴露于空气中或阳光下。女孩的尿道口接近肛门，应注意会阴部清洁，预防上行性尿路感染。

5.密切关注病情变化：具体如下。

（1）监测生命体征：监测体温、脉搏、呼吸、血压等。体温过高时应给患儿多喂水，为患儿擦干汗液、及时更换汗湿的衣服，并根据具体情况选择合适的降温措施。

（2）记录大便情况：记录患儿大便的次数、颜色、气味、性状、量，做好动态比较，为调整补液方案和进一步治疗提供可靠依据。

（3）关注全身中毒表现：关注患儿有无发热、精神萎靡、嗜睡、烦躁等表现。

（4）关注脱水、电解质紊乱和酸碱平衡紊乱的表现：关注患儿是否脱水及脱水的程度，有无代谢性酸中毒表现、低钾血症表现等。

（三）健康教育

1. 做好指导工作：向家长讲解腹泻的病因、潜在并发症，以及相关的治疗措施；指导家长正确洗手，做好污染尿布、衣物的处理，以及对出入量的监测、对脱水表现的观察；向家长说明调整饮食的重要性；指导家长配制和使用 ORS，强调应少量多次口服（呕吐不是禁忌证）。

2. 做好预防工作：具体如下。

（1）指导家属进行合理喂养，提倡母乳喂养，避免在夏季断奶，按时、逐步添加换乳期食物，每次限添加 1 种，以防患儿过食、偏食，或因饮食结构突然变化而出现不适。

（2）注意饮食卫生，吃新鲜食物，注意乳品的保存，对奶具、食具、便器、玩具等进行定期消毒。帮助患儿养成饭前便后洗手、勤剪指甲的良好卫生习惯。

（3）加强体格锻炼，适当进行户外活动；注意气候变化，防止受凉或过热。

（4）对于感染性腹泻（尤其是传染性强的腹泻）患儿，应积极治疗，做好消毒隔离工作，预防交叉感染。

（5）避免长期滥用广谱抗生素。对于没有消化道症状的婴幼儿，因有败血症、肺炎等肠道外感染而必须使用抗生素，特别是广谱抗生素时，亦应加用微生态制剂，预防肠道菌群失调所致的难治性腹泻。

（黄会荣）

参考文献

［1］中华人民共和国国家卫生健康委员会.医院隔离技术标准：WS/T 311—2023［S/OL］.［2024-11-01］. http://www.nhc.gov.cn/cms-search/xxgk/getManuscriptXxgk.htm?id=bc21f0332bc94d4995f58dc0d8c2073a.

［2］中华人民共和国国家卫生健康委员会.医院消毒卫生标准：GB 15982—2012［S/OL］.［2024-11-01］. https://openstd.samr.gov.cn/bzgk/gb/newGbInfo?hcno=4DA7977F7EFBF4B3181E3EE674DC82C8.

［3］医务人员手卫生规范 WS/T 313—2019［J］.中国感染控制杂志，2020，19（1）：93-98.

［4］中华人民共和国卫生部.医疗机构消毒技术规范：WS/T 367—2012［S/OL］.［2024-11-01］. http://www.nhc.gov.cn/fzs/s7852d/201204/2a75e255894a4b28827bb996def

3cf02.shtml.

［5］中华人民共和国卫生部.医院空气净化管理规范：WS/T 368—2012［S/OL］.
［2024-11-01］. http://www.nhc.gov.cn/fzs/s7852d/201204/2a75e255894a4b28827bb996def
3cf02.shtml.

［6］中华人民共和国国家卫生和计划生育委员会.医疗机构环境表面清洁与消毒
管理规范：WS/T 512—2016［S/OL］.［2024-11-01］. http://www.nhc.gov.cn/wjw/s949
6/201701/0a2cf2f4e7d749aa920a907a56ed6890.shtml.

［7］中华人民共和国国家卫生和计划生育委员会.医院医用织物洗涤消毒技
术规范：WS/T 508　2016［S/OL］.［2024-11-01］. http://www.nhc.gov.cn/fzs/s7852d/201701/
b11cdd47e5624d698f0d1f3e25e0c9b8.shtml.

［8］中华人民共和国国家卫生和计划生育委员会.病区医院感染管理规范：
WS/T 510—216［S/OL］.［2024-11-01］. http://www.nhc.gov.cn/fzs/s7852d/201701/b11
cdd47e5624d698f0d1f3e25e0c9b8.shtml.

［9］中华人民共和国国家卫生和计划生育委员会.医院消毒供应中心第2部分：
清洗消毒及灭菌技术操作规范 WS 310.2—2016［S/OL］.［2024-11-01］. http://www.
nhc.gov.cn/fzs/s7852d/201701/b11cdd47e5624d698f0d1f3e25e0c9b8.shtml.

［10］中华人民共和国国家卫生和计划生育委员会.医院消毒供应中心第3部分：
清洗消毒及灭菌效果监测标准 WS 310.3—2016［S/OL］.［2024-11-01］. http://www.
nhc.gov.cn/fzs/s7852d/201701/b11cdd47e5624d698f0d1f3e25e0c9b8.shtml.

［11］崔焱，张玉侠.儿科护理学［M］.7版.北京：人民卫生出版社，2021.

［12］黄国英，孙锟，罗小平.儿科学［M］.10版.北京：人民卫生出版社，
2024.

［13］谭明英，梁珊珊，王晓琳.慢性病管理理论［M］.2版.成都：四川大学出
版社，2023.

第五节　小儿肺炎

肺炎（pneumonia）是指不同病原体及其他因素（如吸入羊水、过敏等）所引起的
肺部炎症，临床上以发热、咳嗽、气促、呼吸困难和肺部固定湿啰音为主要表现，严
重者可出现循环系统、神经系统、消化系统的相应症状。

肺炎是婴幼儿时期的常见病，一年四季均可发病，以冬春寒冷季节及气候骤变时

为多见，多由急性上呼吸道感染所致或由支气管炎发展而来。随着社会经济的发展、预防性干预措施的增加、医疗服务的改善及医院护理质量的提高，相关研究表明，在全球范围内，儿童临床肺炎发作人次从 2000 年的 1.78 亿〔95% 不确定性区间（以下称"95%UI"）：1.10 亿 ~2.89 亿〕下降至 2015 年的 1.38 亿（95%UI：0.86 亿 ~2.26 亿），下降了约 22%；5 岁以下儿童的肺炎死亡人数从 2000 年的 170 万（95%UI：170 万 ~200 万）下降至 2015 年的 90 万（95%UI：80 万 ~110 万）。早产并发症和肺炎依然是 5 岁以下儿童死亡的常见原因。

一、小儿肺炎的基本知识

（一）分类

肺炎的临床分类主要依据病理、病原体和病程等进行，目前常用分类法如下。

1. 按病理分类：包括支气管肺炎、大叶性肺炎和间质性肺炎等。

2. 按病原体分类：包括感染性肺炎和非感染性肺炎。常见的感染性肺炎有病毒性肺炎、细菌性肺炎、支原体肺炎、衣原体肺炎、真菌性肺炎等，非感染性肺炎有吸入性肺炎、坠积性肺炎、嗜酸性粒细胞性肺炎等。

3. 按病程分类：包括急性肺炎、迁延性肺炎和慢性肺炎。大部分肺炎为急性起病，发病时间在 1 个月以内的，称为急性肺炎。营养不良及免疫缺陷的患儿容易出现病势迁延的问题，病程为 1~3 个月的，称为迁延性肺炎；病程超过 3 个月的，称为慢性肺炎。

4. 按病情分类：包括轻症肺炎（以呼吸系统症状为主，无全身中毒症状）和重症肺炎（除呼吸系统严重受累外，其他系统也受累，全身中毒症状明显）。

5. 按临床表现典型与否分类：包括典型肺炎（肺炎链球菌、金黄色葡萄球菌、肺炎克雷伯菌、流感嗜血杆菌、大肠埃希菌等感染引起的肺炎）和非典型肺炎（常见病原体为肺炎支原体、衣原体、军团菌、病毒等）。

6. 按肺炎发生的位置分类：包括社区获得性肺炎（community-acquired pneumonia，CAP）和医院获得性肺炎（hospital-acquired pneumonia，HAP；又称 nosocomial pneumonia，NP）。社区获得性肺炎是指无明显免疫抑制的患儿在院外或住院 48 小时内发生的肺炎，医院获得性肺炎是指住院 48 小时后发生的肺炎。

本节重点讨论支气管肺炎的相关内容。

支气管肺炎（bronchopneumonia）是儿童时期最常见的肺炎类型，多见于 2 岁以下儿童，起病急，四季均可发病，多见于冬春寒冷季节及气候骤变时。居室拥挤、通风不良、空气污浊等均可使机体的抵抗力降低，使儿童易患肺炎。低出生体重儿，以及合并维生素 D 缺乏性佝偻病、先天性心脏病等的患儿病情严重，常迁延不愈，病死率较高。

导致肺炎的常见病原体为病毒和细菌。病毒方面，以呼吸道合胞病毒最为多见，其次是流感病毒、腺病毒、副流感病毒和鼻病毒等，新发病毒有人偏肺病毒、博卡病毒、新型冠状病毒等。细菌方面，常见的革兰氏阳性菌包括肺炎链球菌、金黄色葡萄球菌、A 群链球菌等；常见的革兰氏阴性菌包括流感嗜血杆菌、卡他莫拉菌、大肠埃希菌、肺炎克雷伯菌、铜绿假单胞菌等。近年来，肺炎支原体肺炎、衣原体肺炎及流感嗜血杆菌肺炎日渐增多，大肠埃希菌、肺炎链球菌、肺炎克雷伯菌和流感嗜血杆菌感染是重症肺炎的主要病因，其中肺炎链球菌是导致出生 20 天后各年龄段小儿社区获得性肺炎最常见的病原体，也是导致坏死性肺炎最常见的病原体。呼吸道病原体阳性率在不同的地区、年龄段、季节和性别间存在一定差异。

（二）临床表现

肺炎多见于 2 岁以下的儿童，起病大多较急，多数患儿在发病前数日有上呼吸道感染的病史。

1. 呼吸系统表现：主要表现为发热、咳嗽、气促，肺部可闻及固定的中、细湿啰音。具体特点如下。

（1）发热热型不一，多数为不规则热，亦可为弛张热或稽留热，新生儿、重度营养不良患儿可不发热或体温不升。

（2）咳嗽较频繁，早期为刺激性干咳，以后咳嗽有痰，新生儿可仅表现为口吐白沫。

（3）呼吸增快多在发热、咳嗽之后出现，呼吸 40~80 次 / 分，重者表现为鼻翼扇动、点头呼吸、三凹征、唇周发绀等。

（4）胸部体征早期可不明显或仅有呼吸音粗糙，以后可闻及较固定的中、细湿啰音，以背部两肺下方及脊柱旁为多，深吸气末更为明显。婴儿常不易闻及湿啰音。除上述症状外，患儿常有精神不振、食欲减退、烦躁不安、轻度腹泻或呕吐等全身症状。重症患儿除全身症状及呼吸系统症状加重外，常有循环系统、神经系统、消化系统等的功能障碍引起的临床表现。

2. 循环系统表现：轻度缺氧可致心率增快；重症肺炎可合并心肌炎、心力衰竭。

（1）心肌炎的主要表现：面色苍白、心动过速、心音低钝、心律不齐，以及心电图 ST 段下移、T 波平坦或倒置。

（2）心力衰竭的主要表现：具体如下。

①安静状态下，呼吸困难加重，呼吸突然加快，超过 60 次 / 分。

②安静状态下，心率突然增快，超过 180 次 / 分，与体温升高和呼吸困难不相称。

③心音低钝，奔马律。

④骤发严重烦躁不安，面色苍白或发灰，指甲或趾甲微血管充盈时间延长。

⑤肝脏迅速增大。

⑥少尿或无尿，眼睑或双下肢水肿。重症革兰氏阴性杆菌肺炎还可导致微循环衰竭，出现面色灰白、四肢发凉、脉搏细弱等。

3. 神经系统表现：轻度缺氧患儿可表现为精神萎靡、烦躁不安或嗜睡；中毒性脑病患儿可出现意识障碍、惊厥、前囟膨隆，可有脑膜刺激征，呼吸不规律，瞳孔对光反射迟钝或消失。

4. 消化系统表现：轻者常有食欲减退、吐泻、腹胀等；重者可发生中毒性肠麻痹，腹胀严重导致膈肌抬高，呼吸困难加重。有消化道出血时，可吐咖啡渣样物，大便潜血试验阳性或排柏油样便。

5. 弥散性血管内凝血：重症患儿可出现弥散性血管内凝血（DIC），表现为血压下降，四肢凉，脉细速，皮肤、黏膜及胃肠道出血。

6. 其他：若诊断延误或病原体致病力强，可引起脓胸、脓气胸及肺大疱等并发症。

（三）肺炎严重程度的评估

当肺炎患儿出现严重的通换气功能障碍或肺内外并发症时，即属于重症肺炎。重症肺炎病死率高，并可遗留后遗症，需及早识别，推荐参考 WHO 标准，即对于 2 个月 ~5 岁的儿童，出现下胸壁吸气性凹陷、鼻翼扇动或呻吟中的一种表现者，属于重症肺炎；出现中心性紫绀、严重呼吸窘迫、拒食（或脱水症状）、意识障碍（嗜睡、昏迷、惊厥）中的一种表现者，属于极重症肺炎。这是肺炎严重程度的简易判断标准，适用于基层地区。对于住院患儿或条件较好地区的患儿，社区获得性肺炎严重程度的评估还应依据肺部病变范围、有无低氧血症、有无肺内外并发症等情况进行。

（四）辅助检查

1. 常规血液检查：病毒性肺炎患儿的白细胞大多正常或降低；细菌性肺炎患儿的白细胞总数及中性粒细胞常增高，并有核左移，胞浆中可见中毒颗粒。细菌感染患儿的 C 反应蛋白升高，非细菌感染患儿的 C 反应蛋白上升不明显。降钙素原（PCT）升高是判断是否属于细菌性肺炎及是否合并脓毒症的重要指标，但仍有其局限性，轻度细菌感染患儿的降钙素原可正常。

2.病原学检查：采集血、痰、其他气道分泌物、胸腔穿刺液、肺泡灌洗液、肺穿刺液、肺活检组织、脑脊液等进行细菌培养及药敏试验；采集肺泡灌洗液、痰、胸腔积液或通过咽拭子采集分泌物进行核酸检测；通过鼻咽拭子采集分泌物做病毒分离鉴定；应用免疫学方法进行病原特异性抗原检测；进行冷凝集试验、病原特异性抗体测定、PCR或应用特异性基因探针检测病原体脱氧核糖核酸（DNA）。

3.影像学检查：在肺炎早期进行胸部X线检查可见肺纹理增粗，以后可出现大小不等的斑片状阴影，可融合成片，以双肺下叶、中内带为多见，可有肺气肿及肺不张。不推荐常规进行胸部CT检查，在胸部X线检查未能显示肺炎征象而临床又高度怀疑肺炎、难以明确肺炎部位和范围、需同时了解有无纵隔内病变等情况下，可进行胸部CT检查。

（五）治疗方法

小儿肺炎的治疗原则包括控制感染、改善通气功能、对症治疗，以及预防和治疗并发症等。

1.控制感染：包括抗生素治疗、抗病毒治疗等。

（1）抗生素治疗：对于明确为细菌感染或病毒感染继发细菌感染的患儿，可根据病原体的不同选择相应的抗生素。

①肺炎链球菌：青霉素敏感者首选青霉素，如阿莫西林等；青霉素中介者首选大剂量青霉素；青霉素耐药者首选头孢曲松、头孢噻肟，备选万古霉素或利奈唑胺；青霉素过敏者选用大环内酯类抗生素，如阿奇霉素等。

②金黄色葡萄球菌：甲氧西林敏感者首选苯唑西林或氯唑西林；甲氧西林耐药者首选万古霉素，或替考拉宁、利奈唑胺，或联合夫西地酸使用。

③流感嗜血杆菌：首选阿莫西林克拉维酸、氨苄西林钠舒巴坦钠，氨苄西林耐药者可以选用头孢呋辛、头孢曲松等，或新一代大环内酯类药物，如阿奇霉素等。

④大肠埃希菌和肺炎克雷伯菌：对于不产超广谱 β 内酰胺酶（ESBL）菌应依据药敏试验结果选药，首选第三、第四代头孢菌素（代表药物有头孢曲松、头孢匹罗）或哌拉西林等广谱青霉素；对于产超广谱 β 内酰胺酶菌轻度、中度感染，首选替卡西林钠克拉维酸钾、哌拉西林钠他唑巴坦钠，重症感染或使用其他抗菌药物治疗效果不佳时可选用亚胺培南、美罗培南。

⑤铜绿假单胞菌：首选替卡西林钠克拉维酸钾。

⑥肺炎支原体和衣原体：首选大环内酯类药物，如阿奇霉素、红霉素及罗红霉素

等。对于 8 岁以上的耐药者可选用多西环素等四环素类药物或氧氟沙星等呼吸喹诺酮类药物。

抗生素使用原则：根据病原菌选用敏感药物；早期治疗；联合用药；选用渗入下呼吸道浓度高的药物；足量、足疗程使用。对于重症患儿宜静脉给药。

用药时间：一般用至热退且体温平稳、全身症状明显改善、呼吸道症状改善后 3~5 天。肺炎链球菌肺炎的疗程一般为 7~10 天，支原体肺炎、衣原体肺炎的疗程平均为 10~14 天，个别严重者可适当延长用药时间。葡萄球菌肺炎患儿在体温恢复正常后 2~3 周可停药，一般总疗程≥6 周。

（2）抗病毒治疗：目前有肯定疗效的抗病毒药物较少，奥司他韦（oseltamivir）、扎那米韦（zanamivir）和帕拉米韦（peramivir）是神经氨酸酶抑制剂，对甲型、乙型流感病毒感染有效。

2. 对症治疗：患儿有缺氧症状时应及时吸氧；对于发热、咳嗽、咳痰的患儿，给予退热、祛痰、止咳治疗，保持呼吸道通畅；喘憋严重者可用支气管解痉剂；腹胀伴低钾者应及时补钾，中毒性肠麻痹者应禁食并进行胃肠减压，也可使用静脉注射酚妥拉明等方法；注意纠正脱水、电解质紊乱、酸碱平衡紊乱。

3. 其他：对于中毒症状明显，或严重喘憋、脑水肿、感染性休克、呼吸衰竭的患儿，可应用糖皮质激素、丙种球蛋白等治疗。注意防治心力衰竭、中毒性肠麻痹、中毒性脑病等，积极治疗脓胸、脓气胸等并发症。

有以下情况之一者可考虑进行支气管镜检查和治疗。

（1）常规治疗效果不佳或属于难治性肺炎，需观察有无气管软化、狭窄、异物阻塞，以及结核病变或肺泡出血等表现，并留取灌洗液进行病原学分析。

（2）炎性分泌物或坏死物的出现导致气道阻塞或肺不张，需及时清除，比如难治性支原体肺炎、腺病毒性肺炎和流感病毒肺炎等可导致气道内出现大量分泌物，甚至导致塑形物阻塞、黏膜坏死等。

（3）需要进行感染后气道损伤诊断，比如难治性支原体肺炎、腺病毒性肺炎、麻疹病毒肺炎和流感病毒肺炎等可引起气道软骨破坏、气道闭塞等气道结构改变，通过观察支气管镜下表现可进行诊断和治疗。

二、小儿肺炎的护理

（一）护理评估

1. 健康史：详细询问患儿的发病情况，了解有无反复呼吸道感染病史，发病前是否患有麻疹、百日咳等传染病；询问患儿是否为足月顺产，有无窒息史；出生后是否按时接种疫苗；患儿生长发育是否正常；家庭成员是否有呼吸系统疾病病史。

2. 整体状况：评估患儿有无发热、咳嗽、咳痰的情况，体温增高的程度、热型，以及咳嗽、咳痰的性质；有无呼吸增快、心率增快，肺部有无啰音；有无气促、端坐呼吸、鼻翼扇动、三凹征及唇周发绀等症状和体征；有无循环系统、神经系统、消化系统受累的临床表现。评估血常规、胸部 X 线、病原学检查等的结果。

3. 心理–社会状况：了解患儿既往是否有住院的经历，家庭经济情况如何，了解父母的文化程度、对肺炎的认识程度等。评估患儿是否因发热、缺氧等不适及对医院环境感到陌生而产生焦虑和恐惧情绪，是否有哭闹、易激惹等表现。评估家长的心理状态，了解家长是否因患儿住院时间长、缺乏对相关知识的了解而产生焦虑不安、抱怨等情绪。

（二）常见护理诊断与问题

1. 气体交换受损：与肺部炎症有关。
2. 清理呼吸道无效：与呼吸道分泌物过多、黏稠，以及患儿体弱、无力排痰有关。
3. 体温过高：与肺部感染有关。
4. 营养失调：营养摄入量低于机体需要量，与摄入不足、消耗增加有关。
5. 有潜在并发症：如心力衰竭、中毒性脑病、中毒性肠麻痹等。

（三）护理要点及措施

1. 改善呼吸功能：具体要点及措施如下。

（1）休息：保持室内空气清新，室温控制在 18~20℃，湿度控制在 60% 左右。嘱患儿卧床休息，减少活动。注意被褥要轻暖，穿衣不要过多，以免引起不安和出汗。内衣应宽松，以免影响呼吸。勤换尿布，保持患儿皮肤清洁，使患儿感觉舒适，以利休息。治疗及护理操作应集中进行，尽量使患儿安静，减少机体的耗氧量。

（2）氧疗：对于烦躁、口唇发绀等有缺氧表现的患儿应及早给氧，以改善低氧血症，一般采用鼻导管给氧，氧流量为 0.5~1L/ 分，氧浓度不超过 40%。对于缺氧明显者，可采用面罩或头罩给氧，氧流量为 2~4L/ 分，氧浓度为 50%~60%。患儿出现呼吸衰竭时，应使用人工呼吸器。吸氧过程中应注意经常检查导管是否通畅，评估患儿缺氧症状是否改善，如果发现异常，应及时处理。

（3）用药：遵医嘱给予抗生素治疗，促进气体交换。使用青霉素等抗生素治疗时，应注意观察有无过敏反应。

2. 保持呼吸道通畅：及时清除患儿的口鼻分泌物，经常为患儿变换体位，以减轻肺淤血，促进炎症吸收。注意根据病情帮助患儿摆放相应的体位，利于肺的扩张及呼吸道分泌物的排出。指导患儿进行有效的咳嗽，排痰前协助患儿转换体位，帮助患儿清除呼吸道分泌物。必要时，可通过雾化吸入使痰液变稀薄，利于咳出。对于采用上述方法处理后仍不能有效咳出痰液的患儿，可用吸痰器吸出痰液。但是，吸痰不能过频，以免损伤黏膜或在刺激作用下导致黏液产生过多。注意密切监测患儿的生命体征，及时了解呼吸窘迫程度，以便了解疾病的发展情况。

3. 降低体温：密切监测体温变化，采取相应的护理措施。嘱患儿卧床休息，保持室内安静、通风良好、温度及湿度适中。衣被不可过厚，以免影响机体散热。保持皮肤清洁，及时更换被汗液浸湿的衣被。加强口腔护理。注意根据患儿的舒适度进行物理降温或遵医嘱给予药物降温，使用解热剂后应嘱家长多给患儿喂水，以免大量出汗引起虚脱。若患儿有高热惊厥病史，应及早给予处置。退热处置后 30 分钟 ~1 小时复测体温，并随时注意有无新的症状或体征出现，以防惊厥发生或体温骤降。

4. 补充营养素及水：给予足量的维生素和蛋白质，少食多餐。哺喂婴儿时应有耐心，每次哺喂前须将患儿的头肩部抬高或将患儿抱起，以免食物呛入气管，引发窒息。对于进食确有困难者，可遵医嘱采取静脉补充营养的方式。鼓励患儿多饮水，使呼吸道黏膜湿润，利于痰液的咳出，并有助于黏膜病变的修复，还可预防发热导致的脱水。对于重症患儿，应准确记录 24 小时出入量，严格控制静脉滴注速度，最好使用输液泵，保持液体匀速输入，以免诱发心力衰竭。

5. 密切关注病情变化：具体要点及措施如下。

（1）关注患儿神志、面色、呼吸、心音、心率等的变化。出现烦躁不安、面色苍白、呼吸加快（＞60 次／分）、心率加快（＞180 次／分）、心音低钝、奔马律、肝在短时间内急剧增大，往往是心力衰竭的表现；咳粉红色泡沫样痰，往往是急性肺水肿的表现。如果发现以上异常，应及时报告医生，并减慢输液速度，为患儿摇高床头，给予氧气吸入，准备强心剂、利尿剂，做好抢救准备。

（2）密切关注患儿意识、瞳孔、囟门及肌张力等的变化，若有烦躁、嗜睡、惊厥、昏迷、呼吸不规律、肌张力增高等颅内高压表现，应立即报告医生，与医生共同抢救。

（3）关注患儿有无腹胀症状、肠鸣音是否减弱或消失、呕吐的性质、是否有便血症状等，以便及早发现中毒性肠麻痹及胃肠道出血。

（4）如果患儿病情突然加重，出现剧烈咳嗽、呼吸困难、烦躁不安、面色青紫、胸痛及一侧呼吸运动受限等，提示可能出现了脓胸、脓气胸，应及时报告医生，并配合医生进行胸膜腔穿刺或胸腔闭式引流。

（四）康复与健康指导

指导家长加强患儿的营养，培养患儿良好的饮食和卫生习惯，从小养成锻炼身体的好习惯，经常带患儿进行户外活动，以增强体质、改善呼吸功能。婴幼儿应少去人多的公共场所，尽可能避免接触呼吸道感染的患儿。对于早产，有肺发育不良、营养不良、佝偻病、贫血及先天性心脏病等病史的患儿，应积极治疗，增强抵抗力，减少呼吸道感染的发生。教会家长早期识别及处理呼吸道感染的方法，使患儿在疾病早期就能得到及时的干预。嘱家长定期带患儿进行健康检查，按时预防接种。

（五）知识延伸

肺康复（pulmonary rehabilitation，PR）也称呼吸康复，是以循证医学为基础，综合多学科内容，为慢性呼吸系统疾病患儿制定的个体化综合干预方案，是儿童慢性呼吸系统疾病管理的核心，旨在改善儿童的呼吸功能、减轻症状、提高日常活动耐力和促进病情趋于稳定。

肺康复的治疗方法主要包括呼吸训练、胸廓放松训练、气道廓清技术、运动训练等。

1. 呼吸训练：如缩唇呼吸、腹式呼吸等。

（1）缩唇呼吸：指导患儿用鼻子吸气，屏息1~2秒，然后将嘴唇缩成口哨状，吸气与呼气的时间比为1：2或1：3。对于不太会缩唇呼吸的患儿，可以选用替代方法，如吹气球、吹口哨等。

（2）腹式呼吸：患儿取卧位时可在两膝下垫软枕，取坐位时身体稍前倾，全身肌肉（包括紧张的辅助呼吸肌群）放松。操作者一手按在患儿的上腹部，指导患儿在呼气时腹部下沉，该手稍微加压用力，以进一步增加患儿的腹压，促使膈肌上抬，吸气时用上腹部对抗该手的压力，徐徐隆起。

以上两种呼吸训练每天坚持做2~3次，每次5~10分钟，具体时间根据患儿的耐受程度来决定。对于配合度高的患儿，可以将缩唇呼吸和腹式呼吸两种训练结合起来。

2. 胸廓放松训练：如呼吸体操等。换气运动和身体运动，特别是躯干和上肢的组合运动称为呼吸体操。胸廓放松训练的目的是放松全身，特别是放松呼吸辅助肌；帮助患儿获得和维持良好姿势，维持和改善胸廓运动范围，改善胸廓活动性；维持和改善全身耐力，起到精神支持的作用。训练前应确认患儿能用鼻吸气，尽可能在清洁、安静的室内训练，如果患儿有痰，应先进行排痰。

3. 气道廓清技术（ACT）：如胸部叩击、体位引流、高频胸壁振荡（high frequency

chest wall oscillation，HFCWO）等。高频胸壁振荡是使用紧贴式充气背心压迫患儿胸壁，通过调节与背心连接的气体脉冲发生器，提供间歇正压气流，引起气道内气流的"振荡"的技术，通常以5~20Hz的频率压迫胸壁。气道内气流的"振荡"可使气流速度瞬间改变，增强气道壁剪切力，提高气道廓清力。

4.运动训练：如行走、上下楼梯、慢跑等。

（廖柳红）

参考文献

［1］崔焱，张玉侠．儿科护理学［M］．7版．北京：人民卫生出版社，2021：245-250.

［2］中华人民共和国国家健康委员会，国家中医药局．儿童社区获得性肺炎诊疗规范（2019年版）［J］．中华临床感染病杂志，2019，12（1）：6-13.

［3］王爽，王雪峰，张月馨，等．1285例病毒性肺炎患儿病原分布特征及其与中医证型的关系［J］．辽宁中医杂志，2024，51（6）：127-130，226.

［4］王爽，王雪峰，李娜，等．1788例社区获得性肺炎非细菌性病原体分布特征分析［J］．中国当代儿科杂志，2023，25（6）：633-638.

［5］杨海洺．儿童重症肺炎的危险因素、病原体感染情况及mHLA-DR、IL-10水平研究［J］．四川生理科学杂志，2023，45（8）：1491-1493，1496.

［6］孙琨，沈颖，黄国英．小儿内科学［M］．6版．北京：人民卫生出版社，2022：219-226.

［7］常洁，韩志英．儿童肺康复治疗方法的合理应用［J］．中国实用儿科杂志，2021，36（3）：199-201，226.

［8］付韵雪，蔡晓唐，黄敏．儿童呼吸康复的治疗措施与技巧［J］．中国实用儿科杂志，2024，39（8）：579-582.

第六节 小儿惊厥

惊厥（convulsion）是小儿较常见的中枢神经系统器质性或功能性异常导致的紧急症状，是在多种因素的作用下神经元功能紊乱引起脑细胞突然异常放电所致的全身或局部肌肉不自主收缩，伴或不伴发热，常伴有意识障碍。大约4%的儿童在15岁以前至少有1次惊厥发作，其中近半数为热性惊厥。新生儿的发病率为1‰~5‰。

热性惊厥（febrile convulsion，FC）是指发热初起时或在体温快速上升期出现的惊厥（排除了颅内感染或其他原因引起的惊厥，既往没有无热发作史）。热性惊厥可分为单纯型和复杂型两类。热性惊厥具有年龄依赖性，多见于 6 个月 ~5 岁的儿童，发病年龄高峰为出生后 18 个月，患病率为 3%~5%。热性惊厥多病程短且为自限性，若发作超过 10 分钟应送急诊。

一、小儿惊厥的基本知识

（一）病因

小儿惊厥的病因可分为感染性病因与非感染性病因两大类。

1.感染性病因：主要包括颅内感染及颅外感染。

（1）颅内感染：如各种细菌、病毒、原虫、真菌等引起的脑膜炎、脑炎及脑脓肿。

（2）颅外感染：各种感染造成的中毒性脑病、破伤风、瑞氏综合征（Reye syndrome）等可导致惊厥，以热性惊厥最为常见。

2.非感染性病因：主要包括颅内疾病及颅外（全身性）疾病。

①颅内疾病：如新生儿窒息、缺氧缺血性脑病、癫痫、颅脑畸形、颅内占位性病变、神经系统遗传病、自身免疫性脑病等。

②颅外（全身性）疾病：如急性中毒、代谢紊乱、心脏病、肾脏病等。

（二）临床表现

小儿惊厥主要表现为突然发生的全身性或局部肌群强直或阵挛性抽动，常伴有不同程度的意识改变。惊厥发作大多在数秒或数分钟内停止，严重者可持续数十分钟或反复发作。惊厥停止后患儿大多可入睡。新生儿惊厥发作不典型，称为轻微发作，表现为凝视、斜视、眨眼运动，面肌抽动似咀嚼、吸吮动作，单一肢体震颤、固定，或四肢踩踏板样、划船样运动，以及呼吸暂停等。

（三）辅助检查

1.实验室检查：血、尿、粪常规；血液生化检查，如血糖、乳酸、血气分析、电解质、肝功能、肾功能等。怀疑颅内感染者需完善脑脊液常规、生化及病原学检查。

2.影像学检查：所有惊厥患儿应做脑电图检查。怀疑颅内出血、占位性病变和颅脑畸形者可做头颅 CT 及 MRI 检查。头颅 B 超适用于前囟未闭的婴儿，对脑室内出血、脑积水有诊断价值。

（四）治疗方法

治疗原则：稳定生命体征，控制惊厥发作，解除惊厥病因，预防惊厥复发。

1.镇静止惊：具体用药如下。

（1）苯二氮䓬类：该类药是控制惊厥的首选药。常用药物为地西泮及咪达唑仑。地西泮用量为 0.15~0.2mg/kg，最大用量为 10mg，缓慢静脉注射，推注速度为 1~2mg/分，禁肌内注射；咪达唑仑用量为 0.2mg/kg，最大用量为 10mg，可静脉注射或肌内注射或滴鼻。必要时经过 5~10 分钟可重复应用。过量使用可致呼吸抑制、血压降低。

（2）苯巴比妥钠：该药肌内注射吸收较慢，不适用于急救。该药的负荷量为 10mg/kg，静脉注射，速度 < 25mg/分。维持剂量为 3~5mg/（kg•d），分 2 次使用。该药作为治疗新生儿惊厥的一线药物，优先推荐静脉注射，负荷量为 20mg/kg，对于单次负荷量不能控制的惊厥，半小时后可按照 10~20mg/（kg•次）追加，总负荷量不超过 40mg/kg。

（3）10% 水合氯醛：每次 0.5mL/kg（50mg/kg），稀释至 3% 灌肠。

2.对症治疗：高热者予以降温，维持内环境稳定。

3.病因治疗：针对惊厥的不同病因采取相应治疗措施。

二、小儿惊厥的护理

（一）护理评估

1.健康史：详细询问患儿的发病情况，了解有无抽搐史、发病前是否有呼吸道感染的情况；询问患儿出生时是否足月顺产，有无窒息史；询问患儿出生后是否按时接种疫苗；询问患儿生长发育是否正常，家庭成员是否有呼吸道疾病病史。

2.身体状况：评估患儿有无发热、呕吐等情况；体温升高的程度、热型；呕吐的方式及呕吐物性状；有无呼吸增快、心率增快、缺氧等问题；有无循环系统、神经系统、呼吸系统受累的临床表现。评估血常规、病原学检查等的结果。

3.心理 – 社会状况：了解患儿既往是否有住院的经历，家庭经济情况如何，以及父母的文化程度、对惊厥的认识程度等。评估患儿是否因环境陌生而产生焦虑和恐惧情绪，是否有哭闹、易激惹等表现。评估家长的心理状态，是否因患儿惊厥发作、缺乏专业知识等产生恐惧和焦虑情绪。

（二）常见护理诊断及问题

1. 有误吸的风险：与意识障碍、咳嗽反射减弱有关。

2. 有受伤的风险：与意识障碍、惊厥导致不能自主控制有关。

3. 体温过高：与感染有关。

4. 潜在并发症：脑水肿、酸中毒等。

5. 焦虑或恐惧：与家长担心患儿病情、无法应对惊厥发作有关。

（三）护理要点及措施

1. 气道管理：惊厥发作时将患儿摆放至平卧位，头偏向一侧（呕吐者可侧卧），解开衣领，及时清除呼吸道内的分泌物及呕吐物，必要时给予氧气吸入。若惊厥停止后自主呼吸未恢复，应进行人工呼吸。备好吸引器、气管插管等急救用物。

2. 预防受伤：就地抢救，专人守护，预防受伤。移开周围可能伤害患儿的物品，不可强行移动患儿或强力按压及约束肢体，不可将物品塞入患儿口中或强力撬开紧闭的牙关，惊厥发作未超过 5 分钟可待其自行停止。关注患儿的生命体征、行为，以及惊厥发作的类型和持续时间等。指导患儿及其家长避开诱发惊厥的因素，如闪烁的灯光、睡眠不足、活动过度等。

3. 心理护理：在患儿惊厥发作时允许家长陪伴；指导患儿家长掌握惊厥发作的急救处理（如正确摆放体位、保障安全、保持气道通畅等）技能；讲解惊厥的病因、治疗、预后等知识。评估患儿家长焦虑及恐惧的程度，帮助其减轻心理压力，掌握获取支持和资源的方法。

（四）康复与健康指导

1. 护理人员应做好患儿的病情观察，准备好急救物品，教会家长正确使用退热方法，提高家长的急救技能。

2. 护理人员应注意指导家长加强患儿营养，增加体育锻炼时间，做好基础护理。

3. 护理人员应向家长详细交代患儿的病情，以及引起惊厥的病因和诱因，指导家长掌握预防惊厥的方法。

（廖柳红）

参考文献

［1］崔焱，张玉侠.儿科护理学［M］.7版.北京：人民卫生出版社，2021：439-440.

［2］中华医学会儿科学分会新生儿学组，中华儿科杂志编辑委员会.新生儿惊厥临床管理专家共识（2022版）［J］.中华儿科杂志，2022，60（11）：1127-1133.

［3］中华医学会儿科学分会神经学组.热性惊厥诊断治疗与管理专家共识（2017实用版）［J］.中华实用儿科临床杂志，2017，32（18）：1379-1382.

［4］王天有，申昆玲，沈颖.诸福棠实用儿科学［M］.9版.北京：人民卫生出版社，2022：2408-2410，2945-2950.

［5］儿童癫痫持续状态协作组.儿童癫痫持续状态诊断治疗的中国专家共识（2022）［J］.癫痫杂志，2022，8（5）：383-389.

第七节　小儿急性喉炎

小儿急性喉炎（acute laryngitis in children）是小儿呼吸道感染性疾病之一，是喉部黏膜的急性弥漫性炎症，多发于冬春季节，以6个月~3岁的婴幼儿为多见。

小儿急性喉炎由病毒感染或细菌感染引起，以病毒感染为主，常继发于上呼吸道感染，也可继发于某些急性传染病，如流行性感冒、麻疹、百日咳等。由于小儿喉腔较成人喉腔狭窄，软骨较软，黏膜下血管及淋巴管丰富，发生急性喉炎时可引起喉头水肿，进而出现喉梗阻，甚至导致窒息，因此小儿急性喉炎被列为儿科急症之一。

一、小儿急性喉炎的基本知识

（一）临床表现

1.起病急，症状重：白天症状轻，夜间入睡后症状加重。白天可无明显症状，或出现类似于普通感冒的症状，夜间入睡后喉部肌肉松弛，分泌物阻塞，易导致症状加重，患儿可表现为因呼吸不畅而突然坐起、哭闹不止等。

2.犬吠样咳嗽：犬吠样咳嗽是急性喉炎的特征性表现。急性喉炎患儿的咳嗽声与普通感冒患儿的咳嗽声不同，急性喉炎患儿的咳嗽声呈"空空空"样或"打空腔"样，有时类似于小狗的叫声。

3.声音嘶哑：声音嘶哑是急性喉炎的主要症状，轻者声音沙哑，重者发不出声音。

4.吸气性喉鸣及呼吸困难：急性喉炎会引起咽喉部严重充血水肿，进而导致气道梗阻。患儿吸气时可出现类似于"吹哨子"或"公鸡打鸣"的喉鸣音。

5.三凹征：呼吸困难严重者可出现三凹征（即吸气时胸骨上窝、锁骨上窝、肋间隙凹陷），患儿可出现烦躁不安、面色苍白、口唇发绀、心率加快等问题。

6.发热：部分患儿可有不同程度的发热，多数为轻中度发热，高热较为少见。

（二）辅助检查

1.常规实验室检查：病毒感染者白细胞大多正常或降低，细菌感染者白细胞总数及中性粒细胞常增高，并有核左移，胞浆中可见中毒颗粒。细菌感染者C反应蛋白升高，非细菌感染时C反应蛋白上升不明显。降钙素原升高是判断细菌感染的重要指标，但仍有其局限性，轻度细菌感染者降钙素原可正常。

2.病原学检查：采集咽拭子或鼻咽拭子样本应用核酸检测法明确病原体。

（三）治疗方法

常用治疗方法为保持呼吸道通畅，控制感染，应用肾上腺素、糖皮质激素，对症治疗，气管插管。

1.保持呼吸道通畅：雾化吸入、吸氧，消除黏膜水肿。

2.控制感染：包括抗病毒药物和抗菌药物，如考虑为细菌感染，及时给予抗菌药物治疗，如青霉素、大环内酯类或头孢菌素类等。

3.应用肾上腺素、糖皮质激素：肾上腺素可激动气管平滑肌的 β_2 受体，缓解支气管痉挛，改善喉炎患儿的通气情况。此外，肾上腺素通过激动气道黏膜的 α 受体可收缩血管，降低血管通透性，减轻喉部炎症。虽然国内外有文献建议给予急性喉炎者雾化肾上腺素治疗，以减轻喉炎症状，但目前我国尚无肾上腺素的雾化剂型，临床上注意谨慎使用；密切关注患儿用药后的症状，做好医疗急救措施。糖皮质激素具有较强的抗炎作用，可减轻喉黏膜水肿及炎症反应，可用于治疗急性喉炎，且大多数患儿预后较好。

4.对症治疗：对于烦躁不安的患儿，及时给予镇静治疗；痰多者给予化痰药物治疗；对于发热的患儿，及时给予退热等对症支持治疗；不宜使用氯丙嗪和吗啡。

5.气管插管：经上述处理仍有严重缺氧征象或有Ⅲ度以上喉梗阻者应立即进行气管插管，给予呼吸机辅助通气治疗，必要时行气管切开。

二、小儿急性喉炎的护理

（一）护理评估

1.健康史：询问患儿近几日有无受寒、有无上呼吸道感染病史，既往有无喉炎病史，是否营养不良。

2.身体状况：评估患儿有无发热，有无面色、意识状态的改变，有无气促、三凹征等呼吸困难的表现，注意患儿咳嗽的声调，注意有无声音嘶哑、喉鸣、犬吠样咳嗽。

3.心理－社会状况：评估患儿及其家长的心理状况，对喉炎的了解程度，是否因病情发展快、出现呼吸困难而感到焦虑、恐惧，注意告知家长该病的治疗方法及预后。

（二）常见护理诊断及问题

1.低效性呼吸形态：与喉头水肿有关。

2.有窒息危险：与喉梗阻有关。

3.体温过高：与感染有关。

（三）护理要点及措施

1.改善呼吸功能，保持呼吸道通畅。

（1）雾化吸入的护理：雾化吸入能够湿化呼吸道黏膜，促进黏稠痰液排出，并使药物直接作用于局部黏膜，起到治疗作用。雾化吸入可以迅速消除喉头水肿，恢复呼吸道通畅。雾化吸入后应指导家长将手背呈弓形自下而上、由外向内轻轻叩打患儿背部，变换体位，促进痰液及时排出。雾化过程中要注意观察患儿的面色、呼吸状况，若发现异常应立即停止雾化吸入，必要时吸氧、吸痰，通知医生对症处理。

（2）吸氧的护理：严密观察患儿的病情变化，尤其是呼吸的变化情况。熟练掌握阻塞性呼吸困难的分度，对活动或哭闹时伴有喉喘鸣、鼻翼扇动，且吸气时出现轻度三凹征的患儿给予鼻导管吸氧治疗。

（3）密切关注病情变化：注意观察患儿的精神、面色变化，监测呼吸、脉搏、体温、血压等。若患儿突然出现烦躁不安、呼吸急促、心跳加快、血压增高等情况，及时通知医生，尽快行气管插管，同时做好呼吸机辅助通气的护理。

2.维持正常体温，促进患儿舒适。

（1）密切监测体温变化：患儿体温低于38.5℃时，给予物理降温；体温高于38.5℃时，告知医生并给予物理降温或药物降温，并于30分钟后观察疗效。患儿出汗较多时指导家属及时更换汗湿的衣物，保持皮肤清洁干燥，加强口腔护理，指导患儿多饮水，必要时给予静脉补液。

（2）饮食护理：由于患儿咽部不适、烦躁哭闹，往往拒绝进食或进食少，应向家长讲明进食的重要性，帮助家长选择易消化、营养丰富的流质或半流质饮食，避免吃刺激性或粗硬性食物，注意为患儿补充足量的营养物质和水，注意缓慢进食，避免发生呛咳。

（3）保证充分休息：注意保证患儿能够充分地休息，尽可能将所有检查及治疗集中进行，以免打扰患儿休息。

（4）用药护理：遵医嘱给予肾上腺素、糖皮质激素和抗生素等药物应用，注意观察用药效果及不良反应。一般情况下不使用镇静剂，若患儿过于烦躁，遵医嘱给予异丙嗪，以起到镇静和减轻喉头水肿的作用。避免使用氯丙嗪，以免使喉头肌肉松弛，加重呼吸困难。

（四）健康指导

1.鼓励孩子平时加强户外活动，增强体质，按时预防接种，提高抵抗力。

2.注意气候变化，及时增减衣物，避免着凉。

3.保持室内温度、湿度适宜，定时开窗通风，保持空气清新。

4.避免在流行性感冒流行期间去人多的公共场合，以免交叉感染。

5.保持生活规律，保证充足的睡眠时间，饮食上注意营养均衡。

6.在孩子患病期间，家长应密切观察孩子症状的变化情况，特别是在夜间入睡后，如果孩子出现呼吸困难、喘息声重、口唇发绀等情况，应立即就医。

（五）知识延伸

喉梗阻分度：根据吸气性呼吸困难的轻重程度，可将喉梗阻分为以下四度。

Ⅰ度：活动后出现吸气性喉鸣和呼吸困难，肺部听诊呼吸音及心率无改变。

Ⅱ度：安静时亦出现喉鸣和吸气性呼吸困难，肺部听诊可闻及喉传导音或管状呼吸音，心率加快。

Ⅲ度：除上述喉梗阻症状外，可因缺氧而出现烦躁不安、口唇及指（趾）发绀、双目圆睁、惊恐万状、头面部出汗，肺部听诊呼吸音明显降低，心率快，心音低钝。

Ⅳ度：渐显衰竭，进入昏睡状态，由于无力呼吸三凹征可不明显，面色苍白发灰，肺部听诊呼吸音几乎消失，仅有气管传导音，心律不齐，心音钝、弱。

（廖柳红）

参考文献

[1] 王卫平, 孙锟, 常立文. 儿科学 [M]. 9版. 北京: 人民卫生出版社, 2018: 242-243.

[2] 陈向坚, 周明建, 郑英英. 肾上腺素联合布地奈德雾化吸入治疗小儿急性喉炎临床分析 [J]. 吉林医学, 2022, 43 (1): 220-222.

[3] Tapiainen T, Aittoniemi J, Immonen J, et al. Finnish guidelines for the treatment of laryngitis, wheezing bronchitis and bronchiolitis in children [J]. Acta Paediatr, 2016, 105 (1): 44-49.

[4] 中国医师协会急诊医师分会, 中国人民解放军急救医学专业委员会, 北京急诊医学学会, 等. 雾化吸入疗法急诊临床应用专家共识 (2018) [J]. 中国急救医学, 2018, 38 (7): 565-574.

第八节 新生儿黄疸

一、新生儿黄疸的基本知识

(一) 定义

1. 生理性黄疸: 在新生儿早期, 由于胆红素代谢的特点, 血清未结合胆红素会增高到一定范围内, 引起新生儿黄疸, 这是新生儿正常发育过程中发生的一过性胆红素血症 (transient bilirubinemia)。由于新生儿毛细血管丰富, 血清总胆红素 (serum total bilirubin) > 85μmol/L (5mg/dL) 时才可使人察觉皮肤黄染。足月儿约有 50% 可见黄疸, 早产儿约有 80% 可见黄疸。

2. 病理性黄疸 (pathological jaundice): 分为高未结合胆红素血症和高结合胆红素血症。引起病理性黄疸的主要原因有新生儿溶血症、新生儿肝炎、新生儿败血症、胆道闭锁、母乳性黄疸、遗传性疾病及药物性黄疸等。

(二) 临床表现

1. 生理性黄疸: 多数新生儿在出生后 2~3 天出现生理性黄疸, 在出生后 4~7 天黄疸明显, 出生后 10~14 天黄疸消退, 早产儿黄疸可持续 3~4 周, 一般状况良好。

2. 病理性黄疸: 临床表现如下。

（1）黄疸在生后 24 小时内出现。

（2）黄疸程度重。

（3）黄疸持续时间长（足月儿＞2 周，早产儿＞4 周）。

（4）黄疸退而复现。

（5）血清结合胆红素＞34μmol/L（2mg/dL）。

（三）黄疸分级

可使用黄疸头尾法判断黄疸分级。该法将全身皮肤分为 5 个区域：面部、头部为区域 1，躯干上部为区域 2，躯干下部、大腿为区域 3，膝盖以下为区域 4，手掌、脚掌为区域 5。各区域对应的胆红素范围及临床表现见表 5。

表 5　黄疸头尾法

皮肤分区	胆红素范围	临床表现
区域 1（面部、头部）	70~100μmol/L（4~6mg/dL）	仅面部黄染，属轻度黄疸
区域 2（躯干上部）	100~150μmol/L（6~9mg/dL）	黄疸蔓延至胸部，需密切观察
区域 3（躯干下部、大腿）	140~200μmol/L（8~12mg/dL）	黄疸达腹部，可能需要干预
区域 4（膝盖以下）	190~250μmol/L（11~15mg/dL）	四肢黄染明显，提示重度黄疸
区域 5（手掌、脚掌）	>250μmol/L（>15mg/dL）	手脚心黄染，需要紧急医疗干预

（四）辅助检查

1.实验室检查：具体项目如下。

（1）血清总胆红素的测定：目前在新生儿黄疸的风险评估及处理上均将血清总胆红素作为参考值，血清总胆红素数值是诊断高胆红素血症的金标准。

（2）经皮胆红素（TCB）水平的测定：该测定系无创性检查，可动态监测胆红素水平的变化，以减少有创穿刺的次数。

2.影像学检查：包括腹部超声、CT 等，可用于鉴别黄疸类型，明确梗阻位置及程度。

（五）治疗方法

1.光照疗法（光疗）：光源可选择蓝光（波长 425~475nm）、白光（波长 550~600nm），光疗设备可采用光疗箱、荧光灯、LED 灯和光纤毯，光疗方法有单面光疗和双面光疗，光疗的效果与暴露面积、光照强度及光照持续时间有关，胆红素水平接近换血标准时建议采用持续强光疗。

2.换血：胎龄35周的晚期早产儿和足月儿换血可参照美国儿科学会（AAP）推荐的参考标准进行。

二、新生儿黄疸的护理

（一）护理评估

1.观察全身皮肤情况，定时监测胆红素。

2.监测生命体征，注意体温、心率、呼吸变化及有无出血倾向等。

3.关注神经系统表现：主要关注患儿哭声的高低，以及吸吮力、肌张力等的情况。

4.关注大小便情况：记录大小便次数、量及性质，如果胎粪延迟排泄，应予以灌肠，促进大便及胆红素的排泄。

（二）护理要点及措施

1.遵医嘱采集相应的血液标本，及时送检。

2.进行蓝光治疗时，注意保护患儿的眼睛、会阴部皮肤，充分暴露治疗部位皮肤，密切关注患儿有无发热、腹泻、起皮疹、抽搐等不良反应。注意调节蓝光灯管的亮度，及时更换灯管。注意维持稳定、适宜的箱温。

3.观察患儿眉间、腹股沟区等遮盖部位皮肤的黄染程度，监测胆红素水平，评估黄疸消退情况。

4.严格遵医嘱给予补充液体及药物治疗，注意黄疸患儿药物输注的顺序，应先碱化血液再输入白蛋白并观察有无不良反应，及时报告医生。注意耐心喂养，保证患儿的营养供给，保持患儿排便通畅，必要时喂水。

5.严密监测患儿的体温、脉搏、呼吸，关注患儿黄疸、水肿、嗜睡等表现的变化，患儿出现心力衰竭、呼吸衰竭或惊厥时，分别按有关护理常规进行护理操作。

6.加强基础护理，及时更换尿布，做好臀部护理；每天沐浴1次，保持患儿清洁舒适；及时清除呕吐物、汗渍等；做好眼部护理；每2小时翻身1次，避免压疮发生；每周剪指甲，并戴保护手脚套保护四肢肢端，预防抓伤。

7.每日做好蓝光箱的清洁、消毒工作，结束蓝光治疗后，做好终末处理，加强洗手意识。

（李谨轩）

参考文献

[1] 邵肖梅，叶鸿瑁，丘小汕. 实用新生儿学 [M]. 5版. 北京：人民卫生出版社，2019：446-479.

[2] 张玉侠，实用新生儿护理学 [M]. 北京：人民卫生出版社，2015：393-413.

[3] 霍怡萱，彭程，侯新琳，等. 美国儿科学会新生儿高胆红素血症临床指南修订：胎龄35周及以上新生儿高胆红素血症的管理 [J]. 中华新生儿科杂志，2023，38（9）：513-524.

第九节　新生儿坏死性小肠结肠炎

一、新生儿坏死性小肠结肠炎的基本知识

（一）定义

坏死性小肠结肠炎（necrotizing enterocolits，NEC）是新生儿期的严重胃肠道急症，其发病率和死亡率随胎龄和体重的增加而减少。相关研究表明，该病在我国的病死率为10%~50%；美国体重＜1500g的早产儿发病率为2%~5%，足月儿的病死率约为5%，体重＜1000g的早产儿病死率可高达50%。

（二）临床表现

坏死性小肠结肠炎的临床表现轻重差异很大，既可表现为全身非特异性败血症症状，也可表现为典型胃肠道症状，比如腹胀、呕吐、腹泻或便血三联征。

1. 腹胀：一般最早出现且持续存在。一般先出现胃潴留增加，很快发展为全腹膨胀、肠鸣音减弱，但也有少数患儿不出现腹胀，尤其是有些早产儿早期腹胀的表现不明显，以呼吸暂停、反应差等全身感染中毒症状为主要表现。

2. 呕吐：呕吐物先为奶液，后逐渐出现胆汁样或咖啡样物。

3. 腹泻或便血：出现较晚，可表现为黑便或鲜血便。

4. 其他表现：可有呼吸暂停、心动过缓、嗜睡、休克等感染中毒症状。

（三）辅助检查

1. 血液检查：白细胞异常升高或降低；C反应蛋白虽对早期诊断的敏感性较差，

但若持续升高提示病情严重；如伴有难以纠正的酸中毒和严重的电解质紊乱，提示存在败血症和肠坏死。

2. 炎症标志物：近年来国内外开展了有关坏死性小肠结肠炎炎症标志物的研究，试图通过检测外周血或粪便中的炎症标志物，达到早期发现和诊断坏死性小肠结肠炎的目的。

3. X线检查：在起病 48~72 小时期间每隔 6~8 小时复查一次。非特异性表现包括肠管扩张、肠壁增厚和腹水等。X线检查对坏死性小肠结肠炎的诊断有较高的特异性，但敏感性低，阴性预测值低。具有确诊意义的表现主要包括以下 4 种。

（1）肠壁间积气。

（2）黏膜下"气泡征"。

（3）门静脉积气。

（4）气腹征（提示肠坏死穿孔）。

4. B超检查：腹部动态实时超声已成为明确坏死性小肠结肠炎诊断的常用技术，与X线平片相比，其主要优点在于可描绘腹水、肠壁厚度和肠壁灌注。基于疾病的发展特点，可每 6~24 小时进行动态评估调整，经腹多切面扫查腹腔，动态观察肠管形态、肠壁回声，重点观察肠壁是否增厚（正常新生儿小肠壁厚度 < 3mm），肠壁黏膜下或浆膜下是否有气体回声，门静脉是否有积气等征象。

（四）Bell 分期

1. 可疑期坏死性小肠结肠炎：Bell Ⅰ期，无明显表现，可能出现一些饮食、睡眠异常，可能有腹部拒按的表现。

2. 确诊期坏死性小肠结肠炎：Bell ⅡA 期、ⅡB 期。

（1）Bell ⅡA 期：全身症状明显，循环不稳定，出现腹部体征，炎症指标升高，腹部X线片可见肠管扩张、固定肠袢、肠壁积气。

（2）Bell ⅡB 期：胃肠道表现包括有确切的腹部压痛、腹壁蜂窝织炎、右下腹包块等。

3. 进展期坏死性小肠结肠炎：Bell Ⅲ期，全身感染中毒症状，全腹膜炎体征，诊断后 24~48 小时可发生穿孔。

（五）治疗方法

1. 非手术治疗：早期发现、早期治疗，禁食，并给予双怀疑抗生素治疗（头孢四烯类药物 + 抗氧化药物）。

2. 手术治疗：如果出现病情恶化、肠道穿孔或坏死等严重情况，应及时进行手术治疗，如肠切除、结肠造瘘等。

（六）并发症

1. 肠穿孔：可导致腹内感染、脓毒症等严重后果。

2. 消化道短肠综合征：坏死性小肠结肠炎患儿接受肠切除等手术治疗后可能会出现消化功能障碍。

3. 肝功能不全：坏死性小肠结肠炎患儿常伴有肝功能异常，需及时监测和处理。

二、新生儿坏死性小肠结肠炎的护理

（一）预防与护理

1. 坚持母乳喂养：经过充分母乳喂养后的小儿患坏死性小肠结肠炎的风险较低。

2. 注意保暖：保持室温适宜，避免小儿感冒，降低疾病发生的概率。

3. 早期发现和治疗：如果小儿出现呕吐、腹泻等症状，应及时就医。

（二）护理措施

1. 一般护理：具体措施如下。

（1）按消化道隔离护理常规进行。接触患儿前后应严格洗手。

（2）加强口腔护理，因该病患儿禁食时间较长，保持口腔清洁、舒适及预防口腔黏膜感染尤为重要。

（3）由于患儿禁食时间长，常饥饿性哭闹，因此应加强皮肤护理，应使用水胶体敷料保护双足，预防局部皮肤破损。

2. 饮食护理：腹胀消失，大便潜血试验（－），临床一般情况好转，可开始恢复饮食，先试喂温开水 1~2 次，3~5mL/次，再试喂 5% 葡萄糖水 1~2 次，3~5mL/次，如果无呕吐、腹胀，无胃潴留或潴留＜2mL，可改为母乳喂养，或母乳与配方奶 1：1 喂养，从 5mL 开始逐渐少量添加。每次喂奶前回抽胃内容物，如果胃潴留＞2mL，应暂停喂奶。如果患儿进食后又发生呕吐、腹胀或胃潴留＞2mL，应再次禁食至症状消失，而后重新进行上述处理。

3. 输液护理：保持静脉通道通畅，确保营养物质和液体的供给。

4. 对症处理：具体措施如下。

（1）关注有无消化道症状与体征，如腹胀、呕吐、腹泻和便血等。

①禁食、持续胃肠减压：临床上如怀疑新生儿患有坏死性小肠结肠炎，均应禁食。该病患儿一般禁食 7~14 天，最长可达 21 天。胃肠减压时注意观察引流物的颜色及量，每 2~3 小时用 5~10mL 空针抽空胃内容物，以了解胃潴留情况，防止胃肠道穿孔。

②关注呕吐、腹胀情况：注意记录患儿呕吐的次数，以及呕吐物的量、颜色、性状。常见呕吐物为带胆汁的黏液、咖啡渣样物，重症患儿可呕吐黄色粪汁。在关注患儿是否有腹胀症状的同时，还应关注腹部体征，比如腹壁是否发红、发硬，腹部肌张力是否增高等，为外科治疗提供依据。

③关注腹泻、便血情况：患儿大多先出现水样便，腹泻次数不等。血便可以是肉眼血便或镜下血便，可为果酱样便或者黑便。一旦考虑坏死性小肠结肠炎可能，应采集大便标本送大便潜血检验。

（2）观察有无外科手术指征：具体如下。

①腹部 X 线片有气腹征者，提示有胃肠道穿孔，应立即进行手术治疗。

②若腹膜炎症状、体征明显，比如腹部肌张力增高，腹壁明显红肿、发硬等，应考虑手术治疗。

③若经内科积极保守治疗，病情无好转，或休克、酸中毒不能纠正，应进行外科手术治疗。

（李谨轩）

参考文献

［1］邵肖梅，叶鸿瑁，丘小汕.实用新生儿学［M］.5 版.北京：人民卫生出版社，2019：632-640.

［2］张玉侠，实用新生儿护理学［M］.北京：人民卫生出版社，2015：320-323.

［3］中国医师协会新生儿科医师分会循证专业委员会.新生儿坏死性小肠结肠炎临床诊疗指南（2020）［J］.中国当代儿科杂志，2021，23（1）：1-11.

第十一章　眼科常见疾病护理

第一节　近视

眼球是一个精密的复合光学系统，光线进入眼内，通过各屈光间质后发生折射，在视网膜上形成一个倒立缩小实像的生理功能称为屈光。若平行光线不能聚焦于黄斑中心凹处，则形成的像不清晰，此时的屈光状态为非正视状态，称为屈光不正（refraction error）。屈光不正包括近视、远视和散光。正视眼的临床屈光度标准为 –0.25D~+0.50D，偏离此范围的屈光状态即为屈光不正。

一、近视的基本知识

近视（myopia）是指在眼调节静止状态下，外界平行光线经过眼的屈光系统后，聚焦于视网膜之前的屈光状态，近视眼的远点在眼前某一点。

（一）分类

1.根据功能分类：包括单纯性近视、病理性近视。

（1）单纯性近视：多起自青春期，且随发育停止而渐趋稳定。主要特点为远距视物模糊，近距视力好，近视度数一般在 –6.00D 以内，进展缓慢。眼底一般无病理性改变，用适当的镜片可将视力矫正至正常。

（2）病理性近视：幼年即出现，持续进行性加深且发展快，成年后仍在进展，一般近视度数高于 –6.00D，多数人的近视度数高于 –10.00D。主要特点为远视力差，伴有夜间视力差、飞蚊症、闪光感等。眼轴明显延长，眼底出现一系列病理变化，如豹纹状眼底、漆裂纹、视网膜变性等。远视力矫正常低于 1.0。

2.根据屈光成分分类：包括屈光性近视、轴性近视。

（1）屈光性近视：主要由于角膜或晶状体曲率过大，眼的屈光力超出正常范围，而眼轴长度在正常范围内。

（2）轴性近视：眼轴长度超出正常范围，角膜和晶状体曲率在正常范围内。

3. 根据近视程度分类：包括轻度近视、中度近视、高度近视。

（1）轻度近视：近视度数 ≤ −3.00D。

（2）中度近视：近视度数为 −3.25D～−6.00D。

（3）高度近视：近视度数 > −6.00D。

4. 根据调节作用参与分类：包括假性近视、真性近视、混合性近视。

（1）假性近视：由于持续性调节痉挛，使正视眼或远视眼出现一时性近视现象，用睫状肌麻痹剂散瞳后检查则近视消失，表现为正视或远视。假性近视常是近视发生、发展的初期阶段。

（2）真性近视：指散瞳后检查，近视屈光度数未降低或降低度数 < 0.50D。

（3）混合性近视：指散瞳后检查，近视屈光度数降低超过 0.50D，但未恢复为正视。

（二）临床表现

1. 视力下降：远视力下降，近视力正常，近视度数越高远视力越差。近视患者为了提高远视力常习惯性眯眼和皱眉以产生针孔效应。

2. 视疲劳：过度用眼的近视患者可出现眼干、异物感，伴有眼皮沉重、眼痛、头痛等现象，常见于屈光参差、过度用眼或全身状况不佳的患者。

3. 眼位偏斜：视近时不用调节或少用调节，导致集合功能相应减弱，发生眼位的变化，多表现为外隐斜或外斜视。

4. 飞蚊症：玻璃体液化、混浊可导致飞蚊症。

5. 眼球突出：眼球前后径变长，使眼球向前突出，多见于高度近视眼。

6. 眼底改变：主要见于高度近视，由眼轴延长所致，眼轴越长，眼底病变范围越广，程度越重。临床表现为后巩膜葡萄肿、豹纹状眼底、弧形斑、黄斑部色素紊乱、变性、萎缩、出血，以及周边视网膜变性，常见的有格子样变性、囊样变性等，若出现视网膜裂孔可致视网膜脱离。

7. 并发症：常见并发症有视网膜脱离、青光眼、白内障等。

（三）辅助检查

1. 常规检查：一般身体情况检查等。

2. 专科检查：具体内容如下。

（1）视力检查，包括远视力、近视力检查。

（2）裂隙灯检查、眼底检查、眼压测量等。

（3）医学验光，包括客观验光和主觉验光。常用的客观验光法包括检影法、自动验光仪法。常用的主觉验光法包括插片验光法、雾视法、红绿双色法、散光表法和交叉柱镜法。综合验光仪的应用使验光更准确和方便。验光不仅是为了看得清楚，更重要的是为了获得持久舒适的用眼状态。医学验光的核心是双眼单视功能。

（4）角膜厚度测量、角膜地形图检查、角膜曲率计检查、眼轴长度测量等。

（四）治疗方法

1. 手术治疗：常见的手术方式包括角膜屈光手术、晶状体屈光手术和巩膜屈光手术3种，近视屈光矫正手术主要针对角膜进行矫治。准分子激光屈光矫正手术通过应用准分子激光对角膜表面进行切削，改变角膜表面曲率，达到矫正近视的目的，包括准分子激光屈光性角膜切削术（photorefractive keratectomy，PRK）、准分子激光上皮下角膜磨镶术（laser subepithelial keratomy，LASEK）、机械法准分子激光上皮下角膜磨镶术（epipolis laser in situ keratomileusis，Epi-LASIK）、激光法准分子激光上皮下角膜磨镶术（transepithelial photorefractive keratectomy，TPRK）。近几年飞秒激光的应用使 LASIK 角膜瓣的制作更安全，且角膜瓣厚薄更均匀，疗效更好。飞秒激光小切口角膜基质透镜取出术（femtosecond laser small incision lenticule extraction，SMILE）只有一个 2mm 的手术切口，几乎保留了完整的前弹力层，进一步实现了微创。对于近视度数深、角膜厚度薄不适合进行激光矫正的患者，可考虑有晶状体眼人工晶状体植入手术。

2. 非手术治疗：具体方法如下。

（1）戴框架眼镜：框架眼镜是矫正近视最常用的光学矫正器具，镜片为凹透镜，使用安全、简便且经济，矫正近视的度数原则上以使矫正视力达到 1.0 的最低度数为准。

（2）戴角膜接触镜：角膜接触镜亦称隐形眼镜，不仅适用于严重屈光参差无法耐受普通框架眼镜的患者，而且无棱镜效应，视野较大，特别适用于高度近视及不适合佩戴框架眼镜的特殊职业者。

（3）使用睫状肌麻痹剂：对于假性近视，使用睫状肌麻痹剂松弛调节即可达到矫治目的，常用的睫状肌麻痹剂有 1% 阿托品滴眼液和 0.5% 托吡卡胺滴眼液。

（4）控制近视进展：具体方法如下。

①光学镜片控制：包括角膜塑形镜（OK 镜）、透气硬性隐形眼镜（RGP）和渐进多焦点眼镜。其中，角膜塑形镜控制近视进展的效果较好，但有严格的适应证。渐进

多焦点眼镜仅对内隐斜的近视患者有效，如果用于外隐斜患者，不仅不能控制近视进展，还可能促使病情加重。

②药物控制：包括阿托品、消旋山莨菪碱、哌仑西平等。相关临床研究已证实阿托品可有效控制近视进展，高浓度的阿托品引起的不良反应比较明显，0.01% 阿托品可有效控制近视进展且不良反应较小。其他药物尚处于临床试验阶段。

③手术控制：后巩膜加固术主要应用于病理性近视的患者。

二、近视的护理

（一）护理评估

1. 一般情况评估：具体内容如下。

（1）健康史：了解患者有无近视家族史，平时的用眼卫生情况，近视发生的时间及进展程度，是否经过验光，有无配戴眼镜，以及戴镜视力和戴镜舒适度。

（2）心理 - 社会状况：了解患者的年龄，受教育水平，学习、生活和工作环境，对近视的认识程度，家庭经济状况，等等。

2. 专科情况评估：参见本节"辅助检查"中的"专科检查"内容。

（二）护理要点及措施

1. 向患者及其家属解释近视可导致视力下降，需要通过戴眼镜等方式进行治疗。

2. 评估影响患者舒适度的个体及环境因素。

3. 向患者解释眼酸胀不适等症状与近视引起的视疲劳有关，需要减少用眼、接受治疗。

（三）健康教育

1. 向患者讲解近视发生的原因，以及控制近视进展的方法、治疗措施。

2. 养成良好的用眼卫生习惯，保持坐姿端正，少看电视，少玩电脑游戏，增加户外活动时间。

3. 向患者讲解框架眼镜、角膜接触镜的护理和保养方法，眼部有炎症时应停戴角膜接触镜，同时到医院进行检查治疗。

4. 定期检查，青少年一般每 3~6 个月检查 1 次。

5. 告知高度近视患者定期检查眼底情况。

（杨鑫）

第二节　远视

远视（hyperopia）是指在眼调节静止状态下，外界平行光线经过眼的屈光系统后，聚焦于视网膜之后的屈光状态，远视患者远点位于视网膜之后，为虚焦点。

一、远视的基本知识

（一）分类

1. 按屈光成分分类：包括轴性远视、屈光性远视。

（1）轴性远视：眼轴相对较短是导致远视最常见的原因。婴幼儿的眼球小，眼轴短，几乎都是远视眼，因此婴幼儿的远视眼可认为是生理性的。随着发育，人的眼轴逐渐延长，成年后多变为正视，这种变化过程称为"正视化"。如果发育受到影响，正视化过程不充分，眼轴不能到达正常长度，即称为轴性远视。

（2）屈光性远视：包括曲率性远视、屈光指数性远视、屈光成分缺如。

①曲率性远视：由眼球屈光成分表面的弯曲度变小、屈光力下降所致，常由角膜问题引起，如先天性扁平角膜、外伤或角膜疾病所致的角膜变平等。

②屈光指数性远视：是眼球屈光介质成分的屈光指数发生变化导致的远视，主要由晶状体变化引起，如老年人群晶状体的生理性变化等。

③屈光成分缺如：晶状体向后脱位或无晶状体眼表现为高度远视。

2. 按远视程度分类：包括低度远视、中度远视、高度远视。

（1）低度远视：远视度数 ≤ +3.00D。

（2）中度远视：远视度数为 +3.25D~+5.00D。

（3）高度远视：远视度数 > +5.00D。

3. 按调节状态分类：包括隐性远视、显性远视、全远视、绝对性远视、随意性远视。

（1）隐性远视：指在未行睫状肌麻痹的验光过程中不会被发现的远视，这部分远视为调节所掩盖，使用睫状肌麻痹剂可以暴露这部分远视。

（2）显性远视：指在未行睫状肌麻痹的验光过程中可以表现出来的远视。

（3）全远视：指总的远视量，即显性远视与隐性远视的总和，是睫状肌麻痹状态下所能接受的最大正镜度数。

（4）绝对远视：指调节所无法代偿的远视，即超出调节幅度范围的远视，只能通过镜片矫正。绝对远视等于常规验光过程中矫正至正视的最小正镜度数。

（5）随意性远视：指为自身调节所掩盖，但在未行睫状肌麻痹的验光过程中可以被发现的远视，即显性远视与绝对远视之差值。

（二）临床表现

1.视力下降：远视力和近视力均降低，远视程度的轻重与裸眼视力的好坏密切相关。

（1）低度远视：在青少年时期，由于眼调节力的代偿，远视力与近视力均可正常。在中年时期，由于眼调节力减弱，远视力与近视力均可下降。

（2）中度远视：年龄小时，远视力可能尚佳，近视力多有异常。随着年龄的增长，眼调节力下降，远视力与近视力均减退。

（3）高度远视：远视力和近视力均差，常伴有弱视，应注意早期发现、及时矫正治疗。

2.视疲劳：远视患者为了获得清晰的视力需经常运用调节功能，视近时，除正常的视近调节外，还要增加矫正远视的调节力，因此容易引起视疲劳。儿童的调节功能强，较少引起视疲劳，而成年人的调节能力下降，容易出现视疲劳症状。视疲劳常表现为视物模糊，眼球沉重、有酸胀感，眼眶和眉弓部胀痛，甚至恶心呕吐，稍事休息症状可减轻或消失。中度以上的远视患者，则只有在高度使用调节力后，才能勉强看清远近目标，因此上述症状甚为显著。

3.眼位偏斜：多表现为内隐斜或内斜视。因为远视患者视远时就开始使用调节功能，而视近时需要使用更多的调节功能，所以会造成调节与集合联动关系的失调，导致调节性内斜视。如果内斜视持续存在，就会导致斜视性弱视。

4.屈光性弱视：一般见于高度远视且未在6岁前接受适当治疗的儿童，可以通过检查及早发现并完全矫正，在治疗的同时进行适当的视觉训练通常可以获得良好的治疗效果。

5.眼底改变：低度远视眼的眼底是正常的。中度以上远视眼的眼底可表现为视盘较小，色泽潮红，边缘模糊，稍有隆起，与视神经乳头炎的表现颇为相似，但矫正视力尚好，视野无改变，眼底长期无变化，故称为假性视神经乳头炎。

6.并发症：远视眼的眼轴多偏短，常伴有前房浅、房角窄，容易导致闭角型青光眼。

（三）辅助检查

1. 常规检查：一般身体情况检查等。

2. 专科检查：具体内容如下。

（1）验光：包括客观验光法和主觉验光法，可以确定是否远视及远视度数。

（2）角膜曲率计检查：主要用于测定角膜前表面的弯曲度，通过测定角膜中央两条主要子午线上的屈光力来确定角膜散光的轴位和度数。

（四）治疗方法

低度远视但并无症状和体征者不需要矫正，但需要进行随访观察。患者一旦出现视疲劳、视力障碍或内斜视等症状和体征，就需要给予一定度数的镜片矫正。远视矫正方法包括戴框架眼镜、戴角膜接触镜、做屈光手术等。框架眼镜是矫正远视最常用的方法，镜片为凸透镜，使用安全、简便且经济。对于严重屈光参差患者，如单眼无晶状体眼，戴角膜接触镜是较好的选择。

二、远视的护理

（一）护理评估

1. 一般情况评估：具体内容如下。

（1）健康史：询问患者有无远视家族史，发现远视的年龄及远视程度，有无视疲劳，是否伴有弱视，是否经过验光，有无配戴眼镜，以及戴镜视力和戴镜舒适度。

（2）心理 – 社会状况：评估患者的年龄，受教育的水平，学习、生活和工作环境，对远视的认识程度。

2. 专科情况评估：参见本节"辅助检查"中的"专科检查"内容。

（二）护理要点及措施

1. 向患者及其家属解释远视可导致视力下降、弱视，需要通过戴眼镜等方式进行治疗。

2. 在矫正远视的同时还应对弱视进行治疗，对于单眼弱视者应进行遮盖好眼治疗。

3. 评估影响患者舒适度的个体及环境因素。

4. 向患者解释眼酸胀、头痛与远视引起的视疲劳有关，需要通过戴眼镜等方式进行治疗。

（三）健康教育

1. 向患者讲解远视的特点，远视多为先天性，高度远视多伴有弱视。

2. 向患者讲解眼镜和角膜接触镜的护理和保养方法，如果眼部有炎症应停戴角膜接触镜，同时到医院进行检查治疗。

3. 定期检查，青少年一般每 3~6 个月检查 1 次。

（杨鑫）

第三节 散光

散光（astigmatism）是指由于眼球在不同子午线上的屈光力不同，平行光线经过该眼球屈光系统后不能形成一个焦点的屈光状态，平行光经过规则散光眼形成两条焦线和最小弥散斑。

一、散光的基本知识

（一）分类

根据屈光径线的位置关系可将散光分为规则散光和不规则散光。

1. 规则散光：角膜和晶状体表面的曲率不等，但有一定规律，存在最强和最弱、互相垂直的两条主子午线，光线通过这两条主子午线，形成互相垂直的前后两条焦线，这种散光称为规则散光，可用柱镜片进行矫正。

根据两条主子午线聚焦点与视网膜的位置关系可将规则散光分为 5 种类型。

（1）单纯近视散光：一条主子午线聚焦在视网膜上，另一条主子午线聚焦在视网膜之前。

（2）单纯远视散光：一条主子午线聚焦在视网膜上，另一条主子午线聚焦在视网膜之后。

（3）复合近视散光：两条主子午线均聚焦在视网膜之前，但聚焦位置前后不同。

（4）复合远视散光：两条主子午线均聚焦在视网膜之后，但聚焦位置前后不同。

（5）混合散光：一条主子午线聚焦在视网膜之前，另一条主子午线聚焦在视网膜之后。

规则散光又可分为顺规散光、逆规散光和斜轴散光。最大屈光力主子午线在

359

90°±30° 位置的散光称为顺规散光，最大屈光力主子午线在 150°~180°、0~30° 位置的散光称为逆规散光，其余称为斜轴散光。

2. 不规则散光：眼球屈光系统的屈光面不光滑，不同子午线的屈光力不相同，或者同一子午线上不同部位的屈光力也不同，没有规律可循，不能形成前后两条焦线，也不能用柱镜片矫正。

（二）临床表现

1. 视力减退：其程度因受散光性质、屈光度高低及轴的方向等因素的影响而有较大差异，生理性散光通常对远视力、近视力无影响，高度数散光多由于合并弱视或其他异常出现视力较差的问题，并难以获得良好的矫正视力。

2. 视疲劳：较低度散光患者为了提高视力，往往利用改变调节、眯眼等方法进行自我矫正，持续的调节紧张和努力易引起视疲劳。高度散光眼由于无法通过主观努力提高视力，视疲劳症状反而不明显。

（三）辅助检查

1. 常规检查：一般身体情况检查等。

2. 专科检查：具体内容如下。

（1）验光：包括客观验光法和主觉验光法，可以确定散光轴向及散光度数。

（2）角膜曲率计检查：主要用于测定角膜前表面的弯曲度，通过测定角膜中央两条主要子午线上的屈光力来确定角膜散光的轴位和度数。

（3）角膜地形图检查：可精确测定角膜前表面各点的屈光度，与角膜曲率计检查相比能更全面地反映角膜前表面屈光状态，尤其是对圆锥角膜等不规则散光可进行精确测定。

（四）治疗方法

矫正方法包括佩戴框架眼镜、佩戴角膜接触镜和做屈光手术，以框架眼镜最为常用。轻度散光者，如果无视疲劳和视力下降，则无须矫正。若出现视疲劳或影响视力，即使散光度数低，也应予以矫正。对于较高度数的散光和斜轴散光的患者，如果难以耐受足矫，可先予以较低度数，以后再逐渐增加。对于较高度数的散光，应使用软镜或硬性透气性角膜接触镜（RGP）矫正。对于圆锥角膜和不规则散光，通常不能用普通柱镜矫正，只能选择硬性透气性角膜接触镜矫正。

二、散光的护理

（一）护理评估

1. 一般情况评估：具体内容如下。

（1）健康史：询问患者有无视疲劳、视物模糊，是否经过验光，有无配戴眼镜，以及戴镜视力和戴镜舒适度。

（2）心理 – 社会状况：评估患者的年龄，受教育的水平，学习、生活和工作环境，以及对散光的认识程度。

2. 专科情况评估：参见本节"辅助检查"中的"专科检查"内容。

（二）护理要点及措施

1. 向患者及其家属解释散光可导致视力下降，需要通过戴眼镜等方式进行治疗。
2. 评估影响患者舒适度的个体及环境因素。
3. 向患者解释散光可引起视疲劳，需要通过戴眼镜等方式进行治疗。

（三）健康教育

1. 向患者及其家属讲解散光的相关知识及治疗措施。
2. 向患者讲解高度散光常伴有弱视，在矫正散光的同时还应针对弱视进行治疗。
3. 定期检查，青少年一般每 3~6 个月检查一次。

（杨鑫）

第四节　白内障

白内障（cataract）是晶状体透明度降低或者颜色改变所导致的光学质量下降的退行性改变。白内障的发病机制较为复杂，是机体内外各种因素对晶状体长期综合作用的结果。晶状体处于眼内液体环境之中，任何影响眼内环境的因素，如衰老、遗传、代谢异常、外伤、辐射、中毒、局部营养障碍，以及某些全身代谢性或免疫性疾病，都可直接或间接破坏晶状体的组织结构，干扰其正常代谢而使晶状体混浊。相关流行病学研究表明，紫外线照射、糖尿病、心血管疾病、外伤、过量饮酒及吸烟等均与白内障的形成有关。白内障目前仍然是致盲或者导致视觉缺损的主要原因之一。

一、白内障的基础知识

（一）分类

1.按病因分类：包括年龄相关性白内障、外伤性白内障、并发性白内障、代谢性白内障、中毒性白内障、辐射性白内障、发育性白内障、后发性白内障。

2.按发病时间分类：包括先天性白内障、后天获得性白内障。

3.按晶状体混浊部位分类：包括皮质性白内障、核性白内障、囊膜下白内障、混合性白内障等。

4.按晶状体混浊形态分类：包括点状核性白内障、冠状核性白内障、绕核性白内障。

其中，年龄相关性白内障又称老年性白内障，是最为常见的白内障类型，多见于50岁以上的中老年人。随着年龄的增长，该病的发病率明显升高，老年人患病率几乎达到100%，常双眼患病，双眼表现常不对称，双眼发病有先后，严重程度也不一致。年龄相关性白内障的病因较为复杂，该病可能是营养、代谢、环境和遗传等多种因素长期综合作用导致睫状体退行性改变的结果。

（二）临床表现

渐进性、无痛性视力下降是白内障的典型临床表现。早期患者常出现眼前有固定不动的黑点，可出现单眼复视或多视及屈光改变等情况，注视灯光可有虹视现象。由于光线通过部分混浊的晶状体时产生散射，干扰视网膜上成像，因此可出现畏光和眩光。

肉眼、聚光灯下、裂隙灯下可见晶状体混浊并定量。不同类型的白内障具有其特征性混浊表现。根据晶状体开始出现混浊的部位的不同，可分为3种类型：皮质性白内障、核性白内障及后囊下白内障。

1.皮质性白内障：皮质性白内障是年龄相关性白内障最常见的类型，按其发展过程可分为以下4期。

（1）初发期：裂隙灯下见晶状体皮质内空泡和水隙形成，散瞳情况下可见周边出现羽毛状、尖端指向中央的楔形混浊，此期病程进展缓慢，未累及瞳孔区时一般不影响视力。

（2）膨胀期或未成熟期：晶状体混浊加重，向中央发展，延及瞳孔区，患眼视力明显下降，难以清楚地观察眼底。渗透压的改变导致皮质吸水肿胀，晶状体体积增大，推虹膜前移，使前房变浅，可诱发闭角型青光眼体质的患者青光眼急性发作。晶状体呈灰白色混浊，用斜照法检查时，投照侧虹膜在深层混浊皮质上可形成新月形阴影，这种表现称为虹膜投影，是此期特有的体征。

（3）成熟期：晶状体内水分溢出，皮质肿胀消退，体积变小，前房深度恢复正常，晶状体完全混浊变为乳白色，眼底不能窥入，患眼视力可降至眼前手动或光感。

（4）过熟期：晶状体内水分继续丢失，体积缩小，囊膜皱缩，表面出现钙化点或胆固醇结晶，前房加深，虹膜震颤，晶状体纤维分解液化，晶状体核下沉，视力可突然提高。过熟期白内障囊膜变性可使囊膜通透性增加或出现细小的破裂，液化的皮质漏出，进入房水的晶状体蛋白诱发自身免疫反应，可引起晶状体过敏性葡萄膜炎。此外，晶状体皮质颗粒或吞噬了晶状体皮质的巨噬细胞容易在房角积聚，堵塞小梁网，导致继发性青光眼。此期一旦出现葡萄膜炎和继发性青光眼须立即手术治疗。

2. 核性白内障：此型白内障发病较早，进展缓慢。核硬化是生理现象，由于晶状体终身生长，随着年龄增大，晶状体核密度逐渐增加，颜色变深，但对视力无明显影响。随着核性白内障病程的进展，核的颜色逐渐加深而呈黄褐色、棕色、棕黑色，甚至呈黑色。早期由于核屈光力增强，患者可出现晶状体性近视，远视力下降缓慢。后期因晶状体核严重混浊，眼底不能窥见，视力极度减退。

3. 后囊膜下白内障：晶状体后囊膜下浅层皮质出现棕黄色混浊，由许多致密小点组成，其中有小空泡和结晶样颗粒，外观似锅巴状。由于混浊位于视轴，所以早期就会出现明显视力障碍。后囊膜下白内障进展缓慢，后期合并晶状体皮质和核混浊，最后发展为完全性白内障。

（三）辅助检查

1. 常规检查：血、尿、粪便常规检查，肝肾功能检查，传染病检查，凝血功能检查，心电图检查，等等。

2. 专科检查：具体内容如下。

（1）视力、视野、眼压、眼底检查，以及角膜内皮细胞检查等。

（2）进行裂隙灯检查可了解晶状体混浊的程度。

（3）进行眼 A 超、眼 B 超检查，进行角膜曲率及眼轴长度测量，计算人工晶状体的度数。

（4）进行眼电生理检查，了解视网膜、视神经的功能。

（5）术前进行眼表环境评估、干眼问卷评估、泪膜破裂时间检查、角膜荧光素试验、术眼泪河高度检查、基础泪液分泌试验、眼红指数评估等。

（四）治疗方法

1.手术治疗：当白内障的发展影响到工作和日常生活时，即主张手术。手术方法有白内障囊外摘除联合人工晶状体植入术、超声乳化白内障吸除联合人工晶状体植入术、飞秒激光辅助超声乳化白内障吸除联合人工晶状体植入术等。

2.药物治疗：药物治疗白内障的疗效均不确切，手术是白内障的主要治疗方式。

二、白内障的护理

本节重点介绍年龄相关性白内障的护理。

（一）护理评估

1.一般情况评估：具体内容如下。

（1）身体状况评估：了解患者有无家族史，有无糖尿病、高血压等心脑血管疾病病史。

（2）心理–社会评估：评估患者的心理状况，了解视力障碍对患者工作、学习及自理能力的影响。

2.专科情况评估：具体内容如下。

（1）询问患者视力下降的时间、程度，以及发展速度和治疗经过等。

（2）专科检查评估参见本节"辅助检查"中的"专科检查"内容。

（二）护理要点及措施

1.术前护理：具体措施如下。

（1）评估视力障碍患者的自理能力，及时给予必要的帮助，做好安全教育；在床头悬挂"防跌倒"标识，加强巡视。

（2）患者入院时为其详细介绍病房环境，特别是暗室、浴室等容易跌倒的地方，要加强提示。生活用品固定放置，将呼叫器置于患者身边，并教会患者使用。

（3）提供充足的光线，确保通道内无障碍物；检查床栏及卫生间防滑垫、扶手等安全设施是否齐全，并教会患者使用。

（4）耐心答疑。

（5）评估患者的心理状态，适时给予心理疏导。

（6）向患者介绍手术原理和相关流程，重视与患者家属的交流，增强医患双方信任。

（7）有针对性地向患者讲解白内障的相关知识、完善术前各项检查的目的、进行泪道及结膜囊冲洗的意义等，并注意与患者互动。

（8）讲解术中配合的注意事项，告知抑制咳嗽与打喷嚏的方法，指导患者进行固视训练。

2.术后护理：具体措施如下。

（1）术后当日因术眼包扎影响视力，注意对患者做好安全宣教，嘱患者注意防坠床、防跌伤。

（2）患者去暗室检查，或去浴室等容易跌倒的地方时，应有他人陪同。

（3）遵医嘱给予患者局部滴眼治疗，遵守无菌操作原则。

（4）注意观察患者术眼敷料的渗血、渗液情况，并随时更换敷料，保持敷料干燥。

（5）嘱患者勿用手揉眼，注意用眼卫生。

（三）健康教育

1.注意保持室内清洁、舒适，定时通风换气，保持室内空气清新，室温保持在18~20℃，注意保暖，预防感冒。

2.指导患者术后3个月内勿突然低头、弯腰，防止碰伤术眼，避免进行重体力劳动和剧烈活动；忌烟酒、浓茶、辛辣刺激性食物，预防便秘。

3.教会患者滴眼药和涂眼膏的正确方法，术后应滴用抗生素和激素眼药水，预防感染，同时尽量避免碰撞术眼，以免切口因愈合不良而裂开。

4.严格遵医嘱门诊随访，若出现头痛、眼痛、视力下降、恶心、呕吐等情况，应立即就诊。

5.嘱患者在术后3个月屈光状态稳定时进行验光配镜。

6.术后初期不可过度用眼，注意用眼卫生，勿用力揉擦双眼，不在暗处逗留过久，不宜阅读过久。

7.避免紫外线、红外线、放射线等直接、长时间照射眼部，外出时可戴太阳镜保护眼睛。适当补充维生素 E、维生素 C。

（杨鑫）

第五节　青光眼

青光眼（glaucoma）是一组以特征性视神经萎缩和视野缺损为共同特征的疾病，

病理性眼压升高是其主要的危险因素。眼压升高水平和视神经对压力的耐受性与青光眼视神经萎缩和视野缺损的发生、发展有关。青光眼是主要的不可逆性致盲眼病之一，若能及早诊治，大多数患者可避免失明。

眼压是眼球内容物作用于眼球内壁的压力，正常眼压对维持正常视功能起着重要作用，眼压的稳定性主要依靠房水的产生与排出之间的动态平衡来维持。房水循环途径中的任何一个环节出现障碍，都会影响到房水生成与排出之间的平衡，表现为眼压的波动。统计学上的正常眼压值是 11~21mmHg，代表 95% 普通人群的生理性眼压范围。正常眼压具有双眼对称、昼夜压力相对稳定等特点，即普通人群的双眼眼压差不应超过 5mmHg，24 小时眼压波动范围不应超过 8mmHg。眼压升高是引起视神经及视野损害的重要因素，但视神经对眼压的耐受程度有很大的个体差异。在临床上，部分患者的眼压已超过统计学数据的正常上限，但经长期随访并未发现视神经损害和视野缺损，称为高眼压症（ocular hypertension，OH）；也有部分患者眼压在正常范围内，却发生了青光眼典型的视神经萎缩和视野缺损，称为正常眼压性青光眼（normal tension glaucoma，NTG）。可见，高眼压并不代表一定有青光眼，眼压正常也不能排除青光眼的可能。

一、青光眼的基本知识

（一）分类

基于前房角形态（开角或闭角）、病因机制（明确或不明确）及发病年龄 3 个主要因素，一般将青光眼分为原发性、继发性和先天性三大类。

1. 原发性青光眼（primary glaucoma）：指没有明确眼部和全身继发性病因的青光眼，可分为闭角型青光眼和开角型青光眼。

2. 继发性青光眼（secondary glaucoma）：是眼部其他疾病或全身性疾病等明确病因导致的一类青光眼。

3. 先天性青光眼（congenital glaucoma）：是胚胎期和发育期内眼球房角组织发育异常所引起的一类青光眼。

其中，原发性闭角型青光眼（primary angle-closure glaucoma，PACG）是前房角被周边虹膜组织机械性阻塞导致房水流出受阻，造成眼压升高的一类青光眼，其发病有地域、性别、年龄上的差异，主要分布于亚洲地区，我国发病人数较多，多见于女性，男女发病率之比为 1 : 3，多发生在 40 岁以上人群，以 50~70 岁人群为多，可分为原发性急性闭角型青光眼和原发性慢性闭角型青光眼。

本节主要介绍原发性急性闭角型青光眼的内容。

（二）临床表现

典型的原发性急性闭角型青光眼有以下 6 个不同的临床阶段（分期）。

1. 临床前期：原发性急性闭角型青光眼为双侧性眼病，当一眼急性发作被确诊后，另一眼即使没有任何临床症状，但因有相同的解剖特征，也可以诊断为原发性急性闭角型青光眼临床前期。另外，部分原发性急性闭角型青光眼在发作以前可以没有自觉症状，但具有前房浅、虹膜膨隆、房角狭窄的解剖特征，暗室激发试验呈阳性表现。

2. 先兆期：表现为一过性或反复多次的小发作，多出现在傍晚时分，突感雾视、虹视，可能有患侧额部疼痛，或伴同侧鼻根部酸痛。上述症状历时短暂，休息后可自行缓解或消失。若在发作时即刻检查可发现眼压升高，常在 40mmHg 以上，眼局部充血或不充血，角膜上皮水肿呈轻度雾状，前房极浅，但房水无混浊，房角大范围关闭，瞳孔稍扩大、对光反射迟钝。小发作缓解后，除具有特征性前房浅的特点外，一般不遗留永久性损害。

3. 急性发作期：表现为剧烈头痛、眼痛、畏光、流泪、虹视、雾视、视力急剧下降，可伴有恶心、呕吐等全身症状。多为一眼发作，也可双眼同时发作。由于房角突然大部分或全部关闭，眼压急剧上升，多在 50mmHg 以上，可超过 80mmHg。发作时症状剧烈，视力严重减退，可仅存光感。眼部检查可见球结膜水肿，睫状充血或混合充血，角膜水肿、呈雾状混浊，角膜后色素性颗粒沉着（色素性 KP），前房浅，房水闪辉阳性，虹膜隐窝消失，瞳孔散大，多呈竖椭圆形或偏向一侧，对光反射消失，眼部刺激征阳性等，眼底常看不清，如能看到则通常可见视网膜中央动脉搏动。发病过后，尚可见瞳孔散大，虹膜脱色素或节段萎缩，晶状体前囊下有灰白色斑点状、粥斑样混浊，称为青光眼斑。临床上凡见到上述改变，即可证明患者曾有急性闭角型青光眼大发作。

4. 间歇期：小发作后自行缓解，关闭的房角重新开放，小梁网未遭受严重损害，不用药或仅用少量缩瞳剂即能将眼压稳定在正常水平，但引起房角关闭的病理基础尚未解除，随时有再次发作的可能。

5. 慢性期：急性大发作或多次小发作后，房角广泛粘连，房水流出受阻，眼压中度升高，视力进行性下降，眼底可见青光眼性视盘凹陷，并有相应的视野缺损。

6. 绝对期：高眼压持续过久，眼组织，特别是视神经遭到严重破坏，视力已降至无光感且无法挽救，偶尔可因眼压过高或角膜变性而引起剧烈疼痛。

（三）辅助检查

1. 常规检查：血、尿、粪便常规检查，肝肾功能检查，传染病检查，凝血功能检查，心电图检查，等等。

2. 专科检查：具体内容如下。

（1）房角镜、眼前段光学相干断层扫描（以下称"OCT"）、超声生物显微镜（UBM）检查：可观察和评价前房角的结构，对明确诊断、用药及手术方式的选择有重要意义。通过 OCT 检查可了解视神经乳头的生物学参数、神经纤维厚度、视网膜结构层次、脉络膜厚度等，用于协助诊断、鉴别诊断和随访观察。

（2）暗室（俯卧）试验：暗室试验是为筛查原发性闭角型青光眼而设计的一种激发试验，即在暗室内，让受试者在清醒状态下静坐（或俯卧）60~120 分钟，然后在暗光下测眼压，如测得的眼压较试验前升高 8mmHg，则为阳性。一般认为，眼压升高为黑暗中瞳孔散大、虹膜根部增厚使房角狭窄或阻塞所致。

（3）视野检查：视野缺损情况反映病变的严重程度。

（4）眼轴测量：常用 A 超生物测量、人工晶体测量方法了解眼轴长度，用于协助诊断和制定治疗方案。

（四）治疗方法

急性闭角型青光眼发作时，应立即给予局部和全身降眼压药物治疗，迅速降低眼压，以重新开放房角。若眼压无法控制或无下降趋势，可急诊行前房穿刺术以降低眼压。

1. 手术治疗：根据眼部情况和房角的开放范围选择手术方式。

（1）周边虹膜切除术：可解除瞳孔阻滞，阻止病情进展。

（2）滤过性手术：建立房水向外引流通道。

（3）白内障超声乳化摘除联合人工晶状体植入＋房角分离术：合并白内障的急性闭角型青光眼患者，首选该术式。

（4）前房穿刺术：对于急性发作、症状明显、经药物治疗不能很好地缓解症状的患者，可急诊行该手术，进行放液处理。

2. 药物治疗：具体内容如下。

（1）缩瞳剂：能将根部虹膜拉离房角，促进房角开放和房水引流，保护房角免受粘连损害。常用药物及使用方法为 1% 毛果芸香碱滴眼液滴眼。

（2）β肾上腺素受体拮抗剂：通过抑制房水生成降低眼压，不影响瞳孔大小和调节功能。常用药物及使用方法为 0.5% 噻吗洛尔滴眼液、0.25% 倍他洛尔滴眼液滴眼等。

（3）碳酸酐酶抑制剂：通过减少房水生成降低眼压。常用药物及使用方法为 1% 布林佐胺滴眼液、2% 多佐胺滴眼液滴眼，以及醋甲唑胺口服等。

（4）高渗剂：可在短期内提高血浆渗透压，使眼组织，特别是玻璃体中的水分进入血液，从而减小眼内容积。常用药物及使用方法为静脉滴注 20% 甘露醇、口服异山梨醇等。

3. 辅助治疗：全身症状严重者，可给予止吐、镇静、安眠药物治疗。局部或全身应用皮质类固醇制剂或非甾体抗炎药，有利于减轻充血及虹膜炎症反应。

二、青光眼的护理

（一）护理评估

1. 一般情况评估：具体内容如下。

（1）诱发因素：情绪激动、在暗室内停留时间过长、长时间阅读或近距离用眼、过度疲劳和疼痛、局部或全身应用抗胆碱类药、气候变化、季节更替等，均可直接或间接影响自主神经功能，加重周边虹膜堵塞房角，诱发急性闭角型青光眼。

（2）健康史：询问患者起病的时间、缓急，有无上述诱发因素存在，疾病发作次数、有无规律性，以及发作时的伴随症状等，了解患者有无青光眼家族史。

（3）心理 – 社会状况：急性闭角型青光眼起病急，患者视力下降明显且反复发作后视力很难恢复，导致患者的心理负担重，易产生紧张、焦虑、恐惧心理。护理人员应注意评估患者情绪反应的强度，以及患者的性格特征、文化程度，了解患者及其家属对疾病的认知程度。

2. 专科情况评估：具体内容如下。

（1）解剖结构因素：特征性眼部解剖结构包括眼轴短、角膜较小、前房浅、房角窄、晶状体较厚及位置相对靠前等。发病机制主要是周边部虹膜机械性堵塞房角，阻断了房水的出路，导致眼压急剧升高。

（2）专科检查：参见本节"辅助检查"中的"专科检查"内容。

（二）护理要点及措施

1. 术前护理：具体措施如下。

（1）遵医嘱给予降眼压药，监测眼压。

（2）向患者讲解疼痛的原因及疾病的发作过程，及时评估疼痛程度。

（3）关注药物疗效和可能出现的不良反应。

（4）提供光线充足的环境，将常用物品以方便患者使用为原则定位放置，不在活动的空间内设置障碍物。

（5）指导患者了解预防跌倒的安全措施，教会患者使用床边传呼系统，并鼓励患者寻求帮助。

（6）妥善安置患者，向患者介绍病区环境及医院提供的服务。

（7）向患者介绍急性闭角型青光眼的相关知识和治疗方法。

（8）耐心做好心理疏导工作，帮助患者掌握控制情绪的方法，如深呼吸、听音乐等，消除紧张、焦虑心理，保持良好心态。

（9）告知患者全身检查及眼科专科检查的目的、项目、配合方法及注意事项等。

（10）向患者及其家属讲解术前准备的目的，以及手术治疗的配合事项等。

2.术后护理：具体措施如下。

（1）提供光线充足的环境，将常用物品以方便患者使用为原则定位放置，不在活动的空间内设置障碍物。

（2）指导患者了解预防跌倒的安全措施，教会患者使用床边传呼系统，并鼓励患者寻求帮助。

（3）应用眼垫包眼、眼罩保护，指导患者闭眼静卧，减少头部活动。

（4）关注视力、眼压、前房、滤过泡等情况，如果发现异常，及时配合医生给予处理。

（三）健康教育

1.向患者讲解青光眼是一种不能根治的疾病，对视力的损害是不可逆的，接受抗青光眼手术后需监测眼压、视野缺损等眼部情况。

2.讲解治疗对侧眼的意义。

3.教会患者正确使用滴眼液和眼膏，告知患者遵医嘱用药的重要性。

4.告知滤过术后患者避免碰撞或揉擦术眼，避免剧烈运动，如打球、游泳等。

5.指导患者学会控制情绪，保持心情舒畅；睡觉时枕头不能过低；避免长时间阅读、看电影、看电视，不要在暗室内久留；不要长时间低头、弯腰，衣领、腰带不要过紧；选择清淡、易消化的饮食，保持大便通畅；生活要有规律，劳逸结合，可适当进行体育锻炼，如慢跑、打太极、跳舞等。

6.视野缺损者不宜骑自行车和驾驶车辆。

7.指导患者注意避免引起眼压升高的因素，比如一次性饮水量不应超过300mL，不宜长时间在暗处停留，避免用力大便、咳嗽、打喷嚏、长时间低头或做弯腰等动作，忌烟、酒、浓茶及刺激性食物，禁用阿托品类滴眼剂或口服药等。

8.指导患者及其家属学会自我监测，如果患者出现眼胀痛、头痛、虹视、雾视、恶心、呕吐等情况，可能为青光眼先兆，应立即就医，及时采取措施，降低眼压。

9.积极宣传防治青光眼的意义，指导社区内40岁以上有青光眼家族史的人群定期进行检查，做到早发现、早治疗，尽可能保护视功能。

（杨鑫）

第六节 斜视

斜视是指任何一眼视轴偏离的临床现象，表现为眼位不正，多为眼外肌或支配眼外肌的神经功能异常所致。

一、斜视的基本知识

（一）分类

1.根据注视位置、眼位偏斜的变化分类：包括共同性斜视、麻痹性斜视。

共同性斜视（concomitant strabismus）是指眼球呈偏斜位，两眼不能同时注视一个目标，而眼外肌及其神经支配无器质性病变的一类斜视，眼球运动无障碍，注视任何方向其偏斜度不变，无复视及代偿头位。根据眼位偏斜方向的不同可将共同性斜视分为共同性内斜视和共同性外斜视两类。共同性内斜视是儿童斜视中最常见的类型，又可分为调节性内斜视、部分调节性内斜视和非调节性内斜视。共同性外斜视包括间歇性外斜视和恒定性外斜视。

2.根据眼融合状态分类：包括隐斜、间歇性斜视、恒定性斜视。

3.根据注视眼分类：包括交替性斜视、单眼性斜视。

4.根据发病年龄分类：包括先天性斜视、后天性斜视。

5.根据偏斜方向分类：包括水平斜视（内斜视、外斜视）、垂直斜视（上斜视、下斜视）、旋转斜视（内旋转斜视、外旋转斜视）。

（二）临床表现

主要表现为一眼向一侧偏斜，眼球各方向运动正常，各个方向斜视度基本相同，无复视和代偿头位，多伴有屈光不正和弱视，第一斜视角（健眼注视时斜视眼的偏斜角度）等于第二斜视角（斜视眼注视时健眼的偏斜角度）。

（三）辅助检查

1.常规检查：血、尿、粪便常规检查，肝肾功能检查，传染病检查，凝血功能检查，心电图检查，等等。

2.专科检查：常用的检查方法有遮盖试验、角膜映光法（Hirschberg 法）、三棱镜法和同视机检查等，有助于确定斜视类型和斜视度数。

（1）遮盖试验：包括交替遮盖试验和遮盖－不遮盖试验。交替遮盖试验可明确有无斜视，遮盖－不遮盖试验可鉴别隐斜和显斜，如加棱镜于眼前（镜尖指向斜视方向），逐渐增加度数，直到交替遮盖双眼不再有移动，还可测量斜视的棱镜度。

（2）角膜映光法：角膜映光法是测定斜视角最简单、常用的方法。检查者面对患者，于患者眼前33cm处持一灯光，令其注视并观察角膜上反光点的位置，若反光点在角膜中心外侧则为内斜，若在角膜中心内侧则为外斜。角膜反光点位于瞳孔缘时斜视角为 10°~15°，位于角膜缘时斜视角约为 45°，位于瞳孔缘与角膜缘之间的中点时斜视角为 25°~30°。

（3）三棱镜法：让患者注视视标，将三棱镜置于斜视眼前，调整三棱镜度数，使角膜反光点位于角膜中央，此时的棱镜度数即为患眼的斜视度数。

（4）同视机检查：可精确测量斜视的度数，还可进行双眼视功能训练。

（四）治疗方法

斜视确诊后应立即开始治疗，早期进行斜视矫正预后较好，年龄越大，感觉异常恢复越困难。儿童斜视的主要治疗目标是恢复双眼视觉功能，治疗方法包括手术治疗和非手术治疗。

1.手术治疗：手术治疗方法包括肌肉减弱术、肌肉加强术、水平肌肉垂直移位术等。

2.非手术治疗：非手术治疗方法包括弱视治疗、斜视的光学治疗、药物治疗（散瞳剂和缩瞳剂、A 型肉毒毒素）、视功能矫正训练等。

二、斜视的护理

本节主要介绍共同性斜视患者的护理。

（一）护理评估

1. 一般情况评估：具体内容如下。

（1）健康史：询问斜视发生的时间，有无复视和头位偏斜，有无外伤史及家族史，询问诊断和治疗经过。

（2）心理－社会状况：由于多数患者为未成年儿童，心理－社会评估对象应包括患者及其家属。注意评估患者及其家属的年龄、受教育水平、生活环境、生活方式，对共同性斜视的认识和心理障碍程度，了解他们的压力应对方式。

2. 专科情况评估：参见本节"辅助检查"中的"专科检查"内容。

（二）护理要点及措施

1. 对于非手术治疗的患者，应向其讲解治疗方法、目的及效果，鼓励患者长期坚持，这样才能获得较好的治疗效果。

2. 对于手术治疗的患者，应按照外科手术常规准备。对于需要进行全身麻醉的儿童，应指导其家长做好术前禁食水，配合手术的顺利进行。

3. 为评估术后发生复视的可能性，术前需完善三棱镜耐受试验或角膜缘牵引缝线试验。如果可能发生融合无力性复视，一般不宜手术。

4. 成人共同性斜视只能通过手术改善外观，要向患者耐心、细致地做好解释工作。

5. 术后患者双眼包扎，应指导患者及其家属不要自行去掉健眼敷料，或自行观察矫正情况。

6. 术后观察患者有无恶心呕吐的现象，向患者解释恶心呕吐可能是术中牵拉眼肌引起的，减轻患者的慌张心理。指导患者做可以减轻恶心的动作，如用舌尖抵硬腭等，呕吐严重者可遵医嘱肌内注射止吐药。

7. 密切观察患者术后感染的症状，如发现眼部分泌物增多，应及时报告医生，去除敷料，戴针孔镜，并嘱患者自行控制眼球运动，以防缝线撕开。

8. 术后遵医嘱指导患者继续进行弱视及正位视训练。

9. 关注患者的心理状态，鼓励患者表达并倾听他们的心理感受。向患者及其家属普及斜视的基础知识、治疗方法和相关护理知识，及时提供正确的信息和指导。指导家属关心和鼓励患者，帮助患者解除自卑心理，保持良好的心态。

10. 帮助患者及其家属正确认识疾病带来的形象改变，指导患者学习自我修饰的相关技能，提高患者及其家属适应自我形象改变的能力。

11. 搭建斜视患者的交流沟通平台，帮助斜视患者正确看待自我形象的改变，增强患者的信心。

（三）健康教育

1.对于使用阿托品散瞳验光的患儿，应向其家长介绍阿托品的具体用法，并告知使用该药会使瞳孔散大，可出现持续约 3 周的畏光和视物模糊。

2.对于需戴镜治疗的患者，需向其解释戴镜治疗的意义。戴镜治疗过程中主要观察两方面情况：一方面是观察斜视是否影响视力的发育；另一方面是观察戴镜对斜视的治疗效果。

3.对于弱视患儿，应向其家长详细讲解弱视的护理措施和注意事项，鼓励患儿坚持规范训练。

4.对于接受斜视手术的患者，应向患者及其家属讲解斜视手术的目的、效果，以及手术的基本过程、术后可能出现的不适等，告知患者术后定期随访。

（杨鑫）

参考文献

［1］赵堪兴，杨培增.眼科学［M］.8 版.北京：人民卫生出版社，2013.

［2］李志英，吕兰.实用眼科护理手册［M］.北京：化学工业出版社，2020.

［3］席淑新，肖惠明.眼耳鼻咽喉科护理学［M］.5 版.北京：人民卫生出版社，2021.

［4］瞿佳.眼视光学理论和方法［M］.3 版.北京：人民卫生出版社，2018.

第十二章　计算机体层成像护理

第一节　CT 检查基本知识

计算机体层成像（computed tomography，CT）由亨斯菲尔德（Hounsfield）于 1969 年设计成功。与传统 X 线成像相比，CT 图像是真正的断层图像，显示的是人体某个断层的组织密度分布，图像清晰、密度分辨率高、没有断层以外组织结构的干扰，因而显著扩大了人体的检查范围，提高了病变检出率和诊断准确率，大大促进了医学影像学的发展。

一、CT 检查的基本知识

（一）成像基本原理

CT 是用 X 线束从多个方向对人体检查部位具有一定厚度的层面进行扫描的成像方法，由探测器接收透过该层面的 X 线，转变为可见光后，由光电转换器转变为电信号，再经模拟或数字转换器转为数字，输入计算机处理。进行图像处理时，计算机会将选定层面分成若干个体积相同的立方体，我们称之为体素（voxel）。扫描所得数据经计算获得每个体素的 X 线吸收系数（或称衰减系数），再排列成矩阵，即构成数字矩阵。数字矩阵中的每个数字经数字模拟转换器转为由黑到白不同灰度的小方块，我们称之为像素（pixel），并按原有矩阵顺序排列，即构成 CT 图像。CT 图像是重建的数字断层图像，像素反映的是相应体素的 X 线吸收系数。

（二）设备

1. CT 的发展：CT 发明和应用的历史进程可大致分为两个阶段，即从 CT 发明到螺旋 CT 出现的非螺旋 CT 阶段，以及从螺旋 CT 投入临床使用到目前的多层螺旋 CT 时代。相比较而言，第一阶段的意义是改变了医用 X 射线的诊断方式，第二阶段的意义则是在第一阶段的基础上发展和丰富了横断层 X 线诊断的手段。第一阶段 CT 设备目前仅保留了历史意义，第二阶段 CT 设备目前正在使用。

2. CT 的组成：CT 主要由以下 3 个部分组成。

（1）扫描部分：由 X 线管、探测器和扫描架组成，用于对检查部位进行扫描。

（2）计算机系统：对扫描收集到的信息数据进行存储运算。

（3）图像显示和存储系统：将计算机处理、重建的图像显示在显示器上并用照相机将图像摄于照片上，数据也可存储于磁盘或云盘中。

3. CT 的种类：目前在临床上常用的 CT 有以下 4 类。

（1）单层螺旋 CT。

（2）多层螺旋 CT。

（3）双源 CT。

（4）能谱 CT。

（三）图像特点

1. CT 图像是数字化模拟灰度图像：CT 图像是经数字转换的重建模拟图像，由一定数目从黑到白不同灰度的像素按固有矩阵排列而成。这些像素的灰度反映的是相应体素的 X 线吸收系数。与 X 线图像一样，CT 图像亦是通过灰度反映器官和组织对 X 线的吸收程度。例如，含气的肺组织吸收的 X 线少，在 CT 图像上呈黑色影像，即低密度影像；肌肉或脏器等软组织吸收中等剂量的 X 线，呈灰色影像，即中等密度影像；骨组织含钙量高，吸收的 X 线多，呈白色影像，即高密度影像。

2. CT 图像具有较高的密度分辨力：CT 图像的密度分辨力（density resolution）较常规 X 线图像高，相当于常规 X 线图像的 10~20 倍。因此，人体不同的软组织吸收 X 线的剂量差异虽小，但在 CT 图像上亦可形成对比，这是 CT 图像的优点。CT 图像能清楚地显示由软组织构成的器官，如脑、纵隔、肝、胰、脾、肾等，并可在良好的图像背景上确切显示出病变影像，这种病灶的检出能力是常规 X 线图像难以达到的。应当明确的是，组成 CT 图像的基本单位是像素，CT 装置不同、所选择的显示技术不同，像素的大小和矩阵数目亦不同，像素大小可以是 1.0mm×1.0mm 或 0.5mm×0.5mm，矩阵数目可以是 256×256、512×512 或 1024×1024。虽然像素越小，矩阵数目越多，构成的图像越细致，空间分辨力（spatial resolution）越高，但总体而言，CT 图像组成的基本单位，即像素仍较大，故空间分辨力不及常规 X 线图像。

然而，CT 图像的高密度分辨力所产生的诊断价值仍远远超过空间分辨力不足带来的负面影响。

与 X 线造影检查相似，CT 增强检查也是用人工的方法（通常采用静脉注射高密度对比剂的方法）增强病变组织与周围组织结构的密度对比，有利于病变的检出和诊断。

3. CT 图像的密度能够进行量化评估：CT 图像不但能在形态学上通过不同的灰度显示组织器官和病变的密度高低，而且可以应用 X 线吸收系数的数值量化评估密度高低的程度，这是常规 X 线检查所无法达到的。在临床工作中，CT 密度的量化标准不是用 X 线吸收系数来表示，而是用 CT 值来表示，单位为亨氏单位（Hounsfield unit，以下称"HU"）。因此，在描述某一组织器官或病变密度时，不但可以用高密度、中等密度或低密度来形容，还可以用它们的 CT 值来表示。

X 线吸收系数与 CT 值的换算关系如下：水的吸收系数为 1，CT 值定为 0HU；人体内密度最高的骨皮质吸收系数为 2，CT 值定为 +1000HU；人体内密度最低的气体吸收系数为 0，CT 值定为 –1000HU。因此，人体内密度不同的各种组织的 CT 值就在 –1000~+1000HU 这 2000 个分度之间。在临床工作中，为了使 CT 图像上欲观察的组织结构和病变达到最佳显示状态，需根据它们的 CT 值范围选用不同的窗技术，包括窗位（window level）和窗宽（window width）等，通过调节窗宽、窗位，可获得肺窗、纵隔窗（软组织窗）、骨窗、头窗等。

4. CT 图像为断层图像：常规 CT 图像是横轴位断层图像，克服了普通 X 线检查各组织结构影像重叠的缺点，使各个组织器官结构得以清楚地显示，明显提高了病灶的检出率。然而，断层图像不利于器官结构和病灶的整体显示，需要连续观察多帧图像，经人脑思维整合或运用图像后处理重组技术处理后才能形成完整的概念。

CT 横轴位断层图像是含有一定层面厚度的组织结构的重建图像。当一个扫描层面厚度内只含有一种组织时，所测得的 CT 值代表该组织的密度。但是，当一个扫描层面厚度内同时含有两种或两种以上密度不同且走行与层面平行的组织时，所显示的密度并不代表任何一种组织，所测得的 CT 值为它们的平均值，我们将这种现象称为部分容积效应或部分容积现象（partial volume phenomenon），可影响微小病变的显示和诊断。为了克服这一不利因素，可采用更薄的准直、更小的重建层厚和特殊算法进行图像重建，如进行高分辨率 CT（high resolution CT，HRCT）检查等。

随着 CT 设备的发展和各向同性技术的产生及应用，CT 扫描的层厚可小于 1mm。在亚毫米薄层扫描的基础上，利用计算机软件对 CT 轴位断面图像信息进行图像重组，可获得冠状位、矢状位二维图像，以及三维立体的 CT 图像等，这种技术我们称之为

CT 图像后处理技术。

二、CT 检查的临床应用

（一）CT 检查的方法

在 CT 检查过程中，患者要制动，对儿童或不能配合的患者，可酌情使用镇静剂，甚至麻醉药物。在胸部、腹部 CT 检查前，应指导患者练习屏气，避免因呼吸运动产生伪影。进行腹部、盆腔 CT 检查时，患者有时需口服对比剂。

1.平扫（plain scan）又称为普通扫描或非增强扫描，是指不用对比剂增强或造影的扫描，扫描方位多用横断层面，对于颅脑及面部病变患者，有时可加用冠状层面扫描。临床上一般都是先进行平扫。

2.增强扫描（enhanced scan）是指在血管内注射对比剂后再行扫描的方法，目的是提高病变组织与正常组织的密度差，以显示平扫图像上未被显示或显示不清的病变。了解病变有无强化及强化的类型，有助于进行病变的定性。根据注射对比剂后扫描方法的不同，可将增强扫描分为常规增强扫描、动态 CT 增强扫描、延迟增强扫描，以及双期或多期增强扫描等类型。

3.造影 CT 是指先对某一器官或结构进行造影再行扫描的方法，这种方法能更好地显示结构和发现病变，分为血管造影 CT 和非血管造影 CT 两类，前者包括 CT 动脉造影等，后者包括 CT 脊髓造影（CT myelography，CTM）等。

（1）CTA：该检查采用经静脉团注的方式注入含碘对比剂 80~100mL，当对比剂流经靶区血管时，利用多层螺旋 CT 进行快速连续扫描，再进行多平面及三维 CT 重组，获得血管成像。该检查最大的优势是快速、无创，可多平面、多方位、多角度显示动脉系统与静脉系统，可观察血管管腔、管壁的情况，了解病变与血管的关系。该检查操作简单、易行，可在一定程度上取代有创的血管造影。目前，CTA 的诊断效果已接近 DSA，可作为筛查动脉狭窄、动脉闭塞、动脉瘤、血管畸形等血管病变的首选方法。

（2）CT 脊髓造影及 CT 关节造影：进行 CT 脊髓造影检查时，操作者通过腰椎穿刺在受检者的脊髓蛛网膜下腔内注射非离子型水溶性碘对比剂 5~10mL，然后让患者翻动，变换体位，使对比剂混匀后再进行扫描，以显示椎管内病变。进行 CT 关节造影时，操作者在受检者关节内注入气体（如空气、二氧化碳等）或不透 X 线的对比剂，然后进行扫描，这样可以更清晰地观察关节的解剖结构，如关节骨端、关节软骨、关节内结构及关节囊等。目前，这些检查技术大多已被 MRI 检查取代。

4. 近年来多层螺旋 CT（multi-slice spiral CT，MSCT）在功能上获得了进一步完善，具有以下优点。

（1）扫描速度快，大多数检查可在患者一次屏气的时间内完成，可有效减少呼吸运动伪影，方便危重患者及婴幼儿的检查，并可在一次注射对比剂后完成多期扫描，有利于病灶的检出和病变的定性。

（2）扫描后可获得容积数据，有助于避免遗漏小病灶。

（3）可进行高质量任意层面的多平面重建（multiple planar reconstruction，MPR）、最大密度投影（maximum intensity projection，MIP）、表面阴影显示（shaded surface display，SSD）、容积再现技术（volume rendering technique，VRT）等后处理，可对 CTA 成像、CT 灌注成像（CT perfusion imaging，CTPI）和 CT 仿真内镜（CT virtual endoscopy，CTVE）成像等进行后处理，丰富并拓展了 CT 的应用范围，在诊断准确性方面也有很大提高。目前几乎所有管腔器官都可行 CT 仿真内镜检查，该检查几乎无痛苦，易为受检者所接受。CT 仿真结肠镜检查可发现直径仅有 5mm 的息肉，尤其是带蒂息肉。

（二）CT 检查的安全性

CT 检查作为迄今临床常用的医学影像诊断方法，虽有助于早期检出病变，但检查本身也存在一定的风险，其使用安全性是非常重要的问题。

CT 检查作为一种无创性影像学检查，整个检查过程速度非常快，通常可在数分钟内扫描完毕。部分受检者需静脉注射碘对比剂，但受检者一般不会感到不适，少数受检者可有温暖或发热（皮肤潮红）的感觉，亦可能短暂出现口内有"金属味"，一般持续 1 分钟左右，注射的碘对比剂通常在 24 小时内就可从体内完全排出，不会对人体构成伤害。

CT 检查作为一种影像学检查手段，其辐射剂量问题一直受到关注。在操作中，CT 设备的 X 线输出量是被严格控制的，在曝光前会显示 X 线输出量，必须经操作者确认后才能开始扫描。尽管 CT 检查会产生一定的辐射损伤，但近年来通过不断优化扫描方案，较小的辐射剂量并不会明显增加癌症的发病率，不会威胁到人体健康。理论上，10 毫西弗（以下称"mSv"）的辐射剂量可导致终身患癌率增长 0.05%，而一次腹部 CT 扫描的辐射剂量约为 8mSv，一次头部 CT 扫描的辐射剂量约为 2mSv。

尽管 CT 检查有一定的辐射，并有对比剂注射不适感和不良反应发生的风险（如引起过敏反应、有肾毒性等），但经检查获得的病变检出、诊断和鉴别诊断价值要远远超过这些不利因素的影响。总体而言，对于绝大多数病例，CT 是一种安全、无创的影像学检查技术。

（廖柳红）

参考文献

［1］孙玉梅，张立力，张彩虹.健康评估［M］.5版.北京：人民卫生出版社，2021：319-320.

［2］龚启勇，刘士远.医学影像学［M］.9版.北京：人民卫生出版社，2024：11-15.

第二节　CT检查常规护理

一、定义

CT是一种非侵入性影像学检查技术，可通过X射线束与计算机成像重建技术，提供高分辨率的横断面图像，该技术广泛应用于临床疾病的诊断和治疗评估。CT检查常规护理是指护理人员在患者接受CT检查的过程中，为保障检查顺利进行、提高检查质量、减轻患者不适及预防并发症而采取的护理干预措施。护理内容贯穿检查前、检查中及检查后。

二、操作

（一）操作目的

1.协助疾病诊断：CT检查能够清晰地显示人体组织和器官的形态结构，可用于诊断多种疾病，如肿瘤、炎症、创伤等。

2.指导治疗方案：进行CT检查有助于评估病变范围、性质及与周围组织的关系，为制定治疗方案提供依据。

3.监测治疗效果：CT检查可用于观察治疗后的病情变化，如肿瘤缩小、炎症吸收等。

4.降低检查风险：通过采取适当的护理措施，可减少患者在检查过程中可能出现的不适，预防并发症。

（二）关注要点

1.基本情况：了解患者的基本病史、过敏史及近期病情变化，尤其是心肺功能、肾功能及凝血功能情况。

2.心理状态：评估患者的心理状态，比如是否对检查感到焦虑、恐惧等，及时给予心理支持。

3.检查耐受情况：观察患者在检查过程中的耐受情况，尤其是长时间保持固定体位后的反应。

4.造影剂反应：对于接受增强 CT 检查的患者，应密切观察有无过敏反应，如起皮疹、瘙痒、恶心、呕吐或发生严重的过敏性休克。

（三）护理措施

1.心理护理：向患者讲解 CT 检查的目的、过程及注意事项，缓解紧张和焦虑情绪，提高配合度。

2.体位护理：协助患者选取正确的检查体位，固定肢体，避免体位不当影响图像质量。

3.造影剂护理：具体措施如下。

（1）对于接受增强 CT 检查的患者，应评估其过敏史及肾功能，必要时进行皮试。

（2）检查造影剂的有效期及浓度，在注射过程中观察患者的反应。

4.安全护理：确保患者在检查台上的安全，防止跌落；为行动不便者提供协助。

5.检查后护理：检查结束后，观察患者有无不适，尤其是接受增强 CT 检查的患者，应提醒其多饮水以促进造影剂排泄。

（四）操作前准备

1.患者评估准备：具体如下。

（1）了解患者的病史、过敏史、近期用药史及检查适应性。

（2）评估肾功能（如肌酐、尿素氮水平）及心肺功能，确保患者能够耐受检查。

2.文件准备：确认医嘱，核对患者身份，检查相关检查单是否齐全。

3.物品准备：具体如下。

（1）常规 CT 检查需准备固定带、枕垫等辅助设备。

（2）指导患者取下身上的金属物品，如项链、耳环、手机等，以免影响 CT 图像的清晰度。

（3）增强 CT 检查需准备造影剂、注射器、静脉留置针、过敏急救药品（如肾上腺素、抗组胺药等）等。

4.建立静脉通道：提前为接受增强 CT 检查的患者建立静脉通道，确保造影剂注射顺利。

5.患者宣教：具体内容如下。

（1）向患者讲解检查的目的、过程及注意事项。

（2）告知患者检查时需保持摆放好的体位不动，遵医嘱屏气配合。

（3）接受增强 CT 检查的患者通常需禁食 4~6 小时，避免出现胃肠道反应。

（五）操作步骤

1.患者及环境准备：具体如下。

（1）确认患者的身份及检查部位，协助患者摘掉金属饰品，脱去相关衣物，注意保护患者的隐私，避免患者感到不适或尴尬。

（2）指导患者移至检查床，协助摆放检查体位，并使用固定带固定肢体。

（3）调整室内温度，以减轻患者的不适感。

2.设备调整：根据检查部位调整 CT 扫描参数，确保图像质量良好。

3.造影剂注射（如适用）：具体操作如下。

（1）接受增强 CT 检查的患者需要通过静脉注射造影剂。在注射前，护理人员应询问患者的过敏史和药物史，以确保患者安全。

（2）严格按照操作规程进行注射，注射速度及剂量根据检查要求确定。

（3）护理人员应注意观察患者的面色、呼吸和心率等生命体征，一旦发现异常应立即停止注射并采取相应的处理措施。

4.指导患者配合检查：具体如下。

（1）指导患者在检查过程中保持摆放好的体位不动，在进行某些 CT 检查（比如肺部 CT）时，患者需配合调整呼吸。护理人员应提前告知患者呼吸的方法和要求，并在检查中指导患者。患者应根据医护人员的指导配合检查，确保检查的准确性。

（2）通过对讲设备与患者保持沟通，及时安抚患者的情绪。

5.检查结束后的操作：具体如下。

（1）协助患者下床，观察一段时间，确保患者无不适后方可请患者离开。

（2）患者完成需要空腹进行的 CT 检查后应及时进食以补充能量。对于需要限制活动的患者，医护人员应告知患者相应的注意事项和活动限制时间。

（3）告知接受增强 CT 检查的患者多饮水，以促进造影剂排泄。

6. 记录与反馈：具体如下。

（1）记录检查过程中的患者表现及相关护理措施。

（2）告知患者检查结果及后续注意事项。

（六）注意事项

1. 禁忌证筛查注意事项：具体如下。

（1）对造影剂过敏、有严重肾功能不全、甲亢未得到控制的患者禁查增强 CT。

（2）对于妊娠期妇女需慎用 CT 检查，以免辐射对胎儿产生影响。

2. 造影剂安全性注意事项：具体如下。

（1）严格掌握造影剂剂量，避免过量使用。

（2）在注射过程中密切观察患者的反应，出现过敏反应时立即停药并处理。

3. 体位固定注意事项：确保患者体位正确且稳定，避免因体位移动或体位不当影响图像质量。

4. 辐射防护注意事项：具体如下。

（1）为患者及陪同人员提供必要的辐射防护措施。

（2）医护人员需穿铅衣，尽量减少暴露在射线中的时间。

5. 检查后观察注意事项：具体如下。

（1）增强 CT 检查后患者需留院观察 30 分钟，确保无延迟性过敏反应。

（2）提醒患者多饮水，以促进造影剂排泄。

6. 心理支持注意事项：对于焦虑或恐惧的患者，检查前需进行充分沟通，增强患者的信任感和配合度。

（林玉英）

第三节　常见部位 CT 检查的护理要点

一、颅脑 CT 检查

（一）颅脑常规平扫护理要点

1. 扫描前准备：去除受检者扫描区域表面（头颅表面）的所有金属物及异物。

2. 扫描体位摆放：协助受检者仰卧于检查床上，将头置于头架中，下颌内收，将头颅摆正。

（二）颅脑增强扫描护理要点

1. 检查前禁食 4 小时，无须禁水。签署知情同意书。

2. 建议用高压注射器经上肢静脉注射含碘对比剂，注射流率为 2.5~3mL/ 秒，对比剂总量为 50mL，注射完成后启动扫描。扫描条件和参数同平扫。

3. 检查结束后观察 30 分钟，若受检者无不适方可离开。若病情允许，嘱受检者多饮水，以促进对比剂排泄。

（三）颅脑 CT 血管造影护理要点

1. 扫描前准备：去除受检者扫描区域表面（头颅表面）的所有金属物及异物；检查前禁食 4 小时，无须禁水；签署知情同意书。

2. 对比剂应用：建议用高压注射器经上肢注射含碘对比剂，然后注射 20~50mL 生理盐水。注射流率为每秒 4~7mL，对比剂总量为 30~100mL。注射开始后，在受检者靶血管（一般检查颈内动脉）强化达到相应阈值时开始扫描。检查时通常在颅脑动脉成像扫描完成后 10~15 秒开始进行颅脑静脉成像扫描，或监测颈静脉 CT 值达到相关阈值后开始进行颅脑静脉血管成像扫描，或在注射对比剂后延迟 30 秒再进行扫描。

3. 扫描体位摆放：协助受检者仰卧于检查床上，将头置于头架中，下颌内收，将头颅摆正。

4. 检查后观察：检查结束后观察 30 分钟，若受检者无不适方可离开。若病情允许，嘱受检者多饮水，以促进对比剂排泄。

二、头颈部 CT 检查

（一）眼眶常规平扫护理要点

1. 扫描前准备：去除受检者扫描区域体表的所有金属物。

2. 扫描体位摆放：协助受检者取仰卧位，将机架激光定位灯水平线对准外耳孔。嘱受检者稍仰头、闭目，使眼球保持静止状态，使定位灯垂直线平行于听眶下线。

（二）眼眶增强扫描护理要点

1. 检查前至少禁食 4 小时，无须禁水。签署知情同意书。

2.增强扫描在平扫后进行。

3.对比剂注射采用静脉团注法。对比剂注射总量按每千克体重300~450mg碘计算，补充注射生理盐水15~20mL。对比剂注射流率为每秒2.5~3.5mL。

4.注射开始后延迟50~60秒扫描。如有特殊情况，酌情处理。

5.检查结束后观察30分钟，若受检者无不适方可离开。若病情允许，嘱受检者多饮水。

（三）视神经管常规平扫护理要点

1.扫描前准备：去除受检者扫描区域体表的所有金属物。

2.扫描体位摆放：协助受检者取仰卧位，将机架激光定位灯水平线对准外耳孔。嘱受检者稍仰头、闭目，眼球保持静止状态，使定位灯垂直线平行于听眶下线。

（四）耳部常规平扫护理要点

1.扫描前准备：去除受检者扫描区域体表的所有金属物。

2.扫描体位摆放：协助受检者取仰卧位，嘱受检者稍仰头，使定位灯垂直线平行于听鼻线（外耳孔中点与同侧鼻翼下缘的连线，晶状体位于扫描野之外）。

（五）耳部增强扫描护理要点

1.扫描前至少禁食4小时，无须禁水。签署知情同意书。

2.增强扫描在平扫后进行。

3.对比剂注射采用静脉团注法。对比剂注射总量按每千克体重300~450mg碘计算，补充注射生理盐水15~20mL。对比剂注射流率为每秒2.5~3.5mL。

4.注射开始后延迟50~60秒扫描。如有特殊情况，酌情处理。

5.检查结束后观察30分钟，若受检者无不适方可离开。若病情允许，嘱受检者多饮水。

（六）搏动性耳鸣双期增强扫描护理要点

1.检查前至少禁食4小时，无须禁水。签署知情同意书。去除受检者扫描区域体表的所有金属物。

2.协助受检者取仰卧位，将机架激光定位灯水平线对准外耳孔。嘱受检者稍仰头，使定位灯垂直线平行于听眶线。

3.对比剂碘浓度为350mg/mL或370mg/mL，用量为1.0~1.5mL/kg。补注生理盐水 15~20mL。对比剂注射流率为每秒 4.5~5.0mL。

4.检查结束后观察 30 分钟，若受检者无不适方可离开。若病情允许，嘱受检者多饮水。

（七）鼻骨、鼻窦、颌面及颅底常规平扫护理要点

1.扫描前准备：去除受检者扫描区域体表的所有金属物。

2.扫描体位摆放：协助受检者取仰卧位，将机架激光定位灯水平线对准外耳孔。嘱受检者稍仰头、闭目，眼球保持静止状态，使定位灯垂直线平行于听眶下线。

（八）鼻窦、颌面及颅底增强扫描护理要点

1.检查前至少禁食 4 小时，无须禁水。签署知情同意书。

2.增强扫描在平扫后进行。

3.对比剂注射采用静脉团注法。对比剂注射总量按每千克体重 300~450mg 碘计算，补充注射生理盐水 15~20mL。对比剂注射流率为每秒 2.5~3.5mL。

4.注射开始后延迟 50~60 秒扫描。如有特殊情况，酌情处理。

5.检查结束后观察 30 分钟，若受检者无不适方可离开。若病情允许，嘱受检者多饮水。

（九）咽喉常规平扫护理要点

1.扫描前准备：去除受检者扫描区域体表的所有金属物。

2.扫描体位摆放：协助受检者取仰卧位，将机架激光定位灯水平线对准外耳孔。嘱受检者稍仰头，使定位灯垂直线平行于听眶下线。嘱受检者平静呼吸，勿做吞咽动作。

（十）咽喉增强扫描护理要点

1.扫描前至少禁食 4 小时，无须禁水。签署知情同意书。

2.增强扫描在平扫后进行。

3.对比剂注射采用静脉团注法。对比剂注射总量按每千克体重 300~450mg 碘计算，补充注射生理盐水 15~20mL。对比剂注射流率为每秒 2.5~3.5mL。

4.注射开始后延迟 50~60 秒扫描。如有特殊情况，酌情处理。

5.检查结束后观察 30 分钟，若受检者无不适方可离开。若病情允许，嘱受检者多饮水。

（十一）颈部常规平扫护理要点

1. 扫描前准备：去除受检者扫描区域体表的所有金属物。

2. 扫描体位摆放：协助受检者取仰卧位，根据肩部厚度选用不同厚度的头托，保持颈部与床面平行。嘱受检者平静呼吸，尽量避免做吞咽动作。进行上气道扫描时嘱受检者用鼻吸气，然后发出缓慢、均匀呼气的指令，并同时启动扫描。

（十二）颈部增强扫描护理要点

1. 扫描前至少禁食 4 小时，无须禁水。签署知情同意书。

2. 增强扫描在平扫后进行。

3. 对比剂注射采用静脉团注法。对比剂注射总量按每千克体重 300~450mg 碘计算，补充注射生理盐水 15~20mL。对比剂注射流率为每秒 2.5~3.5mL。

4. 注射开始后延迟 50~60 秒扫描。如有特殊情况，酌情处理。

5. 检查结束后观察 30 分钟，若受检者无不适方可离开。若病情允许，嘱受检者多饮水。

（十三）颈部 CT 动脉血管成像护理要点

1. 扫描前禁食 4 小时，无须禁水。签署知情同意书。去除受检者扫描区域体表的所有金属物。

2. 协助受检者取仰卧位，使听眶下线垂直于床面。

3. 对比剂浓度为 370mg/mL，对比剂用量为 60~70mL。补注生理盐水 40mL。对比剂注射流率为每秒 5mL。

4. 把握注射对比剂后开始扫描的时间，采用对比剂跟踪技术，在主动脉弓水平设置自动触发区，触发阈值为 120HU，由足侧向头侧扫描。

5. 检查结束后观察 30 分钟，若受检者无不适方可离开。若病情允许，嘱受检者多饮水，以促进对比剂排泄。

三、胸部 CT 检查

（一）肺常规平扫护理要点

1. 扫描前准备：去除受检者扫描区域体表的所有金属物。

2. 扫描体位摆放：协助受检者取仰卧位，将身体置于床面中间，两臂上举，吸气末屏气后扫描。

（二）肺常规增强扫描护理要点

1. 检查前禁食 4 小时，无须禁水。签署知情同意书。

2. 去除受检者扫描区域体表的所有金属物。

3. 协助受检者取仰卧位，将身体置于床面中间，两臂上举，吸气末屏气后扫描。

4. 对比剂注射总量按每千克体重 300~450mg 碘计算，注射流率为每秒 3~4mL，注射后开始扫描的时间为 20~30 秒，延迟扫描的时间为 80~120 秒，如有特殊情况，酌情处理。

5. 检查结束后观察 30 分钟，若受检者无不适方可离开。若病情允许，嘱受检者多饮水，以促进对比剂排泄。

（三）肺动脉 CT 成像护理要点

1. 检查前禁食 4 小时，无须禁水。签署知情同意书。

2. 去除受检者扫描区域体表的所有金属物。

3. 注射总量按每千克体重 1.0mL 计算，注射速率为每秒 4~5mL。

4. 检查结束后观察 30 分钟，若受检者无不适方可离开。若病情允许，嘱受检者多饮水，以促进对比剂排泄。

（四）冠状动脉 CT 成像护理要点

1. 检查前测量患者平静状态下的心率，注意有无期前收缩等心律不齐的情况，如果患者有严重心律不齐或严重心功能不全，应拒绝或推迟检查。如果心率超过 70 次 / 分，允许通过药物控制心率。对于风湿性心脏病、扩张型心肌病患者，由于室壁运动减弱，可降低心率要求，建议使用宽体探测器设备进行多扇区采集。检查前禁食 4 小时，无须禁水。签署知情同意书。去除受检者扫描区域体表的所有金属物。

2. 协助受检者取仰卧位，扫描前先对受检者进行屏气训练。打开心电监护仪开关，正确安放电极，如果心电监护仪不能正常工作，可用心电模拟器进行监测。

3. 先获得胸部定位图像，扫描范围为从锁骨上方至膈下，扫描方向为正位及侧位。

4. 进行冠状动脉增强扫描时的对比剂注射流率与小剂量试验流速一致。

5. 扫描时嘱患者屏住呼吸。

6. 扫描结束拔除穿刺针后，嘱受检者按压穿刺部位 10~20 分钟，防止出血。检查结束后观察 30 分钟，若受检者无不适方可离开。若病情允许，嘱受检者多饮水，以促进对比剂排泄。

四、腹部 CT 检查

（一）胃部检查护理要点

1. 询问患者 1 周前是否做过钡餐检查，若做过钡餐检查需待大便颜色正常或服用导泻药（如番泻叶等）将钡剂排净后再行 CT 造影扫描。

2. 对于进行腹部 CT 平扫检查的患者，如果需要同时观察胃部病变，需嘱患者检查前禁食 4~6 小时，检查前 15~20 分钟口服阳性对比剂，即碘对比剂 500mL，检查前 5 分钟再口服 300~500mL。

3. 对于进行腹部 CT 增强检查的患者，如果需要同时观察胃部病变，需嘱患者检查前禁食 4~6 小时，检查前 15~20 分钟口服中性对比剂（进行增强检查时胃壁会被强化，中性对比剂的显示对比效果更好），即水 500mL，检查前 5 分钟再饮水 300~500mL。

4. 检查前去除检查部位体表的高密度物品和金属等。

5. 检查前指导患者练习吸气、屏气，屏气时保持腹部不动，不能漏气，呼吸时应保持均匀、平稳，不能配合屏气的患者可以用手捏住鼻子辅助屏气。

6. 检查前与患者进行沟通交流，缓解患者紧张、焦虑的情绪，告知患者在检查过程中配合吸气、屏气，避免剧烈咳嗽。

7. 协助患者取常规仰卧位，检查时头先进，两臂上举，双手抱头，腹部正中矢状面垂直于检查床平面并与检查床长轴的中线重合，侧面定位线对准人体正中冠状面。特殊情况下可采用其他体位，如侧卧位及俯卧位等。

（二）小肠、结肠检查护理要点

1. 询问患者在 1 周前是否做过钡餐检查，若做过钡餐检查需待大便颜色正常或服用导泻药（如番泻叶等）将钡剂排净后再行 CT 造影扫描。

2. 可以进食的患者在小肠检查前 1 天吃无渣半流食，晚餐后禁食，晚餐后 30 分钟口服缓泻剂，检查当日早晨禁食。急诊患者不用做任何准备，直接进行平扫及增强检查。嘱患者去除检查部位体表的金属异物，训练患者呼吸及屏气。

可以进食的患者在结肠检查前 2 天吃无渣半流食，检查前 1 天晚餐后禁食，晚餐后 30 分钟后口服缓泻剂，检查当日早晨禁食。协助患者上检查床，然后经肛门向结肠内注入空气，以患者可以耐受为度，一般注入 1000~1500mL 较为合适。嘱患者去除检查部位体表的金属异物，训练患者呼吸及屏气。

3. 进行增强检查前留置静脉留置针，必要时肌内注射山莨菪碱注射液 20mg（青光眼、前列腺肥大、尿失禁患者禁用），以减轻肠道蠕动对检查的影响。

4. 检查前去除检查部位体表的高密度物品和金属等。

5. 协助患者取常规仰卧位，检查时头先进，两臂上举，双手抱头，腹部正中矢状面垂直于检查床平面并与检查床长轴的中线重合，侧面定位线对准人体正中冠状面。特殊情况下可采用其他体位，如侧卧位及俯卧位等。

6. 检查结束后观察 30 分钟，若患者无不适方可离开。若病情允许，嘱患者多饮水，以促进对比剂排泄。

（三）盆腔检查护理要点

1. 检查前去除检查部位体表的高密度物品和金属等。

2. 进行盆腔 CT 平扫检查的患者在检查当日以空腹为宜。对于可以进食的患者，在扫描前让患者饮清水以充盈胃肠道，待膀胱充盈后开始扫描。嘱患者将外裤、皮带等含金属的衣物脱掉或摘掉。

3. 进行盆腔 CT 增强检查的患者在检查前应至少禁食 4 小时，无须禁水。签署知情同意书。对比剂注射总量按每千克体重 300~450mg 碘计算，补充注射生理盐水 15~20mL，对比剂注射流率为每秒 2.5~3.5mL。检查前连接高压注射器管路。护理人员确认管路排气后将其连接于留置针，静脉推注生理盐水并观察穿刺部位及管路是否通畅，告知患者在对比剂注射过程中可能会有发热的感觉，避免患者产生焦虑情绪。检查前让患者饮清水，嘱患者只有尿感强烈时才能开始扫描，应确保膀胱充盈完全。膀胱镜检当天不能进行盆腔 CT 增强检查。

4. 协助患者取常规仰卧位，检查时头先进，两臂上举，双手抱头，腹部正中矢状面垂直于检查床平面并与检查床长轴的中线重合，侧面定位线对准人体正中冠状面。特殊情况下可采用其他体位，如侧卧位及俯卧位等。

5. 告知患者如果在检查过程中出现注射部位剧烈疼痛、气促、心悸等不良反应，应立即举手示意。

6. 检查过程中严密观察图像及患者的反应，如果出现动态图像扫描不良或发生不良反应，应及时并报告医生并进行处理。严密进行心电监护，监测患者的心率、心律、血氧饱和度、呼吸频率等。

7. 检查结束后协助患者下检查床，要求患者休息 15~30 分钟，若无不适方可离开。增强扫描检查结束后应观察 30 分钟。若病情允许，嘱患者多饮水，以促进对比剂排泄。

（四）腹部增强扫描检查护理要点

1. 询问患者在 1 周前是否做过钡餐检查，若做过钡餐检查需待大便颜色正常或服用导泻药（如番泻叶等）将钡剂排净后再行腹部增强扫描。

2. 对于进行胃部占位增强扫描的患者，检查前需禁食 4~6 小时。进行其他脏器增强扫描的患者需空腹，特殊情况下可适量饮水。为避免伪影的出现，应告知患者在检查前 30 分钟至少饮水 1000mL，使胃部充盈。对于有膀胱病变的患者，应告知其在检查前 1 小时饮水 1000~1500mL 并停止排尿，使膀胱充盈，以便进行诊断。

3. 协助患者去除被检部位体表的金属异物。

4. 协助患者取仰卧位，双臂上举，双手于头上交叉。

5. 向患者说明注射造影剂后可能会出现周身发热、发麻，或口中有药味，或轻度恶心等不适。

6. 告知患者如果在检查过程中出现注射部位剧烈疼痛、气促、心悸等不良反应，应立即举手示意。

7. 检查结束后协助患者下床，观察 30 分钟，若患者无不适方可离开。若病情允许，嘱患者多饮水，以促进对比剂排泄。

五、骨关节系统检查护理要点

（一）检查前准备

1. 进行增强扫描前应询问患者的检查史、家族史、用药史、过敏史，以防患者出现造影剂过敏反应。签署知情同意书。

2. 对于携带金属支架的下肢骨折患者，检查前应该协助患者暂时取走金属支架，避免金属伪影影响检查结果。

3. 协助患者上检查床，防止跌倒。对于有跌倒风险的患者，检查时应有家属陪同。

（二）扫描体位摆放

1. 双手及腕关节扫描：采用俯卧位，头先进，双臂上举平伸。

2. 双肩关节、胸锁关节、锁骨、肘关节及上肢长骨扫描：采用仰卧位，头先进，双臂自然平伸置于身体两侧，双手手心朝上，将身体置于床面正中。

3.双髋关节及骨盆扫描：采用仰卧位，头先进，双足跟略分开而足尖相对，双上臂上举，双手抱头，躺正、躺直。

4.双膝关节、踝关节和下肢长骨扫描：采用仰卧位，足先进，双下肢伸直并拢，足尖朝上，双上臂上举，双手抱头。

5.双足扫描：采用仰卧位，足先进，双下肢伸直并拢，足尖朝上，将身体置于床面正中。

（三）宣教指导

1.告知患者检查过程中应保持身体静止不动，以防产生运动伪影，影响诊断。

2.告知进行增强扫描的患者检查过程中可能出现身体发热、有小便感，均属正常现象。若患者感到不适，可举手示意。

3.协助患者下检查床，若患者携带金属支架，需配合患者重新合理放置支架。增强扫描结束后询问患者有无不适，指导患者在候诊区等待15~30分钟，若无不适方可离开。

（廖柳红）

参考文献

［1］张月英，郭锦丽，王朝霞.影像专业基础知识及护理实操手册［M］.北京：科学技术文献出版社，2020：81-162.

［2］中华人民共和国国家卫生健康委员会.CT检查操作规程：WS/T 391—2024［S/OL］.（2024-07-23）［2024-11-04］.http://www.nhc.gov.cn/wjw/s9494/202409/6a64caa4c74946719c4be88e50d4c89b/files/559036e9727b411ea1801648ff788792.pdf.

［3］许乙凯，陈鍂，林芝，等.影像检查技术规范手册：护理分册［M］.北京：科学出版社，2021：26-40.

第四节 特殊患者CT检查的护理要点

一、主动脉夹层患者CT检查的护理要点

急重症患者优先检查，全程密切关注，及时发现问题并配合临床医生进行处理。

（一）检查前护理措施

1. 优先检查：对于疑似主动脉夹层的患者，临床医护人员应提前电话通知影像科，同时告知患者家属相关事宜和注意事项，临床医生需陪同检查，CT 室医护人员需提前做好相应准备，优先检查。

2. 急救准备：患者到达检查室前，影像科护士应准备好急救器材、药品及相关物品，随时启动应急预案。

3. 镇痛、镇静护理：遵医嘱给予哌替啶、吗啡等镇痛药，注意观察患者用药后的呼吸情况等。如果患者意识不清、躁动不安，应遵医嘱给予镇静药，防止患者因做大动作而造成主动脉夹层扩大和破裂，同时便于检查顺利进行。

4. 心电监护：监测生命体征，如血氧饱和度的变化等，在进入检查室前必须保持患者生命体征稳定。

5. 检查前准备：协助患者脱去或摘除检查部位易引起伪影的衣物。

6. 签署知情同意书：筛查高危因素，核查患者或其家属对检查风险的知晓情况，并确认知情同意书的签署是否合格。

7. 留置静脉留置针：选用 20G 以上静脉留置针在患者右上臂静脉进行穿刺，并有效固定。

（二）检查中护理措施

1. 确认信息：再次核对患者信息、检查部位、检查项目。

2. 小心转运：指导正确转运患者，转运时动作应轻柔快速，避免因做大动作而引发夹层破裂。

3. 注意防护：做好非照射部位的防护，注意保护患者的隐私，注意保暖。

4. 家属陪同：对于意识不清、躁动不安、无法进行正常沟通的患者，应留一名家属在机房内陪同检查，做好防辐射措施。

5. 流速控制：由留置留置针的护士判断患者的血管耐受情况，注明建议流速上限，提醒技术员控制流速、注意对比剂注射量，以免压力过大导致夹层破裂。

6. 心理安慰：对于清醒患者，应告知其检查时的注意事项及注射时有可能出现的正常身体反应，提醒患者如有不适及时通过肢体动作示意。

7. 密切观察：注射对比剂时密切观察患者的状态及注射压力曲线，动态观察增强图像对比剂显影情况，避免因对比剂外渗而增加患者的痛苦、延长检查时间。

8. 病情监测：监测患者的生命体征，如出现脉搏细速、呼吸困难、面色苍白、皮肤发冷、意识模糊等情况，提示可能因夹层破裂出现失血性休克，应立即停止扫描，启动应急预案施救，必要时联系急诊手术，做好记录。

9.疼痛观察：如患者突发前胸、后背、腹部剧烈疼痛，呈撕裂样或刀刺样，且具有持续性，同时患者烦躁不安、大汗淋漓，有濒死感，疼痛放射范围广，可放射至腰部或下腹部，甚至放射至大腿部，提示夹层动脉瘤破裂，应启动急救应急预案。检查结束后立即转运患者，动作宜轻柔、快速。

（三）检查后护理措施

1.扫描过程中若发现主动脉夹层应按危急值处理，禁止患者自行离开检查室，告知患者制动，避免用力咳嗽等，以免增加腹部压力，告知临床医生检查结果，在医护人员及其家属陪同下立即将患者送回病房或护送至急诊科。

2.其他护理措施参考 CT 检查常规护理内容。

二、气管切开患者 CT 检查的护理要点

气管切开常用于危重患者的抢救，该操作有助于保持气道通畅或预防气道堵塞，提高通气效率。气管切开后，套管会在局部刺激呼吸道，使分泌物增多而黏稠，吸入的气体未经过呼吸道过滤、湿化，易使分泌物变得干燥、黏稠，堵塞管腔，引起呼吸不畅、缺氧等情况，因此对于气管切开的患者，要尽快安排检查，并在检查过程中通过观察窗密切观察患者的病情变化，帮助患者顺利完成检查。

（一）适应证

1.检查部位无金属异物。
2.能配合检查。
3.无碘对比剂使用禁忌证（仅限于 CT 增强）。

（二）禁忌证

1.烦躁不安，不能配合检查。
2.对碘对比剂过敏（仅限于 CT 增强）。

（三）注意事项

检查前后必须有医生陪同，检查过程中必须有家属陪同。

（四）检查护理常规

1. 检查前的准备和护理：具体内容如下。

（1）开通绿色通道：由医生评估气管切开患者能否顺利完成 CT 检查，提前将患者的检查信息传至 CT 室，通知 CT 室做好相应的准备工作。

（2）医生沟通：影像科医生根据患者的检查申请单与患者的主治医生进行沟通，询问患者气管导管的材质，若为金属材质且对 CT 扫描有影响，需请主治医生更换气管导管后再检查，或选择其他检查方法。

（3）患者评估：患者到达 CT 检查室后，核对患者的姓名、年龄、性别。评估患者的生命体征、病情，重点评估患者的呼吸道是否通畅，是否需要吸痰。

（4）心理护理：告知患者检查的具体步骤，若为增强扫描则需告知患者对比剂注入体内后会有全身发热感、小便感，均属正常情况。由于气管切开患者不能说话，可以为患者准备纸笔，以便与患者沟通。

（5）呼吸道护理：责任护士应在患者准备外出检查前给予充分吸痰，清除患者呼吸道内的分泌物，防止因患者在检查过程中发生呛咳而导致检查失败。

（6）吸氧：备好氧气袋给氧，维持正常的血氧饱和度。

（7）注射准备：对于需要进行增强检查的患者，应在检查前安装好高压注射器管路，备好对比剂，保证仪器设备处于完好、备用状态。

（8）其他准备：评估患者进行增强检查的风险，签署知情同意书，留置留置针。

2. 检查中的观察和护理：具体内容如下。

（1）再次核对患者的姓名、年龄、性别。评估患者的生命体征。

（2）根据患者的检查要求合理摆放体位。

（3）将检查床上下移动到合适的位置，告知家属在搬动患者的过程中动作要轻，避免引起患者咳嗽，妥善固定患者携带的各种管路，防止管路脱落滑出。

（4）密切监测患者的生命体征，观察患者在检查过程中的反应，如有异常，应立即停止检查并进行相应的处理。

（5）避免不必要的部位暴露，注意保暖，以免患者因受凉而引起咳嗽。

（6）对于神志不清的患者，在检查过程中应安排专人陪同，正确按压患者，以防患者在检查过程中坠床。

（7）再次检查高压注射器管路与对比剂是否处于备用状态，连接管路与留置针，预注射生理盐水，观察管路是否通畅。

3. 检查后的宣教和护理：具体内容如下。

（1）再次查对患者的姓名、年龄、性别，查对住院患者的腕带信息。

（2）增强检查结束后分离管路，观察患者的情况和留置针穿刺处的情况。

（3）协助患者家属及医生将患者转移至平车上，转移过程中同样注意动作要轻，询问患者有无不适，并再次评估患者的呼吸道情况，必要时给予吸痰护理。

（4）密切监测患者的情况，如无不适，可在医生和家属陪同下及时返回病房。

（5）其他护理项目参照 CT 普通检查或增强检查后的宣教和护理内容。

三、躁动患者 CT 检查的护理要点

躁动是患者颅脑功能区损伤或病变后精神与运动兴奋的一种暂时状态，常表现为烦躁不安、精神兴奋、不自主运动等。

（一）检查前的准备和护理

1. 开设绿色通道：由临床医生评估患者能否顺利完成 CT 检查，提前将患者的检查信息传至 CT 室，通知 CT 室做好相应的准备工作。

2. 镇静：对于躁动不安的患者，CT 室护士应与临床医生沟通，由临床医生开医嘱，在病房提前使用镇静药、镇痛药，待患者安静后安排检查，由病房医生及护士陪同检查。

3. 核对信息：查对患者的姓名、年龄、性别，了解患者躁动的原因。

4. 环境准备：躁动患者对声、光、冷等刺激均较为敏感，因此应提前调节好检查室内的光线、温度，以减少环境因素对患者产生的刺激。

5. 签署知情同意书：对于需要进行增强检查的患者，要评估患者的病情，确认有无对比剂使用的禁忌证。签署知情同意书（若患者处于镇静状态，则由家属签署）。

6. 健康宣教与指导：告知患者及其家属配合检查的重要性，告知患者检查过程中可能出现的不适，以减轻思想顾虑。躁动患者检查时需有家属陪同，为陪同检查的家属做好相应的防护措施。

7. 注射准备：如果需要进行增强检查，需提前安装好高压注射器管路，准备好对比剂，确保注射仪器设备处于完好、备用状态。

8. 留置静脉留置针：再次评估患者进行增强检查的风险，留置静脉留置针。

（二）检查中的观察和护理

1. 核对患者的姓名、年龄、性别。评估患者的生命体征。

2. 协助患者躺于检查床上，在搬动过程中动作要轻、快、稳，尽量减少对患者产生的刺激。妥善固定患者携带的各管路，防止管路脱落、移位，以及引流液倒流等情况的发生。

3. 保证躁动患者的安全是最重要的问题，因此在患者检查过程中应安排专人陪同，正确按压患者，以防患者在检查过程中坠床。为陪同检查人员做好适当防护。

4. 密切观察患者的情况，关注患者在检查过程中有无不适及不良反应出现。如有异常，应立即停止检查并进行相应的处理。

5. 避免患者不必要的部位暴露，注意保暖，以免因受凉而引起不适。

6. 再次检查高压注射器管路与对比剂是否处于备用状态，连接管路与留置针，预注射生理盐水，观察管路是否通畅。

（三）检查后的宣教和护理

1. 再次查对患者的姓名、年龄、性别，查对住院患者的腕带信息。

2. 增强检查结束后分离管路，观察患者的整体情况和留置针穿刺处的情况。

3. 协助患者家属及医生将患者转移至平车上，转移过程中同样注意动作要轻，观察患者有无不适。再次评估患者各管路的情况，防止出现扭曲、受压、牵拉、脱落。在医生允许的情况下可在搬运患者前先夹闭管路，搬运后再开放管路。

4. 密切监测患者的情况，如无不适，可在家属陪同下及时返回病房。

5. 其他护理项目参照 CT 普通检查或增强检查后的宣教和护理内容。

四、复合外伤患者 CT 检查的护理要点

复合外伤是指多系统、多脏器损伤，患者往往病情危重，病情进展迅速，失血量大，易发生休克和严重的生理功能紊乱。多层螺旋 CT 能在极短的时间内完成多部位、多系统检查，是目前评估复合外伤的首选检查方法。

（一）检查前的准备和护理

1. 开设绿色通道：临床医生应与 CT 室医生沟通，评估患者能否顺利完成 CT 检查，提前将患者的检查信息传至 CT 室，告知患者家属检查的风险和注意事项，临床科室应为患者建立两条静脉通道，留置 20G 静脉留置针，保持静脉通道通畅。由临床医生和护士陪同检查，并通知 CT 室做好相应的准备工作。

2. 急救准备：CT 室护士准备好抢救车，随时准备启动危重患者应急预案。

3. 环境准备：提前在检查床上铺好一次性治疗单，以免患者的血液、呕吐物、分

泌物污染检查床，影响后续使用。

4. 核对信息：查对患者的姓名、年龄、性别，查对住院患者的腕带信息。

5. 患者评估：在患者到达检查室后评估患者的生命体征，保持患者呼吸道通畅，及时清除患者的口咽分泌物。检查患者是否携带引流管，确保引流管通畅。

6. 自身防护：医护人员戴好手套、帽子、口罩，避免受到分泌物污染，接触患者后及时洗手。

7. 签署知情同意书：对于需要进行增强检查的患者，要评估患者的病情和对比剂使用的禁忌证，告知患者及其家属检查的风险，由患者或其家属签署知情同意书。

8. 健康宣教与指导：告知患者及其家属配合检查的重要性，告知检查中可能出现的不适，以减轻思想顾虑。患者检查时需有家属陪同，对陪同检查的家属采取相应的防护措施。

9. 管路准备：如果需要进行增强检查，提前安装好高压注射器管路，准备好对比剂，确保注射仪器设备处于完好、备用状态。

10. 检查前准备：再次评估患者进行增强检查的风险，检查静脉留置针是否通畅和合适。

（二）检查中的观察和护理

1. 再次查对患者的姓名、年龄、性别，查对住院患者的腕带信息。

2. 协助医生及家属将患者从平车上平移至检查床上，搬动过程中动作要轻、快、稳，对疑似骨折的部位应该重点保护，避免因搬动造成骨折断端移位。妥善固定患者携带的各类管路，防止管路脱落、移位，以及引流液倒流等情况的发生。

3. 患者检查过程中应安排专人陪同，以防患者在检查过程中坠床。陪同人员需做好防护。

4. 密切监测患者生命体征的变化，对于病情严重、意识障碍、休克等患者，其病情容易掩饰造影剂引起的不良反应症状，故应重点观察造影剂注射前后生命体征的细微变化及皮肤表现。

5. 避免不必要的部位暴露，注意保暖，以免患者因受凉而感到不适。

6. 再次检查高压注射器管路与对比剂是否处于备用状态，连接管路与留置针，预注射生理盐水，观察管路是否通畅。

（三）检查后的宣教和护理

1. 再次查对患者的姓名、年龄、性别，查对住院患者的腕带信息。

2. 增强检查结束后分离管路，观察患者的整体情况和留置针穿刺处的情况。

3. 体位摆放：协助患者家属及医生将患者转移至平车上，转移过程中同样注意动作要轻，观察患者有无不适。再次评估患者各管路的情况，防止出现扭曲、受压、牵拉、脱落。在医生允许的情况下可在搬运患者前先夹闭管路，搬运后再开放管路。

4. 检查结束后严密观察患者有无不适。复合外伤患者多处于脱水状态，检查后应在医生指导下合理水化，必要时进行肾功能检查，以防造影剂肾病的发生。如无特殊不适，可在医生及家属陪同下及时返回病房。

5. 其他护理项目参照普通或增强检查后的护理常规进行。

五、肿瘤患者 CT 增强扫描的护理要点

肿瘤患者的身体状况差，常合并其他疾病，长期接受放化疗，存在因多次进行 CT 增强扫描产生叠加效应的问题，因而发生对比剂诱导的变态反应、急性肾损伤（acute kidney injury，AKI）等不良事件的风险倍增。急性肾损伤是恶性肿瘤患者最常见的并发症之一，通常是由多因素相互作用引起的，如肾功能不全、高龄、心力衰竭、贫血、使用肾毒性药物等。

对比剂除影响肾脏功能外，还会对肝脏功能，以及心血管系统、神经系统产生影响。肿瘤患者常合并肾功能不全，导致对比剂排泄障碍，使不良反应发生概率及严重程度增大，更易出现重度不良反应。因此，要加强肿瘤患者 CT 增强检查的安全管理。

（一）检查前护理

1. 在临床工作中应严格掌握 CT 增强检查的适应证，避免过度检查。甲状腺功能亢进尚未治愈为使用碘对比剂的禁忌证。

2. 既往有对碘对比剂严重不良反应（变态反应）并非增强检查禁忌证，但需注意以下 6 点。

（1）已知发生过变态反应的患者，如需再次做增强检查，应与主管医生充分沟通，评估 CT 增强检查的获益和风险。

（2）加强沟通，取得患者及其家属的理解、支持。

（3）对于既往对碘对比剂有轻度反应的患者及出现过中度或重度不良反应的患者，建议尽量选择其他检查替代增强检查。

（4）建议临床医生陪同检查。

（5）在该类患者的检查过程中，应随时做好应急抢救准备。

（6）强调知情同意书的合格签署，做好各类记录、标识，便于对每个检查环节进行跟踪观察。

（二）检查中护理

1. 对比剂的选择与使用原则：使用对比剂前应履行告知义务，与患者或其家属充分沟通对比剂使用的风险，并检查知情同意书的签署是否合格。对比剂诱导的急性肾损伤（以下称"CI-AKI"）的发生与对比剂的用量相关，因此应尽量减少对比剂的用量，降低对比剂的浓度。对于肿瘤患者，一般使用非离子型等渗或次高渗碘对比剂，对于伴有使用对比剂后的急性肾损伤（以下称"PC-AKI"）高风险因素的恶性肿瘤高危患者，推荐首选等渗对比剂，并尽量减少碘对比剂的使用剂量。

2. 对比剂的预处理：碘对比剂的存放条件必须符合产品说明书的要求，并建议在使用前将对比剂加热至37℃，以降低黏稠度，便于推注，提高患者的耐受度，减少对比剂过敏样不良反应的发生率。

3. 对比剂的应用：应避免短时间内大量、快速和连续推注对比剂。对比剂给药途径导致的CI-AKI发生风险差异不显著。欧洲泌尿生殖放射学会（以下称"ESUR"）对比剂安全委员会认为，静脉应用对比剂可显著降低CI-AKI的发生风险，然而这与评估不同给药途径导致CI-AKI发生风险的相关临床试验结论不一致。2022年中华医学会肾脏病学分会推荐静脉注射碘对比剂与动脉注射碘对比剂导致的CI-AKI发生风险差异不显著。高剂量对比剂为诱发CI-AKI的危险因素，建议在满足临床诊疗需求的前提下尽量减少对比剂的使用剂量。建议对比剂量（以碘含量"g"计算）在数值上与患者的肾小球滤过率（mL/分）相当，或对比剂量/肌酐清除率 < 3.7。需要明确的是，没有绝对安全的对比剂剂量，对于高危患者，即使使用极少量的对比剂也可能引起CI-AKI。一般情况下，成人的对比剂使用剂量为每千克体重0.8~1.5mL，小儿为每千克体重0.8~1.0mL，或遵循产品说明书中推荐的使用剂量。

4. 对比剂的间隔注射时间：在肾功能正常的肿瘤患者中，除非在紧急情况下，建议给药间隔大于24小时。对于肾功能降低的肿瘤患者，应结合实际情况，应与临床医生进行充分沟通后确定给药间隔。

5. 对比剂外渗的处理：碘对比剂外渗引起的急性组织损伤可能与高渗透压有关，发生外渗的高危人群包括婴幼儿、老年人、不能进行有效沟通配合者、被穿刺血管情况不佳者等。

（1）轻度外渗：无须特殊处理，监测患者的生命体征。

（2）中重度外渗：具体处理如下。

①将患肢抬高，局部冰敷或冷湿敷。

②使用 50% 硫酸镁、黏多糖软膏、0.05% 地塞米松局部冷湿敷。

③使用中成药制剂如意金黄散等外敷。

④密切监测外渗部位的变化并给予对症处理。

（三）检查后护理

1. 留观：使用对比剂后最初 30 分钟内的观察和监控非常重要。只要患者有不适主诉，就应严密监测生命体征，直至症状减轻或消失。另外，进行 CT 增强检查时宜使用静脉留置针，患者完成 CT 检查后带静脉留置针留观 20~30 分钟，如无不良反应再拔针，这样一旦在观察期间出现不良反应，可确保有静脉通道可用。

2. 肾功能监测及随访：具有 PC-AKI 风险因素的高危患者，在对比剂给药后 48 小时应检测肾小球滤过率，如果给药后 48 小时诊断为 PC-AKI，则应对患者进行至少 30 天的临床监测，并定期复查肾小球滤过率。

3. 透析：使用对比剂后立即进行血液透析和血液滤过可以清除对比剂，但不能预防 CI-AKI 的发生，因此不推荐注射对比剂后立即进行血液透析；对于进行透析的无肾功能患者（终末期慢性肾脏病患者），可以使用静脉碘对比剂，不建议进行紧急透析，但碘对比剂的使用可以与预定的血液透析或血液滤过同步进行。

4. 特殊处理：具体如下。

（1）根据患者的肾小球滤过率对抗肿瘤药物的剂量进行调整，高危患者在使用对比剂前是否停用肾毒性药物应与相关医生协商，权衡利弊后确定用药方案。

（2）调整 CT 增强扫描频次。由于肿瘤患者需进行多周期化疗，多次进行 CT 增强检查会使 CI-AKI 的发生风险倍增。ESUR 对比剂安全委员会认为，连续进行 CT 增强扫描的理想间隔时间为 2 周，这是急性肾损伤恢复所需的时间，如不能间隔 2 周，应在临床允许的情况下尽可能延长时间间隔。

（四）肿瘤患者 CT 增强检查流程

肿瘤患者 CT 增强扫描前、中、后的风险因素评估，以及对比剂选择的简要流程如下（见图 1），供临床参考使用。

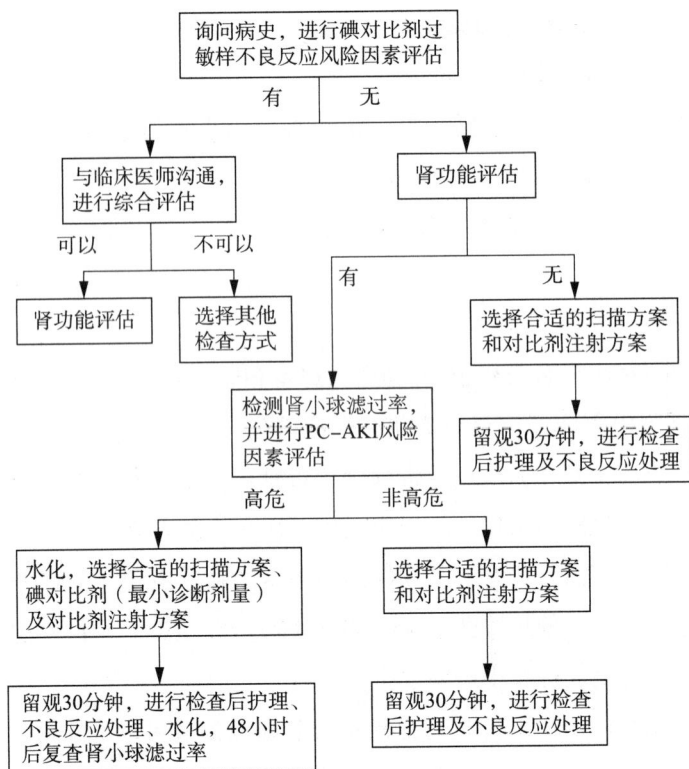

```
询问病史，进行碘对比剂过
敏样不良反应风险因素评估
          有        无

与临床医师沟通，        肾功能评估
进行综合评估
  可以      不可以      有          无

肾功能评估   选择其他              选择合适的扫描方案
            检查方式              和对比剂注射方案

          检测肾小球滤过率，      留观30分钟，进行检查
          并进行PC-AKI风险      后护理及不良反应处理
          因素评估
          高危        非高危

水化，选择合适的扫描方案、    选择合适的扫描方案
碘对比剂（最小诊断剂量）      和对比剂注射方案
及对比剂注射方案

留观30分钟，进行检查后护理、  留观30分钟，进行检查
不良反应处理、水化、48小时    后护理及不良反应处理
后复查肾小球滤过率
```

图 1　肿瘤患者 CT 增强检查的简要处理流程

六、老年患者 CT 检查的护理要点

行动不便或 70 岁以上的老年患者是十分特殊的群体，进行 CT 检查，尤其是 CT 增强检查的风险颇高，必须在从接诊到留观结束的每一个环节进行细致、有效、恰当的护理，这是 CT 检查成功的关键，也是保证医疗安全的重要步骤。

（一）检查前护理

1.进行急救准备：护理人员应根据患者的实际情况准备相应的应急物品，在患者出现紧急突发情况时，护理人员应及时发现并进行有效应对，监测生命体征，及时通报医生，给予准确、恰当的处理。

2.签署知情同意书：老年患者需有家属陪同检查，临床医生需将进行 CT 检查的目的及检查中可能出现的不良反应向患者及其家属进行详细讲解，签署知情同意书。

3.加强心理干预：老年患者在体力、视力及行动上均处于弱势，同时大部分老年患者患有不同程度的基础疾病，加上部分老年患者缺乏对疾病、检查及药物的认识，因此在多方面因素的影响下，老年患者容易出现焦虑、担忧等负面情绪，且情绪波动大，容易影响 CT 检查的成功率，护理人员应在 CT 检查前加强对老年患者的心理护理。

4.提高静脉穿刺成功率：老年患者的血管弹性一般较弱，易导致穿刺针滑动及漏针，静脉穿刺难度大，因此多选择粗直静脉给药，并嘱患者尽量避免穿刺侧肢体的剧烈活动。

（二）检查中护理

与技术员共同协助患者上下检查床，防止发生坠床、跌倒、夹伤，必要时留家属陪同检查。检查过程中应加强对患者的观察，如果发现患者出现打喷嚏、恶心、呕吐等不良反应，应该及时停止检查，报告医生，遵医嘱给予处理。

（三）检查后护理

参照 CT 检查常规护理进行。

（廖柳红）

参考文献

［1］张月英，郭锦丽，王朝霞.影像专业基础知识及护理实操手册［M］.北京：科学技术文献出版社，2020：77-81.

［2］许乙凯，陈曌，林芝，等.影像检查技术规范手册：护理分册［M］.北京：科学出版社，2021：26-40.

［3］van der Molen AJ，Reimer P，Dekkers IA，et al.Post-contrast acute kidney injury-Part 1：Definition，clinical features，incidence，role of contrast medium and risk factors：Recommendations for updated ESUR Contrast Medium Safety Committee guidelines［J］.Eur Radiol，2018，28（7）：2845-2855.

［4］van der Molen AJ，Reimer P，Dekkers IA，et al.Post-contrast acute kidney injury.Part 2：risk stratification，role of hydration and other prophylactic measures，patients taking metformin and chronic dialysis patients：Recommendations for updated ESUR Contrast Medium Safety Committee guidelines［J］.Eur Radiol，2018：28（7）：2856-2869.

［5］中华医学会临床药学分会，中国药学会医院药学专业委员会，中华医学会肾脏病学分会.碘对比剂诱导的急性肾损伤防治的专家共识［J］.中华肾脏病杂志，2022，38（3）：265-288.

［6］中国抗癌协会肿瘤影像专业委员会.恶性肿瘤患者CT增强扫描对比剂安全管理专家共识（2022）［J］.中华放射学杂志，2022，56（9）：941-949.

［7］中华医学会放射学分会质量控制与安全管理专业委员会.肾病患者静脉注射碘对比剂应用专家共识［J］.中华放射学杂志，2021，55（6）：580-590.

［8］中华护理学会内科专业委员会.含碘对比剂静脉外渗护理管理实践指南［J］.中华护理杂志，2021，56（7）：1008.

第五节　小儿CT检查的护理要点

一、正当性判断

1. 小儿CT检查的正当性判断应比成人CT检查的正当性判断更加谨慎，临床适应证应更加严格，逐例评估收益风险比。

2. 在有严重外伤等紧急情况下，对儿童实施CT检查具有正当性。在条件允许的情况下，进行儿童影像学检查时应优先考虑无电离辐射的超声或MRI等。

3. 选择儿童心脏大血管CT成像较心导管造影更具正当性。

4. 不使用CT对儿童的疾病进展进行连续监测，或进行健康筛查。

二、小儿CT检查护理要点

（一）检查前护理

1. 详细了解患儿病史，获取既往检查的影像资料。在婴儿检查前采取喂食与襁褓束缚的方式减少婴儿的活动。通过进行儿童主题装饰、放音乐、玩玩具、数数及与父母保持语音通话等方式，分散患儿的注意力，安抚患儿的恐慌、焦虑情绪，取得患儿的配合。临床医生应评估患儿的检查配合度，与预约前台提前沟通，必要时予以镇静或麻醉。若确需镇静或麻醉，患儿进入镇静或麻醉状态后，由医生陪同前往CT室，CT室优先为其安排检查。

2. 尽可能进行不注射对比剂的CT平扫检查，减少对镇静或麻醉的需求。对于需进行CT增强检查的患儿，建议在镇静或麻醉前留置好符合检查流速要求的静脉留置针。

3. 加强心理护理。对于年龄小、入睡困难的患儿，护士可用亲切的语言与其家长沟通，交代注意事项。对于年龄较大的患儿，护士可应用通俗易懂的语言与患儿接触交流，有针对性地告诉患儿检查时保持安静的重要性，以及推药时可能出现一过性全身发热，但没有疼痛，帮助患儿减轻紧张、恐惧、焦虑的心理，并教会患儿有其他不适时如何示意，达到使患儿自觉配合检查的目的。

4. 患儿检查时需有家长陪同，临床医生需将进行 CT 检查的目的及检查中可能出现的不良反应向家长进行详细讲解，签署知情同意书。

5. 对远离扫描部位的辐射敏感器官应当采用铅制围裙、眼镜、围脖等防护用具遮盖，尽可能予以包裹。扫描区域内不使用铋制防护用品。

6. 备齐适用于不同年龄段儿童的不同型号的复苏囊、喉镜等抢救用物。

（二）检查中护理

1. 建议由家长陪同检查，适当固定患儿肢体，在检查过程中加强观察，预防坠床、跌倒、夹伤。

2. 对于危重急症患儿，应密切监测生命体征，如血压、血氧饱和度等的变化，关注镇静后患儿的呼吸情况，以及注射对比剂时有无与对比剂相关的不良反应出现。

3. 快速扫描，尽量在患儿镇静期内完成检查。

（三）检查后护理

与临床医生沟通注意事项并安全转运患儿（详见 CT 检查常规护理内容）。

（廖柳红）

参考文献

［1］许乙凯，陈璺，林芝，等.影像检查技术规范手册：护理分册［M］.北京：科学出版社，2021：43-44.

［2］中华人民共和国国家卫生健康委员会.CT 检查操作规程：WS/T 391—2024［S/OL］.（2024-07-23）［2024-11-04］. http://www.nhc.gov.cn/wjw/s9494/202409/6a64caa4c74946719c4be88e50d4c89b/files/559036e9727b411ea1801648ff788792.pdf.

第六节　CT 检查中各类引流管的护理要点

一、头部留置引流管患者 CT 检查的护理要点

神经外科头部手术后，常常会在头部留置引流管，这类患者一般病情较重，收到

患者检查信息后要尽快安排检查。

（一）适应证与禁忌证

1.适应证：头部无金属异物，能配合检查。

2.禁忌证：躁动不安。

（二）注意事项

头部留置引流管的危重患者，必须有医生、家属陪同检查。

（三）护理要点

1.检查前的准备和护理：要点如下。

（1）核对信息：查对患者的姓名、年龄、性别，查对住院患者的腕带信息。根据检查目的做好患者信息登记，确定检查方式。询问患者病史，确认患者头部引流管的位置。

（2）确认引流管种类：了解患者的病情和引流管种类，给予相应处理。

（3）评估引流管状态：评估引流管有无受压、是否通畅。

（4）签署知情同意书：对于需要接受增强检查的患者，要评估患者的病情，确认是否存在对比剂使用禁忌证，签署知情同意书，由临床医生陪同患者检查。

（5）进行健康宣教与指导：对于神志清醒的患者，应告知患者及其家属配合检查的重要性及检查过程中可能出现的不适，以减轻思想顾虑。对于神志不清的患者，检查时需要有家属陪同。家属陪同检查时要采取相应的防护措施。

（6）确认脑室引流管、引流袋的位置：将引流管的末端置于侧脑室平面上10~15cm，始终维持正常颅内压。

（7）确认硬膜外引流管、引流袋的位置：引流管的末端应低于创腔30cm。

（8）保持引流通畅：妥善固定引流管，保持引流通畅，避免引流管受压、牵拉、扭曲、折叠、成角、脱落。

（9）确认引流管、引流袋的位置：术后早期引流袋的位置应与头部创腔的位置保持一致。术后48小时检查时可将引流袋稍放低，引流袋位置可低于创腔10~15cm。引流袋位置过高会导致引流困难或引流液倒流而诱发感染；引流袋位置过低会导致注入血肿的生理盐水和尿激酶引流过快，有再次形成血肿的可能。

（10）引流管操作：搬动患者前，应在医生允许的情况下先夹闭引流管，协助患者摆放好体位后将引流袋放回原处，再开放引流管，注意观察引流液的颜色和量。

2. 检查中的观察和护理：要点如下。

（1）核对信息：再次查对患者的姓名、年龄、性别，查对住院患者的腕带信息。

（2）摆放体位：协助患者躺于检查床上，搬动过程中动作要轻、快、稳，尽量减少对患者的刺激。妥善固定患者携带的各管路，防止管路脱落、移位或引流液倒流等情况的发生。

（3）安全护理：保证神志不清患者的安全是最重要的问题，因此应安排专人陪同患者检查，在检查过程中正确按压患者，以防患者在检查过程中坠床。

（4）密切关注患者的情况：观察患者在检查过程中有无不适，观察有无不良反应发生。

3. 检查后的宣教和护理：要点如下。

（1）查对患者的姓名、年龄、性别，查对住院患者的腕带信息。

（2）增强检查结束后，分离管路，观察患者的状态和留置针穿刺处的情况。

（3）检查结束后，应在医生允许的情况下在搬动患者前先夹闭引流管，协助患者摆好体位后将引流袋放回原处，再开放引流管，注意观察引流液的颜色和量。

（4）协助患者家属及医生将患者转移至平车上，转移过程中同样注意动作要轻，及时询问患者有无不适，并再次评估患者情况，如有不适，及时通知医生给予处理。

（5）密切监测患者的情况，如无不适，可在医生和家属的陪同下及时返回病房。

二、胸腔闭式引流患者 CT 检查的护理要点

胸腔闭式引流是将引流管一端放入胸腔内，而另一端接入比其位置更低的水封瓶，以便排出气体或收集胸腔内的液体，使肺组织重新张开而恢复功能的技术。胸腔闭式引流作为一种治疗手段广泛地应用于血胸、气胸、脓胸的引流及开胸术后治疗，对疾病的治疗起着十分重要的作用。

（一）适应证与禁忌证

1. 适应证：具体如下。

（1）检查部位无金属异物。

（2）能配合检查。

（3）无碘对比剂使用禁忌证（仅限于 CT 增强）。

2. 禁忌证：具体如下。

（1）烦躁不安，不能配合检查。

（2）碘对比剂过敏（仅限于 CT 增强）。

（二）注意事项

必须有家属陪同检查。

（三）护理要点

1. 检查前的准备和护理：要点如下。

（1）核对信息：查对患者的姓名、年龄、性别，查对住院患者的腕带信息。根据检查目的做好患者信息登记，确定检查方式。

（2）评估管路：检查前应重点评估患者的引流装置是否密闭及引流是否通畅，水封瓶长管应没入水中3~4cm，观察引流管内水柱的波动情况，正常水柱应上下波动4~6cm，如水柱无波动，且患者出现胸闷气促、气管向健侧偏移等肺受压的情况，提示引流管可能被血块堵塞，应立即通知医生。引流瓶的位置应低于引流管胸腔出口平面60cm，任何情况下引流瓶的位置都不应高于患者胸腔的位置。注意观察引流液的颜色、性质及量是否正常。

（3）呼吸干预：指导患者根据仪器提示进行正确地吸气、屏气，以不引起胸痛为宜。特殊患者无法吸气、屏气时可直接安排扫描。

（4）心理护理：告知患者检查的具体步骤，若为增强扫描则告知患者造影剂注入体内后全身有发热感、有小便感均属正常情况。由于气管切开的患者不能发音，可以为患者准备纸笔，以便与患者沟通。

（5）用品准备：在增强检查前安装好高压注射器管路，准备好对比剂，保证注射仪器设备处于完好、备用状态。

（6）其他：评估患者进行增强检查的风险，签署知情同意书，留置留置针。

2. 检查中的观察和护理：要点如下。

（1）信息核对：再次查对患者的姓名、年龄、性别，查对住院患者的腕带信息。

（2）摆放体位：根据患者的检查要求合理摆放体位。协助患者平躺于检查床上，在搬动患者的过程中动作要轻，避免刺激患者引起咳嗽。在此过程中应在医生允许的情况下先双重夹闭引流管，检查结束将引流管放回原处后再打开。若在搬动患者的过程中引流管从胸腔滑脱，应立即用手捏闭穿刺处皮肤，并通知医生做进一步处理。若出现引流管连接处脱落或引流瓶损坏，应立即双重夹闭引流管，并通知医生做进一步处理。

（3）引流管安置：妥善安置患者的引流管，防止引流管扭曲、受压、牵拉、脱落。

（4）关注患者的情况：密切监测患者的生命体征及检查过程中的反应，如有异常，应立即停止检查并进行相应的处理。

（5）注意保暖：避免患者不必要部位的暴露，注意保暖，以免患者因受凉而引起咳嗽。

（6）安全护理：对于神志不清的患者，应安排专人陪同检查，在检查过程中正确按压患者，以防患者坠床。

3. 检查后的宣教和护理：要点如下。

（1）查对患者的姓名、年龄、性别，查对住院患者的腕带信息。

（2）增强检查结束后，注意分离管路，观察患者的状态和留置针穿刺处的情况。

（3）协助患者家属及医生将患者转移至平车上，转移过程中同样注意动作要轻，及时询问患者有无不适，并再次评估者引流管的情况，引流瓶的位置应低于引流管胸腔出口平面60cm，打开患者的引流装置。

（4）防止引流管扭曲、受压、牵拉、脱落。

（5）密切监测患者的情况，如无不适，可在医生和家属的陪同下及时返回病房。

（6）其他要点参照 CT 普通检查或增强检查后的宣教和护理。

三、胃肠减压患者 CT 检查的护理要点

胃肠减压术是将胃管经口腔或鼻腔插入胃内，通过胃肠减压装置，利用负压吸引和虹吸的原理，通过胃管将积聚于胃肠道内的气体及液体吸出的技术，可减轻胃肠梗阻患者胃肠道内的压力和膨胀程度，防止胃肠道穿孔患者的胃肠内容物经破口继续漏入腹腔，并有利于胃肠吻合术后吻合口的愈合，因此该技术的适用范围很广，常用于急性胃扩张、肠梗阻、胃肠穿孔修补或部分切除术，以及接受胆道、胰腺手术的患者。

（一）适应证与禁忌证

1. 适应证：具体如下。

（1）检查部位无金属异物。

（2）能配合检查。

（3）无碘对比剂过敏情况（仅限于 CT 增强）。

2. 禁忌证：具体如下。

（1）不能配合检查。

（2）碘对比剂过敏（仅限于 CT 增强）。

（二）注意事项

检查前、中、后均需有家属陪同。

（三）护理要点

1. 检查前的准备和护理：要点如下。

（1）核对信息：查对患者的姓名、年龄、性别，查对住院患者的腕带信息。根据检查目的做好患者信息登记，确定检查方式。

（2）评估管路：检查前重点查看患者胃管的留置情况，检查胃管负压引流是否通畅，观察引流液的颜色、性质及量。

（3）签署知情同意书：对于需要进行增强检查的患者，要评估病情、确认是否存在对比剂使用禁忌证，签署知情同意书，病情严重和神志不清的患者需由临床医生陪同检查。

（4）进行健康宣教与指导：对于神志清醒的患者，告知患者及其家属配合检查的重要性、检查中可能出现的不适，以减轻思想顾虑。

（5）心理护理：告知患者检查的具体步骤，若为增强扫描则告知患者造影剂注入体内后全身有发热感、有小便感均属正常情况。由于胃肠减压患者不便说话，可以为患者准备纸笔，以便与患者沟通。

（6）设备检查：在增强检查前安装好高压注射器管路，准备好对比剂，保证注射仪器设备处于完好、备用状态。

（7）其他：再次评估患者进行增强检查的风险，留置留置针。

2. 检查中的观察和护理：要点如下。

（1）信息核对：再次核对患者的姓名、年龄、性别，查对住院患者的腕带信息。

（2）体位摆放：协助患者躺于检查床上，在此过程中注意妥善放置患者的胃管，以免胃管扭曲、受压、脱落。胃肠减压装置要放置在扫描部位之外，以防扫描时产生金属伪影，影响图像质量。

（3）关注患者的情况：在检查过程中密切监测患者的生命体征，观察患者的反应，告知神志清醒的患者如有任何不适应立即举手示意，如有异常应立即停止检查并进行相应的处理。

（4）注意保暖：避免患者不必要部位的暴露，注意保暖，以免患者因受凉而引起咳嗽。

（5）安全护理：对于神志不清的患者，应安排专人陪同检查，在检查过程中正确按压患者，以防患者坠床。陪同检查人员要采取适当的防护措施。

3. 检查后的宣教和护理：要点如下。

（1）查对患者的姓名、年龄、性别，查对住院患者的腕带信息。

（2）增强检查结束后，分离管路，观察患者的状态和留置针穿刺处的情况。

（3）将检查床上下移动到适当高度，协助患者家属及医生将患者转移至平车上，转移过程中同样注意动作要轻，及时询问患者有无不适，再次评估患者胃肠减压管的引流情况，并将引流管放于合适的位置，防止引流管扭曲、受压、牵拉、脱落。

（4）密切监测患者的情况，如无不适，可在家属和医生的陪同下及时返回病房。

（5）其他要点参照 CT 普通检查或增强检查后的宣教和护理。

四、T 管引流患者 CT 检查的护理要点

（一）T 管引流的概念

T 管是治疗胆道疾病时经常需要用到的一种辅助引流管，胆总管切开术、探查术后植入 T 管，可起到引流胆汁、消除胆管感染、支撑胆管预防狭窄、防止胆管切口渗漏及冲洗胆管的作用，可使患者术后的恢复过程更加安全，并降低术后各种并发症的发生率。T 管引流是一项常规而重要的基本操作。

（二）T 管引流的目的

T 管引流的目的是将胆汁引流排出体外，避免因胆汁淤积继发梗阻和感染，主要适用于胆总管结石合并胆囊结石的患者。反复发作的右上腹疼痛会影响患者的生活及工作，结石嵌顿于胆总管容易诱发急性重症梗阻性化脓性胆管炎，甚至导致感染性休克，危及生命，因此应该及时进行胆囊切除、胆总管切开取石，同时留置 T 管引流，留置后每天都需要监测引流胆汁量的变化，同时给予积极抗感染、静脉营养支持等治疗。如果形成了明显的窦道，可进行胆道造影检查。如果胆总管或者肝内胆管各分支通畅，没有梗阻的表现，则可以将 T 管进行间断闭管，逐渐达到拔管标准。

（三）护理要点

1.检查前的准备和护理：要点如下。

（1）核对信息：查对患者的姓名、年龄、性别，查对住院患者的腕带信息。根据检查目的做好患者信息登记，确定检查方式。

（2）评估管路情况：检查前重点评估患者的 T 管引流情况，以及引流管是否通畅，观察胆汁的量、颜色、性质，观察管路有无折叠等。

（3）指导呼吸训练：指导患者正确吸气、屏气，以不引起腹部疼痛为宜，特殊患者无法吸气、屏气时可直接进行扫描。

（4）签署知情同意书：对于需要进行增强检查的患者，要评估患者的病情，明确是否有对比剂使用禁忌证，签署知情同意书，病情严重和神志不清的患者需由临床医生陪同检查。

（5）健康宣教与指导：对于神志清醒的患者，告知患者及其家属配合检查的重要性，告知检查中可能出现的不适，以减轻思想顾虑。

（6）心理护理：告知患者检查的具体步骤，若为增强扫描则告知患者造影剂注入体内后全身有发热感、有小便感均属正常情况。

（7）用品准备：增强检查前应安装好高压注射器管路，准备好对比剂，保证注射仪器设备处于完好、备用状态。

（8）其他：再次评估患者增强检查的风险，留置静脉留置针。

2. 检查中的观察和护理：要点如下。

（1）信息核对：再次核对患者的姓名、年龄、性别，查对住院患者的腕带信息。

（2）摆放体位：协助患者躺于检查床上，在此过程中注意妥善放置患者的 T 管，以免 T 管扭曲、受压、脱落。

（3）关注患者的情况：密切监测患者的生命体征，观察患者在检查过程中的反应，告知神志清醒的患者如有任何不适立即举手示意，如有异常应立即停止检查并进行相应的处理。

（4）注意保暖：避免患者不必要部位的暴露，注意保暖，以免患者因受凉而引起咳嗽。

（5）安全护理：对于神志不清的患者，应安排专人陪同检查，在检查过程中正确按压患者，以防患者坠床。陪同检查人员要采取适当的防护措施。

3. 检查后的宣教和护理：要点如下。

（1）查对患者的姓名、年龄、性别，查对住院患者的腕带信息。

（2）增强检查结束后，注意分离管路，观察患者的状态和留置针穿刺处的情况。

（3）协助患者家属及医生将患者转移至平车上，转移过程中同样注意动作要轻，及时询问患者有无不适。再次评估患者 T 管引流的情况，并将引流管放置于低于腋中线的位置，防止引流液反流，或引流管扭曲、受压、牵拉、脱落。在医生允许的前提下在搬运患者前先夹闭 T 形引流管，放置好患者后再开放引流管。

（4）密切监测患者的情况，如无不适，可在家属及医生的陪同下及时返回病房。

（5）如搬动患者时引流管连接处脱落，应立即夹闭引流管，进行消毒处理后再连接管路。若引流管脱出，应立即消毒处理，用无菌纱布或凡士林纱布封闭穿刺孔，并协助医生做进一步处理。

（6）其他要点参照 CT 普通检查或增强检查后的宣教和护理。

五、留置导尿患者 CT 检查的护理要点

（一）概述

导尿术是将导尿管经尿道插入膀胱引出尿液的技术，目的是解除尿潴留，采集未污染的尿液标本做检查，测定残余尿，测定膀胱冷热感、容量、压力，可注入造影剂或药物以辅助诊断或治疗等。留置导尿主要用于急性尿潴留患者，如果膀胱内残余尿多，有可能导致上尿路积水，引起肾衰竭。某些手术治疗也需要留置导尿，因为手术后麻醉作用或者手术时间长，患者不能自行排尿，留置导尿可以预防尿潴留。

（二）适应证与禁忌证

1. 适应证：检查部位无金属异物，能配合检查。
2. 禁忌证：烦躁不安，不能配合检查。碘对比剂过敏。有严重心功能及肝肾功能衰竭，甲状腺功能亢进，正在接受哮喘治疗。

（三）护理要点

1. 检查前的准备和护理：要点如下。
（1）核对信息：查对患者的姓名、年龄、性别，查对住院患者的腕带信息。根据检查目的做好患者信息登记，确定检查方式。
（2）评估管路情况：检查衔接部位是否紧密，尿道口有无溢尿，尿袋的位置是否妥当，尿管有无曲折、压迫、闭塞、脱出的情况。观察尿的颜色、性质及量。
（3）呼吸训练：指导患者正确吸气、屏气。特殊患者无法吸气、屏气时可直接进行扫描。
（4）签署知情同意书：增强检查前要评估患者的病情，确认是否有对比剂使用禁忌证，签署知情同意书，病情严重和神志不清者需由临床医生陪同到 CT 室检查。
（5）健康宣教与指导：对于神志清醒的患者，应告知患者及其家属配合检查的重要性及检查过程中可能出现的不适，以减轻思想顾虑。对于神志不清的患者，检查时需要安排家属陪同。
（6）心理护理：告知患者检查的具体步骤，进行增强检查前还应告知患者造影剂注入体内后有全身发热感、有小便感均属正常情况。
（7）用品准备：增强检查前应安装好高压注射器管路，准备好对比剂，保证注射

仪器设备处于完好、备用状态。

（8）夹闭尿管：进行盆腔检查前夹闭尿管以充盈膀胱。

（9）其他：再次评估增强检查的风险，留置静脉留置针。

2. 检查中的观察和护理：要点如下。

（1）信息核对：再次核对患者的姓名、年龄、性别。查对住院患者的腕带信息。

（2）摆放体位：协助患者平躺于检查床上，在此过程中注意妥善放置患者的导尿管，以免导尿管扭曲、受压、脱落。

（3）关注患者的情况：密切监测患者的生命体征及检查过程中的反应，告知神志清醒的患者如有任何不适立即举手示意，如有异常应立即停止检查并进行相应的处理。

（4）注意保暖：避免患者不必要部位的暴露，注意保暖，以免患者因受凉而引起咳嗽。

（5）安全护理：对于神志不清的患者，应安排专人陪同检查，在检查过程中正确按压患者，以防患者坠床。陪同检查人员要采取适当的防护措施。

3. 检查后的宣教和护理：要点如下。

（1）查对患者的姓名、年龄、性别，查对住院患者的腕带信息。

（2）增强检查结束后应分离管路，观察患者的状态和留置针穿刺处的情况。

（3）协助患者家属及医生将患者转移至平车上，转移过程中同样注意动作要轻，及时询问患者有无不适。再次评估患者导尿管的情况，尿袋位置应低于耻骨联合，防止尿液反流，或导尿管扭曲、受压、牵拉、脱落。可在搬运患者前先夹闭导尿管，安置好患者后再开放导尿管。

（4）密切监测患者的情况，如无不适，可在家属的陪同下及时返回病房。

（5）其他要点参照CT普通检查或增强检查后的宣教和护理。

（廖柳红）

参考文献

［1］张月英，郭锦丽，王朝霞.影像专业基础知识及护理实操手册［M］.北京：科学技术文献出版社，2020：163-175.